清·吴楚 著
李鸿涛 张明锐 贺长平 校注

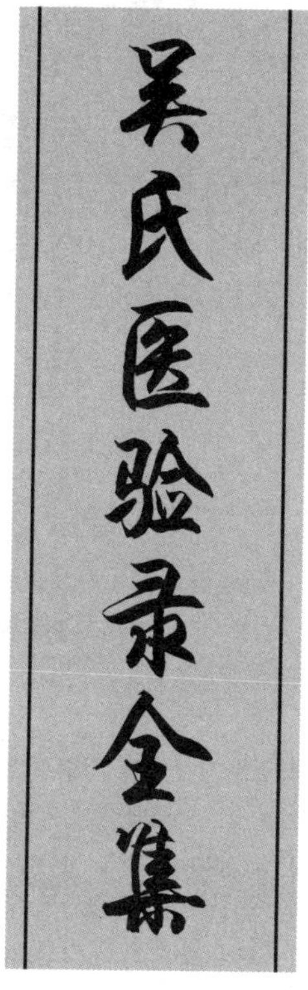

医验录初集
医验录二集

中国中医药出版社
·北 京·

图书在版编目(CIP)数据

吴氏医验录全集/（清）吴楚著；李鸿涛，张明锐，贺长平校注．—北京：中国中医药出版社，2011.2（2019.11 重印）
ISBN 978 -7 -5132 -0051 -6

Ⅰ．①吴…　Ⅱ．①吴…②李…③张…④贺…　Ⅲ．①中案 - 古藉 - 中国 - 清代　Ⅳ．①R2 -52

中国版本图书馆 CIP 数据核字（2010）第 128007 号

中国中医药出版社出版
北京经济技术开发区科创十三街 31 号院二区 8 号楼
邮政编码　100176
传真　010 64405750
三河市同力彩印有限公司印刷
各地新华书店经销

*

开本 880 × 1230　1/32　印张 10.625　字数 213 千字
2011 年 2 月第 1 版　2019 年 11 月第 4 次印刷
书　号　ISBN 978 -7 -5132 -0051 -6

*

定价　35.00 元
网址　www.cptcm.com

如有印装质量问题请与本社出版部调换（010 - 64405510）

社长热线　010 64405720
读者服务部电话　010 64065415　010 84042153
书店网址　csln.net/qksd/

校注说明

本次整理以中国中医科学院图书馆所藏康熙甲子（1684年）畹香草堂刻本为底本，以北京中医药大学所藏本为主校本，以北京图书馆藏本为参校本。尚有几点，需附加说明：

1.《医验录》初集卷首所录“畹庵吴楚（天士）著，族弟元度（坦公）氏授梓，同学诸子评阅，男若栴（香林）氏、贯宗（芳洲）氏同校”；《医验录》二集卷一卷首所录“歙西畹庵吴楚（天士）著，祁邑后学汪宽（佩韦）授梓，严镇郑捷甲（念堂）评阅，次男贯宗（芳洲）校订，孙日熙（文企）、日蒸（霞起）编次”；卷二卷首所录“歙西吴楚（天士）著，浅溪汪树琪（玉依）、梓琴（修况）、梁玳（禹裁）授梓，海阳任允文（公鲁）评阅，次男贯宗（芳洲）校订”，均略之。

2. 底本留有随版刻印，或不同点读者手录的旁注或眉批，因其议论浅深参差不齐，且多系感慨赞誉之辞，于学术无补，故本次整理一律删去，不予收录。

3. 此次整理将底本版心所刻各案标题，如“不食”、“伤寒”、“喘嗽”等，增列于正文中每案之首，以方便读者检索查阅。

4. 底本与校本文字互有出入，而文意皆通，或意可两存者，以底本为准，不再出注。

5. 凡底本残损、脱文及衍误、错讹之处，一律订补、更正，不再出注。

6. 凡底本出现的异体字、古今字、通假字，一律改为现行通用简化汉字编排，不再出注。

7. 古今对于“症”、“证”二字皆有混用现象，现一并统一。若当“证候”、“病证”讲，为“证”；若当“症状”讲，则为“症”。径改不出注。

8. 为便于读者阅习，顺通文意，对于书中生僻字和词语出注释。

9.《医验录》二集原书只将医案分为“伤寒（中寒合入)”、“内伤”、“虚劳”三类，未示明每案标题。为方便读者阅习和检索，现根据校注者的理解冠以标题，以示区别，其标题或源自原案，或为校注者据案自拟，间或不当之处，望请读者酌之。

总之，因整理者水平有限，点校过程中难免出现疏漏差错，敬请读者批评指正。

校注者

《吴氏医验录》研究

一、作者简介

《吴氏医验录》作者吴楚，字天士，号畹庵。据《中医人名辞典》，吴楚为清代康熙、乾隆间安徽歙县澄塘人，名医吴正伦之玄孙，吴崑之侄孙。他初攻举子业，兼习医术，后因专致力于科举而废医，康熙二十年（1681 年）复操业，除著有《医验录》四卷外，还有《宝命真诠》四卷、《前贤医案》一卷，均刊于世。

二、背景回顾

从《医验录》初集自序中，亦可见其从医治学经历，吴楚家学渊源有自，高祖春严公系当时名医，医效颇佳，堪称神验，因此遭到太医妒忌而受谤，子或孙辈受其影响，于医致意者，代有其人。吴楚本人出身于书香门第，受封建科考举仕的影响，初视医为小道，而不屑于顾，潜心攻修举子业。

康熙十年辛亥（1671 年）之夏吴楚祖母病伤食，关格不食，食入即吐，病情危笃而群医束手，正当举家彷徨无措之际，吴楚竭一昼夜之力，将先高祖所遗诸医书翻检殆遍，自谓"稍解药性，粗知脏腑生克之理"，毅然循证立方，药尽而沉疴立起。从这一亲身经历、险处逢生的治验机缘，吴氏改变了往日对医道的偏见，于是治举子业之暇，常留意于岐黄之术。上至《内经》、《伤寒》，下至崔嘉言、李士材历代名家，及高祖、叔祖所遗，无不悉心探究，而其中于脉学犹多致力。虽自认："诸脉之呈象，主病洞然于心，而了然于指。试一按脉询病，如取诸其怀，辨证用药如桴鼓之应。"然未敢以医名。

康熙二十年辛酉（1681 年）吴楚秋闱再次落第，懊恼与羞愧令其无颜面对妻儿，因而退隐于山村野舍，发奋苦读，友人汪子闻之，即以善言劝导，鼓励吴楚穷则思变。在亲友的支持与激励下，吴氏兼以医行业。初出道即以其深厚的理论素养，果断精细的医风，而屡起大症痼疾，名扬乡里，成为当时一名远近闻名的大医。

三、内容概要

《吴氏医验录》所辑的病案，即是吴楚兼以医行世二十余年来的部分疑难危重症的记载。包括初集和二集两个部分。

《医验录》初集，初刻于康熙二十三年甲子（1684 年）秋日，是吴楚自辛酉至癸亥（1681～1683 年）两年的临证治验实录，从中择选出多为世俗误治而疑难者，分上、下两卷，计 90 余案，共涉及内、儿、妇、五官科疾病约 157 种。

《医验录》二集系吴氏自康熙乙丑（1685 年）至癸未（1703 年）十余年间临证奇验之案中所精选，大多为疑难危重之症。吴氏自认："大半皆追魂夺魄，与阎君相抗拒者，其余皆为易讹易错，与群医若相反者。”缘其家境不丰，无力尽梓。今仅见畹香草堂本三卷。卷首医医十病、破俗十六条及卷二内伤、虚劳刊于康熙三十九年庚辰（1700年），卷一伤寒直至乾隆癸酉（1753年）始由其子芳洲之门人汪宽授梓，而卷三、四杂症，终未剞劂，惜不得见。卷一、卷二共计97案。涉及伤寒52案，内伤24案，虚劳21案。

因辑案的初衷非为立案以示人，乃吴楚暗自考验所记，故其不仿前贤医案加以分门别类之程式，而以治验先后为序，汇成一编。吴氏省病问疾，独具慧眼，辨证精准，胆大心细。案中字里行间体现出其既不因循苟且于窠臼俗套，又不献媚承顺取悦于病家，实不卑不亢之大医风范。总之，全书编年纪案，案中夹叙夹议，每多独到精辟。

四、版本介绍

1. 版本及收藏情况

	版本	收藏馆
1	清康熙二十三年甲子（1684年）吴元度刻初集清乾隆十八年癸酉（1753年）汪宽，汪树琪，汪梓琴等刻二集畹香草堂藏板	中国医学科学院图书馆（存初集）
		中国中医科学院图书馆
		北京中医药大学图书馆
		吉林省图书馆
		中华医学会上海分会图书馆
		上海中医药大学图书馆
		南京图书馆
		苏州市中医医院图书馆
		四川大学医学图书馆
2	清嘉庆五年庚申（1800年）朱隐洪抄本（初集）	河南中医学院图书馆

续 表

<table>
<tr><th></th><th>版本</th><th>收藏馆</th></tr>
<tr><td rowspan="2">3</td><td rowspan="2">清咸丰三年癸丑（1853年）内江博学斋刻本</td><td>四川省图书馆</td></tr>
<tr><td>重庆市图书馆</td></tr>
<tr><td>4</td><td>清抄本</td><td>中国中医科学院图书馆（存初集）</td></tr>
</table>

2. 畹香草堂藏板行款特征

初集：9行，行22字，左右双边，白口，版框18.8cm×12cm，无界栏，上黑鱼尾，版心下镌“蘭丛”，栏上刻有评语，天头有朱笔批注，文内有朱笔批点。

二集：8行，行24字，左右双边，白口，版框18.3cm×11.8cm，无界栏，上黑鱼尾，版心下镌“畹香草堂”，栏上刻有评语，天头有朱笔批注，文内有朱笔批点。

五、吴楚辨治特色

吴氏临证，喜用温补，尤其对真假寒热能精思明辨。百病莫急于伤寒，而又莫危于伤寒，而伤寒寒热真假之证往往势急病重，差之毫厘，危祸立至。因此在二集伤寒门所辑52案中，多为寒热难辨，真假难断之疑难危重症，或因治疗不及时而迁延，或因前医认证不准而误治，以致寒热虚实错综复杂，若治疗不当，危在顷刻者。而吴氏对于寒热真假，虚实互见，乃至败坏危重之病证，每能于千钧一发之际，独出机杼，力挽狂澜。现将吴氏辨证论治寒热真假证之经验特色整理如下，以飨读者。

（一）寒热真假辨

1. 阴寒之证反见小便黄

一般认为阴寒之证，小便当清长。《素问·至真要大论》也认为："诸病水液，澄澈清冷，皆属于寒。"是指患阴寒之证的病者小便一般既清白而且量相对较多。而吴氏临证认为并不尽然。他指出："大凡阴症，小便必黄赤色，甚者如墨水，盖寒水入少阴，肾不化气，故小便停蓄不利，所出无多，必是黄赤色，医家每以小便黄白分寒热，杀人多矣。"说明不能单纯以小便的白、黄来定病证的寒热，阴寒之证亦可见小便黄赤。否则，执泥于成见，一意孤行，便会误导治疗，铸成大错。

2. 阴寒之证反见发热、面赤、唇紫裂

一般认为发热、面红赤、唇紫裂为火热之证，然而吴氏认为面赤亦可见于阴寒之证，可有"身热燔灼"，"发热烦躁"，"面赤放光"，"脸若涂朱"，"面上红光，两眼如水"。吴氏认为此病病机为："戴阳证，阴寒在下，孤阳受逼，而浮戴于上。通身发热却不觉其为热，而喜近衣，则热是外边，假热可知。外有假热，内有真寒。"即疾病之本在于阴寒内盛，而阴寒逼迫虚阳浮越于外所呈现的种种阳热证候皆是病之标，是假象。吴氏指出："此种证皆人所误认为火，而以寒凉杀之，我认为寒而以热药生之。人既错误为火，必以我之不错为错矣，此人所以议余好用桂附也，彼绝不知此证之当用桂附，余独断然用之无疑，故以余为好用桂附也。我明告子，子所治者，皮毛也，我所治者，脏腑也。如脉洪大身有热，面红唇赤紫裂，皆火也，皆皮毛也。脉虽洪大却按之无力，身虽有热而畏寒喜近衣；面虽红唇虽紫裂出血而舌苔灰黑滑润，则皆寒也，皆脏腑也。子治皮毛故见热药而畏，我治脏腑故热药多多益善。"由此可见，吴氏从脉、舌、色、症等细微之处精细的审查分辨，临证不为假象所惑，阴阳寒热真假之判，皆已了然于胸。

3. 阴寒之证反见头面、颈项肿痛

头面为诸阳之会，以阳从阳，故风、火多袭之、攻之，常见肿痛之症。而吴氏认为并非如此。临证所见“头面肿如瓜，颈项粗大锁住咽喉”、“头面肿大如斗，紫赤色起粟粒如麻疹状，口目俱不能开”、“头痛如破，痛处如有炭火在头上燔灸”，阴寒之证亦可出现以上病状，是因下焦阴寒极盛，虚阳不能内守，为阴寒所迫而浮越于上，上部火热之势虽重，但不可一见便云是火，而误以苦寒之品清泻之。因此，在其医案中谆谆告诫医者，不可轻易滥施寒凉，“奉劝医家，认证未明万不可开手轻用黄芩，此病犹是寒中入经，故重用参附犹救，若直中三阴虽百斤附子亦不能救……岂可轻易任用寒凉而不加猛醒哉!”

4. 阳热之证反见手足厥逆、脉沉

阴寒之证见手足逆冷称之为“寒厥”，但特殊情况下，阳热之证亦可见到四肢厥逆，此时就当与“寒厥”相鉴别。吴氏指出:“以通身热手尖冷，辨为阴证固矣，然阳证亦有手冷，且过腕者，何以辨之？又当辨之于舌色，辨之于脉。阴证之身热手冷者，脉必浮大而空，以通身之热是假热，内有真寒故外发假热，热是假热则脉亦现假象，而反浮大，但按之甚空，此假不掩其真，而知其为阴证也。若阳脉反沉者，以表邪去而里邪急也，热邪在里故脉反沉。人皆谓阴证脉当沉，阳证何以脉亦沉？殊不知阴证不发热之脉则沉，沉而无力，阳证热在里之脉亦沉，沉而数且有力也。

阴证虽热而舌色必白或黑或有滑润黑苔，阳证虽手尖冷而舌苔必黄，或焦紫有芒刺。盖手尖冷者，阳极似阴，其脉沉者，热极反伏也。”又言道热厥“乃热邪入里，为阳明证，热极似寒，阳极似阴，故而发厥，酷似阴寒之证也”。对于寒热真假之辨切中要害，言简而意赅。

（二）寒热真假证治

1. 真寒假热证

所谓真寒假热证，是指阴寒内盛为疾病的本质，但由于格阳于外，在临床上出现面红、烦热、口渴、脉大等假热之象，又称之为格阳，阴寒之邪壅盛于内，逼迫阳气浮越于外，使阴阳之气不相顺接，相互格拒的一种病理状态。这种特殊的病理状态或由久病迁延，虚阳不潜；或由素体阳虚外感，误发少阴之汗；或由暑月中寒，误用苦寒等等，以致真龙飞越，虚阳贯顶。

此证外虽现发热、面赤放光、目睛红赤、烦躁、人事昏乱、汗出如雨、唇紫裂出血、头面颈项肿痛、头痛如裂、喉痹咽肿、口腔溃疡、小便黄赤，但必有阴寒之症可察，如“脉浮大有出无入，按之细如丝”，“脉浮大无伦，按之豁如”，“身虽热而喜近衣”，“脉甚细，舌灰黑”，“浮候有力而数，沉候无力而细，舌中心一块黄，周围灰色”，“脉浮大数疾无伦，重按全无，舌苔黑而滑”，“六脉全无，细细寻按，绝无丝毫脉气”，“两手脉俱浮，舌纯黑”，“脉浮乱无根，舌黑如煮熟猪肝”，“面色手指俱黑”，“脉若有若无，举之不起，按之不见，视其舌黑如墨”，此时则当细心体察，切不可孟浪而投以凉药，雪上加霜。心欲救人，反成杀人，可不悲乎！

吴氏对于此证拟定驱阴回阳，敛阳归根之法。粗略统计，二集所载37个真寒假热证中，用到加减附子理中汤34次，麻黄附子细辛汤3次，加减八味地黄丸7次。阴盛格阳证一般首选加减附子理中汤，太少两感伤寒选用麻黄附子细辛汤，当阴盛格阳，面赤火升，脉躁症燥，而攻逐阴邪又必须选用辛热燥烈药物时，吴氏灵活变通，而采用八味地黄丸，从阴以敛阳即所以从阳以驱阴。案中附子最多每日用至一两，人参用至四两，最多的附子前后共用六斤，方得脱险。此外，对于阴盛格阳极重之证，由于盛阴格拒，热药服入顷刻便吐出者，吴氏选用生附子一两，力峻效宏，直捣阴窟，破阴回阳。服驱阴回阳之药后，假象逐渐溃退，水落而石出，即可见“热退汗止”，或“大热退反觉畏寒”，或“小便由赤而黄，由黄而淡，致十日后小便清而长”，或“头面颈项之肿尽消，口亦不渴”。吴氏处方用药后，且可预见阳回病转之期，诚经验之谈，非老于临证，厚积薄发之人，而不能为也。

2. 真热假寒证

所谓真热假寒证，是指阳盛于内为疾病的本质，但由于格阴于外在临床上出现四肢厥冷、脉象沉伏等假寒之象。又称之为格阴，系指邪热内盛，深伏于里，阳气被遏，郁闭于内，不能外达于肢体，阴阳之气不能相互维系，而格阴于外的一种病理状态。这种特殊的病理状态或由伤寒邪气在表发汗不当，过汗损伤津液，以致邪气内传，入里化热，热邪与肠中糟粕郁结在里，阻碍阳气，不能达于四末而成。《伤寒论》里称之为“热厥”，并认为“热深者厥亦深，热微者厥亦微”。

此证虽外现“昏晕倒地，手足冰冷”、“手尖独冷，脉极沉”、“额前常有冷汗，手冷过腕”，“手足冷如冰，战栗昏晕”，但必有阳热或腑实之证可察，如“扪其腹甚坚硬，重按蹙额似有痛状，抉口视其舌，有黄苔，诊其脉果沉，按之确有力而数……八九日未大便”，“烦躁，胸膈胀闷，浑身壮热，脉虽极沉，然沉而有数，数而有力，视其舌有黄苔，有芒刺，问其大便有八九未解”，“脉果沉，然沉中带数，数中有力，舌干燥有黄苔”，“脉沉实而滑，舌有黄苔”，“病后七八日未大便，作渴之极，饮水多而小便少，不惟渴而且消，病人声息虽觉无力，然卧床上不住转侧，烦躁不宁”。此时则当细心体察，切不可见厥治厥，便云阴证，而妄投四逆辈，犹如抱薪投火，祸不旋踵。

吴氏对于此证拟定清泻存阴之法。二集所载 6 个真热假寒证中，用到加减承气汤 2 次，大柴胡汤 2 次，加味白虎汤 2 次。阳盛格阴证若为无形之热，可与白虎汤辛寒清解；若无形之热与肠中有形之糟粕相结，则当用下法，可选用承气汤类峻下热结；若兼有寒热，表证未解，里证又急者，当用大柴胡汤表里双解。案中大黄最多每剂用至五钱。服清泻存阴之剂后，邪热退却，阳气运转，手足自温暖如常矣。

（三）小结

综上所述，寒热真假证临床上并非鲜见，真假混淆，扑朔迷离，若不加细心体察，一时间真伪确难分辨。吴氏以亲身体会现身说法，于伤寒门极力阐发寒热真假证辨析关键，对于一些疑似症状与细微鉴别之处议论精深，发蒙启悟，妙语连珠。如能细细体味吴氏所著《医验录》辨治真假寒热证经验，握定金针，胆大心细，坚毅果断，还是可以从错综复杂的表象中去伪存真的。诚如吴氏所言：“可见治病需细心寻着病之真处，不可为假病所哄。”总之，《吴氏医验录全集》是一部非常实用的医案医话医论专著，愿君多采撷，获益定多。

目录

医验录初集

医验录二集

医验录初集

序　一

盖尝观史册所传废兴成败之故，虽曰天意，莫不有人事出乎其间，洵古今得失之林矣。而好学之士犹取古人处事之切当，而得其宜者，眉列而分析之，或以刚胜，或以柔胜，或决之一日而成数百世之功，或需之数十年而收一旦之效，机之所乘，间不容发，汇为一集，以赠后人。曰：此古人之明验也，神而明之，存乎其人，无定之中，卒归一定，殆确乎其不易。惟医之于病亦然，显者、隐者、虚者、实者，似易而实难，似是而实非者，明者见之莫不各识其所以然，而投以当然之善药。若轻风之移云，甘泉之泽物，抑何验也！而不明者方且伥伥于病者之侧，自西乎？自东乎？首鼠两端，了无所是。其始也，举天下之病，皆可治以笼中之药；其既也，举笼中之药，不足以治一人之病也。夫人之为病，正患其少，医之为道，正患其多。噫！其于业也，不亦大废人也哉！而欲求其明验也，余不之信。

余友吴天士先生，读书知大义，不落小儒章句，所为诗与古文辞皆超卓近古，不入时趋，而于岐黄之理，性尤与合。悯时医之愦愦，而病人之多为所误也，于是出所学以治人病，病者立愈。未几，于乡、于邑、于郡、于郡邑以外之遥远者，无不以病求治先生，先生不惮烦劳，悉治之，效俱奏。病者喜曰："先生能赠人以年。"趾益相错[1]也，而习于其业者，辄时时往窥其治病，视其所用药不必如其意中之所欲用者，窃非议之，及见夫病者之多验也，则又惊且异曰："何为其然也?"先生闻之，莞然曰："是有其所以然者，精其理以行之，平其心以治之，非是则死生判，初非有异也。"善乎！扁鹊之言曰："臣非能令死者而致之生也，但生者不致之死耳。"死生，数也，而死于死，死于生，其孰为之？将历验诸案录成示余，或谓余曰："先生医世其家，名振京师，其克绍也固宜。"或曰："医出于儒，见理不惑，先生儒者，医固当善。"余曰："不然，父书徒读，至今齿冷，世业不足凭也。若夫儒医菜薤之说，余得而折之矣。儒为明儒，斯为明医，其下焉者，名焉而已。若先生之儒之医，其亦可知矣。读斯集以见先生，亦犹夫古人处事之切当而得其宜也乎?"

时余坐高秋，饮天士先生酒，喜其集之将付剞劂，而十指酒气之正出也，谓先生曰："古诗云：山川而能语，葬师食无所；肺肝而能语，医师色如土[2]。先生之有是录也，何俟肺肝之语乎？弟恐色之如土者不少耳！"醉为之序。

时康熙癸亥季秋，潜溪岸舫弟汪舟拜题

---

① 趾益相错：形容人数之多。亦作"趾踵相错"。

② 山川而能语，葬师食无所，肺肝而能语，医师色如土：语出明代杨慎编辑的《古今谚》所录方回《山经》，引《相冢书》，意为：山川若能言语，看墓穴的风水师则一定会丢掉饭碗，人的脏腑若能言语，医生则必定会丢掉面子。形容庸医误人，致人夭亡，不易觉察。

序　二

吾儒非乘势位，功不能及三户。其有不藉势位，功能被乡国者，道莫如医药以济众。然有说于此，挟方而弹疾者，期乎验也。故良剑期乎断，不期乎莫邪；良马期乎千里，不期乎騄駬①。今有人传其名则甚彰，求其医则无效，可以谓良师乎？如有人同是疗，问其方与众异，服其剂甚有功，可不谓良师乎？夫寻名不如责实，操是术也，能生人亦能杀人。其有胶柱而鼓瑟，执方以疗疾者，虽生人之术也，而其害与杀人等，拘执者当亦自悔其方之不验矣。

吾友吴天士以精思敏妙之才，试宫墙，屡冠军。高曾春岩公，曾以医显名穆庙，子孙世其家学，天士亦尝精是术，蓄善药以利物。余尝惊问之："君儒者，文章经术自足为公卿，何甘自贬损与方技伍？"天士曰："吾惧夫为匹夫，而功不能被邦族也，且家有阳庆，述其方以济众，若陶都水、皇甫士安之所为者，岂非儒者所有事乎？"因出其《医验录》示余。余读之，作而叹曰："幸哉！危疾之赖有吴子也！人持一方，共疗一病，挟方储药，卒无一验，君投之

① 騄駬：良马之号，亦作"騄耳"、"绿耳"。传说为周穆王八骏之一，见《穆天子传》。

匕剂立效。多亲党男女旄倪①，不择贵贱，证有疑难，精思详审，独出其学识以发药，卓卓乎不随庸众之见。以起疾，无不效，吾因君之诊验而有感乎古人操行之不如今也!”夫医门多疾，人之称病而来者，何贵何贱？何汉帝诏问仓公所治验，意以所治对，皆诸侯王、王后、大臣、王子、美人、阿母、王姬、兄王侍者，及中尉、中大夫、中郎、中御府、司空、司马、舍人之属，而下里男女子，仅一二见焉？多专治贵人，岂位高多金，足相夸重，百姓庶民无足混吾业欤？若此者，道似乎专治势位，而穷乡老羸、癃疾之贫且贱，皆在所轻。今来求吴子治者，无贵贱，治之无不诚。而又皆从时医所技穷气索，濒危殆者，吾有以救其后，活笃困甚众。盖天士治疾，神明变化不泥陈方。余尝诘医者:“有言曰：治三代而下之民，不可以三代而上之法治也；治一人之疾独可以治诸人之药治哉?”余不知医，特以儒理浅测之，宣尼答及门之问，如问仁智，问孝之类，各因人施教，如对症发药是矣。若一人而屡问，如樊迟之问仁，三问而三告各不同，岂非因时施教，屡告而屡异乎？若必执一症以施药，则初所标示，使终身服之可矣，何为三问而三异也？由是言之，虽一人之病，而主疗之方亦有先后次第之不同，不可诬也。善乎庄生之言曰：“桔梗也、鸡壅也、豕零②也，是时为帝者也。”桔梗、鸡壅、豕零，

① 旄倪：老人和幼儿。《孟子·梁惠王下》:“王速出令，反其旄倪，止其重器，谋于燕众，置君而后去之，则犹可及止也。”赵岐注:“旄，老耄也。倪，弱小倪倪者也。”

② 鸡壅，豕零：鸡壅，即芡实，亦称芡鸡壅。豕零，即猪苓。

君之各以其时。如必执一方，使人见其方而知为某所治疗，不亦泛泛无当，如宽大帽子，不人人可戴乎？盖时医之药难瘳疾者，总起于爱名，亦由识不足。意谓骤投之峻剂，恐病者瞑眩而身丛怨谤，故试之以宽缓不切之剂，虽无益也，亦无损，而我两收声利于其间。吾服膺吴天士，视名利二者皆边事，胆生于识，以为当是时，非是药断不能起是疾。详为之审，诊合色脉表里有余不足顺逆之法，参其人动静与息相应，乃独抒所见，坚持是剂，以休养元气，入肌肤肠胃无不切中。

尝闻天士之治疟矣，见时医方，笑曰："是治疟方，而非治兄疟之方也。"吾甚服其名言当理，盖一人之病亦各有一人受病之处，而谓以治疟方，通之为人人病疟之方可乎？吾愿君刀圭不倦，使郡邑之男女老稚，其贫者、贱者，病时皆有所仰赖，多全活民命。士大夫之居官行政，泽未必能苏危困及邦族者，天士能生之、续命之，其仁声义闻，种德已不可称量矣。

甲子才春月，同学弟汪溥撰

自　序

寒家自先高祖春岩公，以医术之神，致太医之嫉，嗣是子若孙世读儒书。虽不复专以医为业，而明于医者代有其人。独不肖于制举艺外一无所知，尤不解医理。曩年，诸先伯间以医理语不肖，茫然罔辩。耳之亦不甚经意，盖忽之为小道耳。迨康熙辛亥之夏，家祖母撄①重疾，时年七十有四，遍延诸医，日益增剧，一息奄奄，彷徨无措。乃竭一昼夜之力，将先高祖所著诸书翻阅一过，微会以意，自投一匕，沉疴立起。始叹医之为道，系人死生，岂可目为小道而忽之乎？适见张长沙有云：居世之士，曾不留神医术，上疗君亲，下救贫贱，中以保身。卒遇非常，身居死地，百年寿命，委付凡流，岂不殆哉？又见元晏云：人受先人之体，有七尺之躯而不知医，此谓游魂耳。虽有忠孝之心、慈惠之性，君父危困，赤子涂地，何以济之？两贤之言，恰似为余勖②者。

由是正业之暇，即捧读先高祖所著《活人心鉴》、《脉症治方》、《虚车录》，及一切家藏未梓行世等书。乃知医

① 撄：接触，触犯。撄疾：患病。

② 勖：xù，勉励。

之为道，通天地，明阴阳，变化无穷，神妙莫测。体上天好生之德，同君相造命之功，其为道至大而其理尤至微也。既而读家藏先叔祖鹤皋公所著诸集，益欣然有得。更思《素问》、《内经》为医学之大原，遂竭五月之力，息心静气，专志探讨，得其微奥。再读历代诸贤，及近代名公所撰述，遂觉头头是道，别其醇疵，辨其得失，弃短取长，纂辑成帙。而于古今医学宗派，囊括无遗矣。独是微妙在脉，问难无从，仍研究《内经》之《脉要精微》、《平人气象》诸论，并参究王氏之《脉经》，崔真人之《举要》，及家鹤皋先生之《脉语》，李士材先生之《诊家正眼》。静夜思之，思之不得，尝达旦不寐。如是月余，忽觉鬼神来告，而于诸脉之呈象、主病悉洞然于心，而了然于指。试一按脉询病，如取诸其怀，辨证用药，如桴之应鼓。亲友见之，且信且疑，初亦不敢尝试，往往有疾日就危，医穷气索者，召余治之，辄霍然起。屡试皆然，始相叹服。有客询余曰："医之证治方药或可得之于书，无俟师传？若脉理微茫岂亦无师可得？"余曰："其他一切可藉师传，独脉理不易，有是师，亦非师所可传。夫脉之为言神也，神则当以神遇。即一切证治方药，中多变化，亦须神而明之。若执师说陈言，是刻舟求剑耳，其不夭枉人命者几希矣！"然不肖之究心此理，不过鉴于家祖母之几受医累，故藉兹以事亲保身，或不得已而应亲友之命，初不敢以之问世也。

无何，辛酉之秋，文战又北，冬归里闬[①]，羞对妻孥[②]，野馆栖迟，闭门岑寂，卧雪饮冰，硁硁[③]自守。友人汪子过而问之曰："奚为至于斯？子有神技，曷不出以济人？人之济即君之济也。《易》曰：穷则变，变则通。今所遇穷矣，何弗变而通之？况良相良医皆吾儒事也。"余谢曰："医关人命，尚未敢自信也。"汪子曰："子之明效大验，已无不共信，乃犹不自信耶？"固劝之，乃勉从之。

自辛酉冬杪[④]至今癸亥孟冬，两年以来自揣未误认一证，未误用一药。即前此间为亲友诊治亦复如是，方案具有，可数而知，此心无愧，实可指天日而质鬼神。匪曰矜功，聊免罪过耳。但余之治病，悉遵古昔圣贤之正法，不肯堕入时趋。必确然辨其为实、为虚、为寒、为热，或大实似虚、大虚似实、真寒假热、真热假寒，人见其似者、假者，我必审其真者而治之，是以立方用药多不当人意。然余只欲切中病情，不必求当人意也。使余不顾病情，仅仅迎合人意，夫亦何难？不过效时趋通套治病之法，只用和平轻飘之药数味，不补不泻，不燥不寒，无论虚实寒热，轻重缓急，处处可投，人人可服，多服不见功，即误用亦无损。因自命为王道，服之者亦无所疑畏，犹且交口誉之曰：某方与某名医无异。既得美名，又邀厚实，岂不甚善？然而寒热不明，虚实不分，轻重不知，缓急不计，病有千

---

① 闬：hàn，乡里。

② 孥：nú，子女。

③ 硁硁：kēng kēng，坚确貌，坚定貌。

④ 杪：miǎo，指年月或四季的末尾。

般，药唯一例，势必使病微增剧，病剧致死，医中乡愿，造孽殊深，我辈心存利济，断断不忍为此。故遇一病，必以对证之药投之。其凶险危急者，必以重剂挽回之。必不肯模棱两端，含糊塞责。故余之方，俗不经见，见之必骇。及反复辩论，强之使服，必无不验。及既验矣，好事者以方案质之诸各家，必交相诋毁，吐舌摇首，谓某药有害，某药不可服，余闻之滋惑矣。夫药，所以疗病也，所以救死也，今病已疗矣，死者生矣，犹曰某药有害，某药不可服，则必如彼服之终不疗而生者且死，斯其药乃为无害耶？乃为可服耶？不肖苦无师授无从印证，又不能起轩岐、扁鹊、仓公诸医圣而问之。闻诸君之言不胜疑惧，因将历验诸案中录其疑难，而为医家昕错误者约存十之一二，其中所用之药大率皆所谓有害而不可服者，辑成一帙，请政高明。仍当投其所谓有害而不可服者，以生人乎？抑宁投其所谓无害而可服者，以杀人乎？孰得孰失，何去何从，惟高明进而教之，幸甚！

康熙癸亥小春，上浣畹庵吴楚天士识

凡　例

——是集不曰医案，而曰医验录者，录之以自考验，而非有意立案以示人也。余自辛酉岁暮，始兼理医事，并前此间为亲友诊治，皆随时笔之日记簿中，亦犹了凡先生之功过格，暗自考验，务期有功而无过耳。兹于其中选其病之疑难而易错误者另录一册。因非有意立案，故不仿前贤医案程式，分别门类，但照日记中年月为次第。录毕质之诸友，一友笑谓余曰："编年纪月其医史乎?"又一友笑曰："是是非非，不少假借，史则其春秋也。"余亦笑谢曰："如斯隆比，愧何敢当？但知我罪我则诚有之耳。"

——凡治一病，只注明立某方、用某药，似亦可矣，一切闲语尽皆削去岂不简捷？殊不知闲处却是最吃紧处。盖不详载其病之原由本末，及问答辩驳等语，则理之似是而非者不明，而理之至是者亦不出，故宁使繁琐，无取简捷。

——凡答问之言皆质直笔之日记簿中，类多粗率谚语，非不能点窜文雅以饰观听，然稍一更易，反失本来面目，且有类于造作文字矣。此事不过欲人共明白此理，以期无误人命，原与文字殊途，故宁本色粗理，无贵人工文饰。

——俗见谓余好用温补，兹集中所载用寒凉而验者十之三四，用温补而验者十之五六，则诚如所谓矣。然有说焉，一以人多治假病，而余独治真病故也。盖真虚寒者，偏有假火，人但见其为火而清之，清之不愈，又更一医，医又清之。必历数医，始转而就余，余直审其真者，而以甘温投之。人不问其投之果效，而第见大反其从前之寒凉，遂以为此好用温补也。一以人多治新病，而余多治久病故也。世俗耳食①，趋名如骛，一任清之、泻之、攻之、消之，苦不自知其害。日深月久，医穷力竭，真元耗尽，几无生理矣，始索救于余，若再不以甘温回其元气，病何由疗？而人何由活乎？此用温补之所以较多于寒凉者，实诸君有以成之也。盖群好清降，若特留一温补地位，以待余救其后，此余不得不用，而非好用也。好则必不验矣，验则定非好矣。故俗见谓余为好用，而识者则谓余为知用，为当用，为能用，为善用也。世之吠声者固多，而知音者亦自不乏，此亦无庸置辩也。

——人之品行文章，其美恶只在本人，与他人无与，吾置之不论不议可也。若医之为道，一言之得失，即系人之死生，岂亦可不论不议，以为全吾厚道乎？若不论不议，而竟听人之受误致死，又何厚道之有？故凡一言之得，吾师之；一言之失，自不得不谆谆乎辩之。辩之者，诚欲著轩岐之理以冀人之生，非欲表一己之长，以形人之短也。

---

① 耳食：比喻不假思索，轻信所闻。见《史记·六国年表序》："学者牵于所闻，见秦在帝位日浅，不察其终始，因举而笑之，不敢道，此与以耳食无异。"

孟子曰：杨墨之道不熄，孔子之道不著。盖大不得已也，识者谅之。

——是集录自癸亥初冬，因科试后即辞谢医事，温习旧业。故将从前经验诸病总结一案，择其稍别庸常者，录存一册，请政诸友，以告无过，初未尝有意付梓也。次年春，家坦公之尊堂病困笃，强嘱余治，治之效。遂索是集代付剞劂，以申酬报之意。此出自家坦公之盛心，在楚实深惭歉。自揣原非专家，学识未能精到，其中或有偶然幸中，而于理未必尽当者，惟祈高明直削教我。

畹庵　吴楚识

兰丛十戒

欲奏医中之功，当先去医中之弊，约略计之，其弊有十。闲中一一拈出，榜之卧侧，以便朝夕警戒。偶为家坦公见之，欲附入《医验录》中。余止之曰：“此余暗室自矢，不可以告人也。”坦公曰：“使人同守此菩萨戒，即同证无上菩提，岂非灭度无量无边之大愿力，奈何秘之枕中，而犹存人我相耶?”余曰：“诺。”遂录一通授之，亦愿与同志者共戒之。如非同志，则听其吐骂可也。

畹庵　吴楚识

戒贪吝

自炎帝尝百草，轩岐阐发精微，历代圣贤，穷极理要，著书立说，皆苦心救世，而非有自利之见也。故凡业医者，当仰体往圣之心，先存济人之念，不可专藉此为肥家之计。若专藉此以肥家，则居平必不求其术之精，临证必不念夫命之重，惟是较量锱铢，操约取盈。其所需药料，只以土产贱草，采割充囊，千方一例，糊涂应付，一切贵料，概置不用，即间一用之，必令病人自备，力有余者，能自备矣，若属贫寒，力既不能自备，而我又吝不与，不将坐视其毙乎?况猝急之病，命在呼吸，病人力即能备，一时措备不及，亦与无力者同归于死矣，岂不重可叹哉！此贪吝之心，与圣贤救世之心全相反者也。此余之所痛戒也。

戒粗疏

人生他事犹或可率意为之，独至医之一事，必须细心考究，临证倍加战兢，然后能审脉辨证，用药无讹。若心粗气浮，不耐思索，病中疑似，错误必多，至于倥偬稠杂之际，尤须细心检点，不可苟且草率，若只图收尽末利，打发一空，诊脉时如拈子着棋枰，指一落便起，人众则如走马看花，一览而过，不究病原，厌人琐告。口干便云是火，发热即谓有风，便闭即攻，泄泻即涩，胀满即宽胸，喘嗽即降气，遇痛即云无补法，失血遂恣用清凉，夏令必云伤暑，冬月定拟受寒。致一剂之误，十剂难回，一时之失，百法难挽，此孟浪鲁莽之流，直以人命为戏者也。此余之所痛戒也。

戒偏执

医人用药，最贵灵通，最忌偏执。灵通则头头是道，不但圣贤之书可触目会心，即舆人仆隶，闲言冷语，皆足以悟医事而通病情。若偏执，则虽前圣至正之言、至当之理，待其摹样而行，偏又倒装逆挈，无一是处。总由学不圆通，性多执滞，或泥某书之一字一句，而不知曲畅旁通，或守一成之方，而不知揆时度势。或因一时之偶效，而终身守之不移，或因一味之偶乖，而终身置之不用，或牢记从入之师说，而一切名言俱置罔闻，或坚持一定之方法，而百种病状一例施行。又或偏于学东垣而执定升补，或偏于学丹溪而执定清降，或偏于学仲景而执定峻重，或偏于学守真而执定苦寒，偏则不全，执则不化，胶柱鼓瑟，误事必多。此余之所痛戒也。

戒势利

人生有贫富之殊，贵贱之别，至于性命则一也，故医人之视病人，无论贫富贵贱，当如释氏之作平等观，不可稍存势利之见，分别高卑。窃怪庸流恶习，势利迷心，遇富贵人则加详慎，即学识止此，无可详慎，亦必故为迟徊思索，闭目点首，手势推敲，曲作慎重之态，使富贵人感其慎重之意，而主顾不失，取利必多。至贫贱人索诊，则轻忽之，或此告而回答他人，或屡问而视向他处，或无资而吝解药囊，或哀求而凶言唐突，使抱病而来者，反增病而去，此势利之徒，存心最毒者也。此余之所痛戒也。

戒妒嫉

今有医者焉，见理明而用药当，吾称之颂之，重其道之能活人也。有医者焉，见理未明而用药鲜当，吾辩之，必详辩之，恐其道之误伤人也，皆非有私意存乎其间也。若夫妒嫉之流，道既不高，惟恐人之高于己，非恐人之道高于己，恐人之利不专于已也。故见他人用药，必加诽议，其于不当者，议之固宜矣，其于至当者，亦必创为不经之论。谓某药不宜，某药有损，欲病人必舍彼以从此而后快，甚至服药已效者，犹必巧言恐吓，谓效于今，必贻害于后，使愚夫愚妇，惧不复服，将既奏之功转败，已活之命复倾，其意不过欲取尽人之利也，遂尔不复顾人之命。此嫉妒之流，造孽至深，而人品至下者也。此余之所痛戒也。

戒托名王道

古人用药，无论轻剂峻剂，总以君臣佐使配合得宜者为王道。若矜奇走险，于药性相反，而相为用以奏奇功，如甘草、甘遂同行之类，乃为霸道，以其虽奏效于一时，而不可为法于后世也。今人不知“王道”二字之解，但以药性和平轻微无力者，推为王道。服之不效，则解之曰：“王道无近功。”至药力峻重，君臣佐使配合得宜，实能起死回生，救危疴，活人命者，反视为霸道，谬之甚矣。如仲景，医圣也，《伤寒论》一百一十三方，其中非大发表，即大攻里，非大苦寒，即大辛热，非大泻实，即大补虚，且一味数两，岂《伤寒》一书皆霸道乎？何为后世宗之不易也？近以医家不能认证，恐药味稍厚，与病不对，遂显弊端，以致失名失利，故宁以轻缓不切之药予之。若轻病原不必服药者，服之而愈，则遂认为此药之功。若重病服之而死，则曰此种药岂能杀人，又可谢为非药之过。于是守为秘诀，父以是传诸子，师以是传之弟，但期保守身名无失厚利足矣，岂曾一念夫人之性命所系非轻，病之生死攸关甚重乎？故今之所谓王道，非谓其能生人也，谓其能牢笼俗眼耳。盖轻飘之药，医人可不用担心，病人又无所疑畏，旁人执方又无可斑驳①，更一医视之，又无从诋毁，非之无可举也，刺之无可刺也。孔圣所谓德之贼也，而奈何尊之为王道哉？噫！如是之谓王道，窃恐病人其鬼道矣。此余之所痛戒也。

① 斑驳：引申为不纯、瑕疵。

戒选药误病

医人之视病，当如明镜之鉴形。明镜之在台，未尝预存一形于其中也，惟随物赋形，斯形无不肖，故医人亦不可预存一成见于胸中。惟随病施治，随证用药，则药之和平者可用，药之峻烈者亦可用，总期于中病而止。缘医家认证不真，又因缪氏《经疏》述药性之过劣，遂不待见病用药，先选药以待病，不遵古法，不按古方，惟恐药性与证不对，致服之不安，招人訾责，遂将气味厚重有力者尽同毒草，一概删除不用。如六味丸，补阴药也，今则动云地黄滞膈不可用；八味丸，补阳药也，今则动云桂附辛热不可用；补中益气汤，气虚下陷之要药也，今则动云参芪助火不可用；六君子汤，治脾虚生痰之圣药也，今则动云白术、半夏性燥不可用；即至四物汤，乃养血之常药也，又曰当归辛温不可用。凡味厚有益人元气者，尽皆不用，惟选极轻淡清降者二三十味，如石斛、百合、扁豆、二冬、二母、二皮、花粉、黑参、桑皮、白前、苏子之类，无论中风、中痰、伤寒、虚损、久困、猝发之病，皆以此投之，初莫不谓和平无害也，而不知其大害存焉。以云补虚辅正，则如一线而挽千钧之鼎；以云泻实攻邪，则如寸草而撞万石之钟，欲其鼎之举，而钟之鸣也，此必不得之数也。以故养瘿为患，使病轻者渐重，病重者顿死，犹之治国者，初未尝见其操刃以屠民也，然而大寇不为民除，大荒不为民救，酿成祸乱，忍视死亡，不杀之杀深于杀也。此余之所痛戒也。

戒恣用寒凉

甘温之药，如行春夏之令，生长万物者也；寒凉之药，如行秋冬之令，肃杀万物者也。故常服甘温之味，则气血充盈，日进寒凉之味，则气血衰耗。前圣云：人身赖气血以生，惟气血充盈，则百邪莫御，病安从来？气血衰耗，则诸邪辐辏，百病丛集。可见司命者，当常以甘温益人气血，不可恣用寒凉以耗人气血，即有大实大热，当用苦寒，亦惟中病则已，不可过剂，病去之后，即须以甘温培补，如国家不得已而用兵，平定之后，即宜抚恤残黎，休养元气，若穷兵黩武，好战不休，其国未有不亡者。奈何近日医家，语以温补药，则云不敢用，至于大苦大寒，如黄连、苦参之类，则信手轻投，并不萌一不敢之念。岂其不敢于生养，而独敢于肃杀，不敢使人气血充盈，而独敢使人气血衰耗乎？推其故有三焉：一则误信六气火居其二之说，而不得其解；一则认证不真。凡虚人偏觉火炎，内真寒者，外偏显假热，不能审其火之为虚，热之为假，但就外貌治之，故信手用清，似对证而实与证相反也；一则用清不见破绽，盖温补药设一不当，其弊立见。前贤所谓温补药如阳明君子，苟有过，人必知之也。寒凉药投之不当，不即见其害。不惟不即见其害，初服反见其利，如虚炎无津液，口舌干涩，得清润之味，亦觉暂快一时。信用不已，遂至于元气日削，而不可救。前贤所谓寒凉药如阴柔小人，至国祚已移，人犹莫知其非也。所以皆视温补为鸩毒，爱苦寒为灵丹，相习不觉，伤命实多。姑就耳目所经见闻者，屈指计之。有停饮吐食反胃等证因于火衰胃寒者，日用黄连，致火益衰、胃益寒，粒米不能入而死者矣。有痨伤虚炎，日用花粉、黑参、知母、黄柏，致真元愈虚，虚火愈炎，则加黄连大苦寒以折之，致肺绝失音，胃败泄泻而死者矣。有吐血因于气虚不能摄血，亦用犀角、黄连，致气愈不固，血渐脱尽而死者矣。有三阴下痢，概以治热痢之法治之，用黄连、黄芩一剂而死者矣。有三阴久疟，仍用柴胡、鳖甲、黄芩、花粉而死者矣。有黄疸属阴，亦用山栀、黄芩、灯芯、黄连而死者矣。有脾虚腹胀，反用黄连、童便，致脾衰不能进食，气衰便闭而死者矣。有中风脱证，亦用牛黄以引邪入里，且用花粉、黄芩、黄连，重损其真气而死者矣。有臌胀脉细，由命门火衰不能上蒸脾土，直用黄连、苦参灭其真火而死者矣。甚至有阴证似阳，用黄芩汤致不可救，用石膏白虎汤而立死者矣。如此死者，非死于命，死于药也。亦既目击心伤，不能匍匐往救，若犹不自加警惕，倘偶一错误，伤在他人，孽在自己。此余时刻懔懔①，倍加痛戒者也。

戒趋时希利

俗人耳食，谁辨贱良；病者志昏，何知高下。况曲高者和必寡，道高者谤偏多。齐人之傅无二三，楚人之咻盈千百②。若悔卞和之鲜人知，羡碔砆③之易见售，遂舍夫往

---

① 懔懔：严肃，可敬畏的样子。

② 齐人之傅无二三，楚人之咻盈千百：出典《孟子·滕文公下》：“一齐人傅之，众楚人咻之，虽日挞而求齐也，不可得矣。”“一傅众咻”比喻学习或做事时受扰，不能有所成就。或环境于人之影响甚大，常用此语。

③ 碔砆：wǔ fū，碔，古同“珷”，似玉的美石。砆，古同“玞”，像玉的石。

圣之所期，而思为流俗之所许。群尚轻浮，我亦如之。群尚清降，我亦如之；群尚平守，我亦如之。俗见动云是火，我亦固然；动云不可补、不可攻，我亦曰然。卑词媚语，趋附时流，逢迎俗见，何患名之不至，而利之不归？然而病之真者弗问，病之重者弗问，病之猝急难缓者弗问。如是以图利，窃恐利盈而孽亦盈，利散而孽不与俱散也。此余之所痛戒也。

戒自满

戴叔明曰：医以活人为务，与吾儒道最切。则凡起一病，活一命，乃医人分内事，亦即吾儒分内事也，何足夸诩？况此中道理极精微，极变化！学问原无终穷，工夫不能间断，若因屡试屡验，辄自满足，不复研究探讨，虽得手于今，安知不失手于后？故须愈得手，愈读书，愈细心研索，兢兢乎以人命生死相关为念，庶无愧为司命。若曰吾道已高矣，技已售矣，利已归矣，吾更何求？而仍终日苦心役志，博求无已耶？若萌此一念，即堕地之因，戒之！戒之！切勿犯此。

上卷 医验录初集

不 食

不肖楚幼攻举子业，初不解医理，因家祖母于今上康熙辛亥岁仲夏月，忽撄重疾，时年七十有四。初缘食后怫郁而起，渐胸膈不舒，不能饮食，每日只啜饮汤半碗，粒米不能下咽，舌苔绿色。遍延名医治之，咸谓火结在胸，舌苔色绿，较甚于黄，其热为更深。所用药皆黄芩、黄连、栀子、花粉之类，又有用人中黄者，愈服愈剧。七日未进粒米，饮汤到口，反加呕吐，体渐软倦，人事昏沉，举家惶惧无措。家君远客汉江，舍弟公左急欲束装上汉，换家君归省，亲族私议，虑不及待家君归。不肖无策，因将先高祖春岩公所遗诸医书，倾箧翻阅，穷一昼夜之力，稍解药性，粗知脏腑生克之理。因思此证由食后怫郁而起，即所谓食填太阴，压住肝气，肝性上升，致食不得下者也。又思老人脾胃本弱，前药悉用苦寒败胃之剂，重伤脾土，究竟不曾制倒肝木。土益虚，肝木益肆其虚，所以服药后，不惟不能使进饮食，而且更加呕吐也。舌苔色绿者，绿为胆之色，肝与胆相连，肝气逆则挟胆气而俱逆。总之，为木乘土位无疑，理宜扶脾制肝为主，纵有食滞，七日不进粒米，亦无复行消导之理。况养正则滞自消，如兵戈之后，只以抚恤残黎为要，一切督责之法，俱不宜行。再四审顾，遂用白术为君，以辅脾之正气。虑肝火上炎，则以白芍之酸寒者敛而抑之。计肝性劲急，则以肉桂之辛得金气者柔而伐之。且桂味甘温，既足制肝，又能扶助脾土，兼救从前寒凉之过，一举而三善备焉。再佐以香附、陈皮、藿香，使之顺气快膈。略用柴胡以疏少阳之气，加姜枣以和中止呕。煎服一剂，自午至暮，即共进粥二碗，不复呕吐。次日一日共进粥五碗，舌苔尽退，人事清而精神爽，顿有起色。再除柴胡，每剂少加参数分，调理数剂而痊。维时见有起机，遂阻舍弟勿复冒暑远涉，以增老人忧。舍弟待秋应试，遂得入泮。家祖母迄今癸亥年，八十有六，犹健饭，皆藉当日一匕挽回之力也。为子孙者，不可不知医，岂虚语哉！不肖之究心医理，盖自此始。

食厥

丙辰年八月，里中一女人，年三十二，忽尔倒仆无知，口流涎沫，胸仰，目睛上窜，厥冷，手足抽掣，症状如痫如痉，救醒后一二时，又复如是。醒时自云，适才死去，见某人某人，某人则恨我何事，某人则骂我何语，盖皆既死之人也。未几又复如是，如是者五日，每一昼夜，发五六次，饮食不进，亦不能卧倒。初延医视之，认定是痰，用利痰之药不效。次日更一医，云是风，用天麻、僵蚕、钩藤、秦艽、防风等药不效。又更一医，云是火，用芩、连、花粉、山栀、贝母之类，更剧。第四日又更一医，云此乃血虚之故，血虚不能养筋，故筋脉抽掣，非痰非火非风也。咸服其高见，谓此理确不可易矣。服养血药两日，究亦不效。举家及邻人俱谓鬼祟作祸，非药可疗。至第六日，始邀余往诊视，六脉和平，正如无病脉更奇，心窃异之。不滑不浮不洪数，又并不涩，则所谓痰也、风也、火也、血虚也，举非是矣。细一探讨，惟右关脉稍沉滞，按之有力。余思此岂得之伤食乎？因问："病起之先，可曾食冷物否？"旁人答云："病发之前一日，曾食一冷粽。"又问："仍食何物？"云："下午时吃北瓜索面亦冷了。"余曰："是矣，此食厥也。"遂用厚朴、枳壳、枳实、陈皮、半夏、木香、砂仁、草果、煨姜一大剂。服下觉胸前气顺，是日遂不复发，晚间亦能卧。次早觉胸前高起一块，扪之甚痛。余曰："此食积方现耳。"仍令照前药再服一剂。次早高处亦平，痛亦减十之六七。仍照前药，倍炮姜，加大黄少许。微利一二行，胸腹泰然，诸症顿失。可见凡治病，须得病情。欲得病情，必须审脉。如此证极能惊人，审得病情，不过消导药一剂立效，再剂顿愈，易如拾芥，何其轻快也！然非从脉上审辨，不但猜痰、猜风、猜火、猜血虚，再猜百十件，亦猜不到食上。每见医人诊脉时、手指一搭便起，果遂已审脉无差，神异若此乎？是未敢信也。

伤　寒

丙辰年九月，梅村叶兄（字兰友）患伤寒，经九日矣。更历七医，日益增剧。九日以来，饮汤不进，大热不退，昏沉谵语，未得闭目一睡，呕哕不止，鼻珠煽动。歙中名医，俱已延遍，绝无寸效，举家彷徨为不治矣。仍有望八老堂，更加忧虑。时王子赤山，晤其长令兄孟亢先生，道及见余立起数危证，因肩舆来迎。余往为诊之，其脉浮洪数实，舌苔黄厚。阅其从前所用诸先生方，初一剂只用羌活三分，次日即用石膏三钱，不觉惊叹曰："此病之所由深也！"此后则有用二陈汤者，有用苏子降气汤者，有用清热化痰药者，有用消导者，有用小柴胡汤加竹茹者。其最后一名医方，因热久不退，用青蒿、地骨皮、丹皮、贝母、麦冬、旋覆花之类以退热化痰，不觉欲笑破口颊。余曰："诸方中惟小柴胡一方稍近似，然亦似是而非。此病却非半表半里之小柴胡证，乃表证未除，里证又急之大柴胡证也。为今之计，仍宜用大柴胡两解表里，病可立退。"然余非久著名医，且病人十日未进粒米，见有大黄下药，宅中必不信用，可奈何？无已，作一变通之法，不必照定古方用药。正如作文用先辈文章，只用其意，不必用其词可也。遂定方，用：半夏、苍术、陈皮、茯苓、枳壳、枳实、厚朴、柴胡、前胡、香附、黄芩、黄连、木香、槟榔、生姜三片。两令兄持方沉吟，似不甚当意，又以名医尽皆治过，再无他法，姑用试之。余坐俟其照方备药一剂，煎服下始辞归。归未至中途，而病者便已得睡矣。醒后吐出浓痰碗余，呕遂止，下边不住失气，胸膈顿舒，遂索粥食，食后又复睡。是夜睡三回，食粥三回。次早又迎余至，备告夜来见效情状。诊其脉，脉已稍平，舌苔与身热俱退其半，精神清爽。谓余曰："昨妙剂下咽后，顿觉此身坠下在床，从前数日，总如在云雾空中，且浑身手脚俱如被绳索捆住，服药后，觉尽解其缚，手足展舒，不胜快畅。非独安卧、进食、吐痰、止呕等项而已，何神效若此也?”余仍照前方，倍苍术，加薄荷，再一剂。是夜一睡直到日高，醒后大汗一身，臭不可闻，复迎余视之。六脉尽和平，身凉，舌苔尽退，腹中知饿。余为称贺，十日来，如许重证，立地冰释矣。毕竟大便燥结未通，越三日，每日能食粥七八碗，胃气已大回，渠家已放心矣。仍用大黄钱余，通其大便，遂平复如初。其四令兄明楚兄询余用药之意。余曰：“此病虽愈，方实可笑。最不可解者，用木香、槟榔。然余实费苦心，因大黄不肯用，故用此以代之。夫木香、槟榔，何能代大黄？抑知有说焉。盖邪热入胃，用芩连以折之是矣，然终不能驱之使外出，故用木香、槟榔以坠下其气，服药后果不住失气，则腹中之渣滓虽存，而邪热之气已尽驱出矣！余观其呕逆之声中有湿痰胶结，故用姜半苍陈，以燥去其痰，痰去则胸膈宽而呕逆止。上去其有形之湿痰，下泄其无形之热气，胸腹中不泰然舒畅而思得饮食者乎？又思身热头痛，一团表邪全然未解，原意大柴胡汤中仍加羌活以解表，然病已十余日，若用羌活，犹之大黄，均为宅中所畏，故代以苍术，使开其腠理，初剂服后，即进饮食，则正气已渐回，正气一回，而邪气自不能容，其在表之邪已跃跃欲出。次剂再倍苍术，又加薄荷，虽云去舌苔，实佐发其汗。故次剂服后，而十日在表之邪，遂乘势尽出，臭汗一身，而里外两解矣。此以意为之，伤寒门中无此汤头，病虽愈，此方不可予名医看，彼必笑为不通。”越一月，复晤明楚兄，谓余曰：“先生之言，果然不差，日前见某名医，询舍弟之恙如何得愈。余道及赖先生之妙手，并以尊方示之，某先生只是摇头。”余戏语明楚兄曰：“名医若不摇头，令弟之命摇头矣！”相与一笑。

喘　嗽

丙辰年十月潜溪一仆人（名来助），年四十有六，患病半年矣。时余适过其主人馆中，其仆逡巡欲进不进，揣知其意，欲向余索诊也，即呼为诊之。六脉洪数有力，右寸更甚。问其病因，云今年五月内发热咳嗽起，越数日，吐血碗余，随向某处讨药，服药三月，毫忽无效，至今发寒发热，咳嗽吐痰，日甚一日成痨病矣。余问：“彼方可是百合、石斛、山药、扁豆、麦冬、贝母、葳蕤、百部、丹皮等项否？”答曰：“正是。近日又见某相公讨药四剂，只服得二剂，嗽热更甚，又加气喘。行动怯力，仍二剂不敢再服。”余问：“此方可是白前、桑皮、苏子、丹皮、地骨皮、百合、天冬、麦冬、花粉、黑参、桔梗、贝母，再加枇杷叶半片乎？”答曰：“正是。”令取二方视之，果如所拟。余为定方，用：柴胡、黄芩、山栀、白芍、生地、麦冬、橘红、贝母、茯苓、薏苡。友人问曰：“虚损半年，尚可用柴、芩乎？”余曰：“此本非虚损，将欲医成虚损耳。彼脉弦洪而有力，初起发寒热咳嗽，后复吐血者，明系从外感起。风寒入肺，则闭而成热，热嗽出血，遂用通套治痨之果子药治之，病邪不除，久则害正，而真痨将成矣，此养瘿为患。近所服二剂，如白前、桑皮、苏子，又一味泻之降之，徒损其正气，而肝部上冲之邪、肺中久据之热究不能除，所以嗽益甚而更加以气喘也。其发寒热者，乃原病少阳之根尚存，非同阳微恶寒、阴微发热之虚证也。”遂照余所定之方服二剂，喘定、嗽减十之六七，寒热亦退其半。复来索诊，右寸脉平，左寸与右关脉仍洪实，照前方，去黄芩，加黄连二分，再服四剂。饮食多进，寸关脉已平，惟两尺洪数，又去柴胡、黄连，加黄柏，倍生地，再服四剂。六脉尽和平，寒热全退。再用一派养阴健脾之药，调理月余而痊。时医尽好用清，如此证有此脉，乃可清耳。若果已虚矣、损矣，而仍然清之、泻之，安有复生者乎？

伤寒下痢

丁巳秋月，潜溪友人汪虚老（讳舟，号岸舫）清晨来馆，促余为其尊嫂诊视，即同往为诊之。不觉惊咳曰：“何沉重至此，经几日矣？”答云：“前自秋社日，吃羹饭稍冷，又穿夏衣，风起怯寒，夜遂发热头痛，迄今九日矣。初请医视之，因自乳子，恐体虚，使用参数分，热不退，更加泻痢，云是脾虚，又用白术，痢益甚。前请教某先生，用肉豆蔻、砂仁、扁豆等药，愈不能饮食，作呕。至今身痛，热不退，一昼夜痢二十余行，而食粥不过半碗，危甚，故烦酌之。”余视其舌黄、苔积厚一分，毫无津液。余曰：“此伤寒中挟热下痢证也，脾得补而邪弥炽耳。太阳挟热痢，亦有用人参桂枝汤者，内有人参、白术，然彼以表未除而误下，以致脾虚，故当用参术。此因停滞起，并未用下药，则脾实可知。实而补之，是谓实实，害莫大焉！愚意当遵仲景用葛根连芩汤，以清解为主。”遂用葛根、黄连、黄芩、甘草，加茯苓、泽泻、薏苡、木香、生姜、神曲，服二剂而痢减，进粥食。第三日因邻家接某名医，乘便迎视之，用花粉、苦参、青蒿、泽泻、扁豆、谷芽、旋覆花，云舌上不过是白苔，不必用黄连。服二剂，又复不进饮食，下痢又甚，且觉烦闷。仍邀余视之。余曰：“如此黄苔满舌，且干燥之极，奈何云是白苔？因问名医来已晚否？是灯下看舌色否？”曰：“然。”余曰：“是矣。凡物黄色者，灯下视之都成白色，此所以错认真黄苔为白苔出。以苔之黄白，辨热之轻重，所关不小，安可草草忽略？愚见谓此证，当以黄连为清挟热利之主药，无此一味，病势必增。”仍照前方，加厚朴五分。服五六剂，粥食渐增，利渐少。时余过吕村贺寿，稽阻二三日，归复为诊之，脉又变矣，惊究其故。答云：“因某云黄连不可多服，某虽知医，亦未可过信，故两日未服黄连。”余笑曰：“我知医者，固不可过信，彼不知医者，又可轻信乎？”仍复加黄连，服五六剂，一昼夜只大便二三次，舌苔渐退，脉数渐平，惟身热未尽退。余曰：“利少食多，则正气自旺。正气旺，则邪气自不能容。日内当得大汗一身，而羁留在经之邪始出，身热始尽退。”是日药内倍苍术，加柴胡，使邪还于表。服后至五更时，果大汗一身，臭秽不可闻，热退身凉，舌苔尽去。腹内空虚，喜用饮食。再用白术、山药、扁豆、茯苓、甘草、当归、白芍、薏苡，仍用姜炒黄连二分。调理十剂，而后大便如常，饮食复旧。药中用黄连，虽前后加减轻重不同，共计服过三十余剂，始收全功。可见有一病，必有一病之主药。如作文之有题旨，始终不可失也。

伤　食

戊午年正月，过吕村岳家拜节。有一内侄方五六岁，大发热七昼夜不退，昏沉欲睡，不思食。云已往名幼科家看过三回，总不退热，虑其动惊。余索前后方视之，皆防风、羌活、柴胡、黄芩、贝母、僵蚕、钩藤、山楂、木通等味。余令抱出视之，目闭懒开，两颊血红，唇紫燥，舌有黄苔，腹坚硬，按之甚畏怯。余曰："凡此一块火邪，皆食伤在腹而成。清表俱不可，清之则食愈不得化，表之徒伤元气，食终不消。今着人随余取药一剂，可以立愈。"果遣人随余归，予药一剂，用厚朴、枳壳、山楂、麦冬、草果，暗投大黄一钱五分在内。嘱其归时，急煎予服。次日遣婢妇来谢，云相公真是神仙，昨夜将药煎服下，二更时连大解三次，随即退热安卧。今早起床，即索饮食，出门跳舞，嬉戏如常矣。

咳　嗽

一族婶患咳嗽三月，服清润药不效，服滋养药亦不效。时戊午秋夜，族叔（字次尹）来作别。嘱云："明早出苏州，内人久嗽，恐成痨怯，来日烦为诊视。"族叔行后，余如约为视之，右寸脉沉数有力。余曰："此肺火也，极易易耳。"重用炒黄芩一钱为君，佐以麦冬、桑皮、桔梗、贝母、橘红、薏苡、白芍。是日服一剂，嗽已减大半。次日再服一剂，嗽全止，行客未出徽州界，而家内三月之嗽已愈矣。是年冬杪，次尹叔自苏州归里，再四称谢。云更有请者，荆人娶已多年，从未受孕。每经事将行，十日之前，即腹痛，行后又十余日，流连不断，小腹隐痛。一月之内，只得七八日清爽，其余皆苦痛之日，烦再为诊之。诊其脉涩而缓，为气滞血虚，用陈皮、香附、蕲艾、川芎、茯苓、白术、甘草、木香、熟地、丹参、杜仲、续断，重用黄芪、当归，嘱服一月不断。至次月经期时，复邀余视之。云："日内当是经期，而十日来毫不腹痛，经尚未行，得无孕乎？"余诊之曰："非孕也。气已流通，自不作痛耳。"次日经果复行。随令服煎剂，并续合丸药一料。如前方内，去木香，加人参、山萸、蛇床子、鱼鳔、枸杞。服两月，又请余诊之。云："两月来，临经俱不腹痛矣。"余诊之喜曰："此孕脉也。月事过期乎？"答曰："方过期三日。"余称贺为有孕无疑，是年冬果生一子。

阴虚喉痛

汪雅三兄，戊午秋后自真州归里，抱恙已久。喉痛、潮热、食少、肌瘦、面色青黑。就医治之，谓是阴虚有火。药用黄柏、知母、黑参、丹皮、地骨皮、百合、贝母、麦冬、天冬等项，服之不效。余劝其当用参，渠不信，质之名医，亦严戒其勿用。服前药数月，终不效。至次年正月半后，相聚于水香园，见其形色更加惨淡。为诊其脉，沉细缓弱，力劝之曰："喉痛非肺火也，乃阴火上冲耳。阳火一清便退，阴火愈清愈起。医家皆知尊恙为阴虚矣，虚则当补，今不用补而但曰滋阴，吾未见既虚之阴，能滋之使生也？何柏斋云：虚之甚者，真气已亏。寒润之药，岂能使之化为精血，以补其虚乎！？故知黄柏、知母之类，皆不能化精血以补虚，且寒凉之性下注，则下元愈虚。火邪为寒所逼而上行，则上焦复热愈甚。是则以寒凉药滋阴，非徒无益而又害之也。今尊恙必须用参之力厚者以助元气，再佐以养阴之药，则参能挟阴分之药以生阴，阴生则火自降。今医家谓参不可用者，恐动肺火耳。愚意用参则用秋石数分，引之直下，不使留滞上焦，则下焦之真阴自生，而肺部又得清宁，岂不甚善？”雅三兄顿悟。余为举方，姑用人参五分，重用生地二钱，余则丹皮、牛膝、当归、白芍、茯苓、扁豆、山药，加秋石三分。服二剂，觉喉痛少减。再用人参八分，余照前药，又服四剂，而喉痛全却矣。嗣照前方，加芪、术，用参一钱，生地易为熟地，服一月，而饮食倍常，面色开而肌肉长。病愈后，仍连举二令郎 。

伤　暑

己未年，余就馆于广陵，习静课徒，摒绝医事。七月初旬，偶以他事出真州，便中往候汪以章先生。一见喜甚，云连日大病，正欲买舟相迎诊视。俱告病由，云：“自某日发热头痛，医者谓是感冒风寒，用羌活汤表散，服后病如旧。又服前药，共一连服过四剂，病仍未减。今医者仍要发散，故思得吾兄一视。”余诊其脉，虚浮迟软。问：“汗多否？”答云：“汗多，且头眩。”余曰：“此是气虚受暑而起，并非感冒风寒也。表药一丝不可用，况当此暑月，何堪连用四剂？愈表则愈虚，愈虚则热不退，而汗出眩晕也。”急为定方：用人参、黄芪、白芍、五味子、枣仁、茯苓、扁豆、甘草、麦冬。一剂服下，汗敛热退，诸症立愈。此病虽小，往往误用表药以致亡阳，其害莫大。医者须审脉辨证，切不可一见头痛发热，便云风寒，恣情发散，误施之体实者，其祸犹轻，若误投之虚人，祸不旋踵矣，尚慎之哉！

不寐

族叔（字圣臣）庚申年春月起病，时年四十。向因生意不遂，又复遇盗，心事忧郁，春间遂成心疾。时在如皋医治，过用泻心之药，心疾虽愈，昼夜不能寐。至七月回家调治，余往候之。见神色惨淡，目珠不能转动，足不能行，强行一二步，如有重物绑在足胫上，挪移不动，口不能言，任问数十语，总不能回答一字，每日只能食粥一碗，勉强食饭一盅，胸腹中觉哽塞不下，足有四个月并未曾得寐一刻。为诊其脉，沉细迟缓，余断为此由忧思伤心脾所致。前之心疾，皆心脾受伤而为不足之证。医者清之泻之，致元气益衰，而成此种病状。且心与肾，一火一水，若夫妇然，夫之不幸，即妇之不幸，故心损则肾亦亏。《经》曰：二阳之病发心脾，女子不月，男子有不得隐曲。盖言心脾病而肾必损故也，肾损而精气不能上升，故口喑不能言。肾主骨，故骨弱而足不任地。法当大补心肾脾三经。然久不寐，骤用温药，病家必疑。姑用大补气血及健脾药，使之得寐为验，而后渐进可也。定一方用：人参、黄芪各二钱，当归三钱，山药三钱，白术一钱五分，枣仁一钱，甘草、陈皮少许。药派定，将煎服。里中有接某名医者，病者之令堂，急求一视。名医云是浮游之火，其四令弟夔若叔，以余所定方示之，名医持方掷地，厉声曰："此浮游之火，如何服得人参、黄芪？如何服得白术、当归？服下还要发狂了！"深信其言，遂不敢用。名医立方用：花粉、黑参、麦冬、天冬、知母、贝母、丹皮、百合、竹叶、童便。夔若叔以其方示余。余曰："目睛不动，口喑足废，食不运化，六脉沉迟，真火衰息矣。余方将要补火，彼反谓有火而用寒凉之药，真不可解。"夔若叔苦询："此药可服否？"余曰："幸药剂轻微，便服一二剂，亦未必杀人。但恐胸中更痞塞不能食，加以呕吐涎沫，体更软倦，不能坐立。至于不得卧，自依然如旧也。然不服名医之药，无以慰令堂之心，听自裁夺。"于是将此药服二剂，果一一如余所言，病益加重矣。病者虽不能言，心内尚明白，摇手断不复服其药。其令弟见余言颇验，遂将余前所用之药，煎成予服，是夜遂得寐一个更次。次日又服一剂，又复得寐。第三日病者之密友特候之，劝之曰："令侄先生之药既效，观其方案所谈，又极有理，自然不差，但见兄病势甚重，歙中凡有高明，多该予彼一看，多方商酌，庶几有济。闻某先生极高明，盍往求治焉？"次日果往。某先生见其不能言、不能食、胸腹不舒，云膈中有痰。用厚朴、香附、半夏、陈皮、萝卜子等项。服一剂，依然不睡，再一剂，更加痞塞，时时呕吐痰沫。病者意中，自谓困笃已极，万不能起，即服参亦未必复生，不如留参资为后事之需，遂决意待毙。一卧七八日，竟不服药，亦不起床。令弟夔若叔又来见余，备道其故。又云前先生之药，业已奏效，奈时乖偏遇有情人，多此一番波折，致家兄立意不复服药。家兄素敬服先生，仍望鼎言劝之。余因往劝之，诊其脉更加沉细。因谓病者曰："病势固重，若信心用药，余力可保，勿以他医两番用药之误，遂尔因噎废食。依余用药，连服四五剂，设若无效，余当议罚，参饵之费，余俱代偿。"病者始点首，悉照余前方，加附、桂各五分，增人参一钱。夔若叔云："胸中不舒，仍求酌之。"余曰："下焦无火，故中焦不能健运，脾虚之极，乃吐涎沫，虚则补母，补火以生土，则土自旺而胸膈自宽。若用利气之药，正气愈虚而愈塞矣。"遂依方服一剂，是夜大睡有鼾声，次日神气便稍旺，饮食易下，亦不呕吐涎沫。连服六剂，饮食倍加。复迎余视之，余甫进门，病者便一步跳出门限，拱手称谢，说话有音，目珠活动。余喜曰："子无恙矣！"诊其脉，脉亦有神。前方内减当归一钱，加益智仁六七分，柏子仁一钱，远志八分。服十剂，饮食夜卧俱如常，举步有力，遂出门谢客，言论风生①，一一平复如常矣。后晤友人，云如此重证，亏尔用此重剂，半月而愈，医法可称神奇。余笑曰："有此证，宜用此等药，殊无足奇。惟如此火气息灭之病与脉，而名家尚云有火，必不用补而用泻，必不用温而用寒，是则真奇也。"

① 言论风生：形容言谈议论时兴致很高，气氛活跃。见清·袁枚《新齐谐·赵李二生》："邀人坐，言论风生。"

热入血室

一呈坎罗氏女，为锡卣家嫂之侄女也。庚申年十八岁，未出室。秋月患病十余日，终日见鬼，所说皆鬼话，夜则尤甚，彻夜不睡，昼亦不食。其家畏甚，谓有鬼祟凭之，初延他医视之，谓是心事抑郁而成，用开郁药不效。嗣又云是心神不安，用枣仁、远志、茯神之类，又不应。嗣又云是痰与火，用半夏、胆星、川连之类，又不应，始迎余治之。余诊其脉，惟两关脉沉数。余问其家人："起病之初，可是感寒发热头痛起否？"答云："是感寒起。"余又问："感寒发热之时，可遇月信至否？"答云："正是。"余又问："月信至，可是一日或半日即忽止否？"答云："往常每五日方尽，今只日半就止了。"余曰："此热入血室证也，极易好。"用小柴胡汤，去人参，加当归、丹皮、桃仁、生地、红花、牛膝、木通。病者诊后，愈添说鬼，竟自作鬼语。恰似有鬼附之而然者，其家畏甚。余嘱无畏，但服我药，鬼自退，日服一剂，不要间断，自然渐轻，至月信复行，则痊愈矣。服药四剂，果然不甚说鬼。服十余剂后，经水复行，而前病顿失矣。

自　汗

一族婶（族叔字绍文）素有鼻痔之患，每春月及小春时，鼻中必流血水，脑中皆若空虚，时常发晕。医者但云是火，每晕辄以黄芩、知母、花粉、山栀、辛夷、麦冬之类投之，甚且加用黄连。一二年内，悉用此种药。至庚申年（时三十八岁）九月初十后，晕甚出汗，服前药愈剧，乃迎余治之。其脉轻按浮洪数大，重按全无，两尺独沉弱。旁有知医者，亦为诊之云："如此洪数之脉，自然是火。汗乃心之液，心经有热，故汗出。"余曰："非也。脉浮按数大，似乎火也，沉按全无，且两尺沉弱无力，则非火矣。其所以发晕出汗者，乃虚阳上浮而不归根，真气外越而不内敛耳。此正极虚之候，不可作火治。"余用人参、黄芪、生地各二钱，当归、枣仁各一钱，麦冬、白芍、丹皮各八分，五味子三分，龟板一钱五分。服二剂，晕止汗敛，但觉背恶寒，饮食不化，自云停滞。余曰："非停滞也，乃中气虚寒耳。"前方去麦冬、龟板，加肉桂、黑姜数分。服四剂，胸腹舒而背温暖，顿平复矣。愈后遂不复服药，加以家务辛勤，至本月二十六夜，陡然一发，汗出如沐，发上皆淋漓如坠水状，人事昏沉。夜深敲余馆门求救，余急以黄芪五钱，余照前方，加参三钱，元眼五枚，服后顿止。次日里中有接某名医者，病者之令堂，急命迎来视之。名医曰："病虽虚，然有火，不可全补。"药用花粉、黑参、黄芩、麦冬、贝母、百合、丹皮、桑皮、葳蕤、旋覆花，加人参二分。名医别后，仍托一族叔转达绍文叔云："此病虽虚，内中有火，不可太补攻急了，千万不要多用参。"言之甚肫切[①]。绍文叔悉以告余。余曰："且无论有火之言当与不当，即一攻字便错矣。凡病邪在表，汗之以攻其表，

---

① 肫切：zhūn qiē，真诚恳切。《清史稿·高宗纪六》："上以其情词肫切，册封为安南国王，并赐敕谕。"

谓之攻。病邪在里，下之以攻其里，亦谓之攻。若补，则曰平补、峻补。彼意谓不可峻补耳，而以补为攻，其可乎？然彼既有此盛心，自不可拂，且依彼服数剂，再看是何光景。”连服四剂，至第五日，病者昏晕，坐卧不安，心无主宰，汗出不辍，满舌黑苔。绍文叔仓惶无措，彼曾见过病人舌黑者，皆已不治，故拟此证亦必不起，遂托岳家备办后事，遂迎余商之。余诊其脉，有出无入，数乱无伦。举家惊惶，而余意中却有定见，姑戏之曰：“名医云有火，今果舌黑矣。”绍文叔曰：“据先生言，难道不是火？”余曰：“若果是火，前用温补之剂，舌当早黑矣。何为用寒凉药反黑，岂火得寒而反盛乎？抑以寒药反医出火证乎？今倘复接前医，彼必谓前药力轻，再加黄连。若用黄连一分下咽，今夜立毙矣。盖舌黑有二种，有火极似水而黑者，乃热证也。有水来克火而黑者，乃寒证也。此证本虚，虚则多寒。日服温补之剂，尚恐难复真元，今只用参二分，犹以一线而挽千钧之鼎，业已无力，而又一派苦寒之药，重削其真元。真元益加亏竭，而虚寒之证发露于外，是以舌黑而汗出不辍也。若再以大寒之味加之，是并以挽鼎之一线，亦复截断，万万无生理矣。水火寒热之证，每多相似难辨，但以脉辨之则可据。然病家何从知脉，即以证辨之，亦甚明白。如是火证舌黑，则当口唇焦紫破裂，舌粗有芒刺。今口唇白，毫无血色，舌虽黑，却无芒刺，又不干燥，其为阴寒之象无疑。”绍文叔曰：“闻先生言，如梦初觉。急求定方，救此残喘。”余用：人参四钱，黄芪三钱，附子、肉桂各一钱，干姜七分，枣仁一钱，当归、熟地各二钱，五味子三分。时已夜暮，急令煎服。且告之曰："药固宜如此用，然脉有出无入，病势亦重，倘药力不能挽回，人不知为前医寒凉之害，反谓此温补之误，余不任咎，明早仍接一医士印证为是。病家许可。"遂将药煎成服下，服后即鼾睡。至三鼓方醒，醒时汗遂敛，舌黑退去一小半。又服复渣，直睡到晓。舌黑退十之七，汗敛十之八。未几，果接某医者至，见舌黑云是蕴热，不用附桂，用天麻、柏子仁、当归、白芍、麦冬、五味子、甘草、山药，只用参一钱。是日已有人参四钱，及桂附等药在腹，故服此轻剂，亦不见破绽。次日再服一剂，单只有参一钱，仍旧汗出作晕，舌复尽黑，忙迎余至。余曰："是余劝尔延医之误，今再不敢推诿矣。"仍照余前方，只加益智仁一味，连服四剂，舌黑尽退，大汗已敛，惟两手心时出汗，一身面上从鼻当心分开，左边有微汗，右边全无，余思此血虚也。盖汗虽发于阳，而实生于阴。前药阳气虽回，而阴血尚不足。左主血，故左边独有汗，将前方参芪桂附俱减一半，倍当归、枣仁、熟地，加白芍。服十余剂而汗尽敛，食仍少进，胸觉有痰。照前方加半夏、陈皮。服数剂，时时知饿，饮食倍常，共服四十剂而后复元。中有一日，惑于俗见，云附桂不可多服，只用二分，次早舌上即现黑色，胸腹不舒。忙照数服下，舌黑又退，腹舒进食，始信附桂必用之药，即少用尚不可，况可以不用乎？况可以不用附桂而反用寒凉之药乎？病者愈后，随又受孕，迄今称感不忘。

痢　疾

一族叔祖母（子仁孺人①）庚申年六月，已庆八旬矣。是年九月内患痢疾，医者日用黄芩、黄连、木香、槟榔之类，医至半月，日益增剧，加以发热。咸谓痢疾发热，定是死证。至二十余日，计已发热七日矣。医者谓发热已一七，脉又不好，只在今日薄暮，断不能保矣。病者无子媳，将所有衣物，尽分散亲人。其令侄辈，将棺木俱移出，衣衾俱叠起，只待薄暮气绝入棺。病者自思云，我此时尚明明白白，如何只须半日就死，心下不服，浼②人迎余视之。余诊其脉浮软微数并不急疾，按之尚有根。询其得病之由，云自某日吃饭稍冷，兼怫郁不快而起。余思此从食滞起，原非积热证可比。前药悉用芩连寒胃之药，致食滞愈不得消，故痢久不愈。久之则滞气留而正气去，故加发热。其脉浮而微数者，由发热之故，设若不热，脉必沉软矣，此非死证也，归而备药予服。值仁夫家兄在馆，询之曰："尔看某病，今晚果要死否?"余笑曰："今晚若死，我当偿命。"家兄笑曰："八十老人，病痢二十余日，风前烛，草头露，未可说定无事。"余曰："请进一语，三日内若死，余亦偿命。"家兄笑去。余用补中益气加木香、神曲、白芍、煨姜，一剂服下，即大睡。睡醒时，热已退。是夜只

---

① 孺人：古时称大夫的妻子，明清时为七品官的母亲或妻子的封号。也用对妇人的尊称。《礼记·曲礼下》："天子之妃曰后，诸侯曰夫人，大夫曰孺人，士曰妇人，庶人曰妻。"

② 浼：měi，请，托。

下痢三回，第三回即转粪，腹亦不痛，服二剂而顿愈矣。胃气初回，便喜饮食。第四日吃梨太多，复食炒茭白半碗，食滞，痢又复矣。余闻之曰："此番再不敢言偿命矣。"其亲属遂以为断不复生。三四日竟置不理，家母及家伯母甚怜之，嘱余仍往视之，寸关脉俱弱，两尺不起。余思久痢肾必虚，宜乎两尺不起，惟温中补命门火，火旺生土，土旺则滞自消，所谓虚回而痢自止也。将前方去木香、神曲，倍白术，加姜附，才服一剂，是夜痢减，腹痛寻止，连服五剂痊愈。再以健脾和中，辅理正气之药，调理十剂而起于床。迄今癸亥年八十有三，精神步履，健旺如前。常自云："余又复出世几年矣。"

似疟

一族婶（即绍文叔之令弟媳），年二十余岁，质极弱。庚申年十月，偶头疼身微热。初迎余治，余适他出，遂寻一附近最便之医视之。云是感寒，遂用羌活、麻黄、防风、干葛、柴胡、白芷、藁本、川芎、紫苏，凡本草发散之药汇成一单，撮药二剂。女流不知，只求速好，又将二剂并作一剂煎服。才服下不逾一刻，汗发如雨，自午后出汗，至上灯总不止，发皆淋漓如洗，昏沉晕去。绍文叔彷徨，当晚亲来邀余一视。余诊其脉，人迎脉盛，他脉俱弱。余曰："此必饮食停滞而起，并非外感。医者误用表药，又且全副表药，即铁石人亦不能当，况柔弱女子乎？"是夜予当归、白芍、黄芪、枣仁、五味、茯苓、甘草、陈皮、神曲、山楂，一剂汗敛，人事清爽，安神得睡，次早觉前病俱失矣，上午时又复大发寒战，未几又发热。绍文叔复就余商之，问是疟否。余曰："误汗太过，真元亏伤，故发寒热，乃阴阳两虚，非疟也。只宜补养元气，不可再用清脾饮、小柴胡通套治疟之药。"遂为定方，用：黄芪二钱，当归一钱五分，白术八分，白芍一钱，茯苓八分，陈皮五分，甘草三分，熟地一钱，人参八分。服二剂，寒热虽发而轻，复来迎余，余值他出。是日邻家延医，乘便邀来一看，云是疟疾。见余方，大发议云："服参早了，补住疟邪何时得愈？无痰无食不成疟，还该消食化痰。"用山楂、麦芽、厚朴、枳壳、贝母、甘草、陈皮、槟榔、青皮、柴胡，服二剂，寒热更甚。又请一俗呼为张一帖者治之，用厚朴、乌梅、柴胡、常山、草果、槟榔、青皮，内加人参二分。云只此一帖，可包截住不发。服后不但寒热愈加，昼夜不分，且出汗呕吐，不能饮食，备极苦状。绍文叔乃复请救于余。余因其坚请，乃复往为诊之，脉益微矣。照余前方用参二钱，肉桂五分，余皆加重。服二剂，不发寒，但微热矣，再服四剂，热全退，能进食，更令多服十余剂而复元。

牝疟

一女子年二十，尚未出室。时庚申年初冬起，每日薄暮时，即发寒战，发一二时方止，半月后，其寒战愈甚，一发时房中床桌等物俱震动，屡服药不效，人皆不知为何病。迎余治之，诊其脉，惟左关沉而弦，余脉皆平弱。余曰："此牝疟也。"据脉论必由郁久，而兼寒气客于肝脏。肝主筋与血，寒凝则血脉不能融和，故发战栗而筋脉摇动。

又《内经》云："肝病者下晡甚。"下晡者，交申酉之时，是以薄暮而发也。用当归、川芎、山萸、枣仁、白芍、天麻、醋炒柴胡、香附、吴萸、肉桂、炮姜，只服一剂，而寒战不复作矣。次日则干呕，呕数十声后则作恨声，如人大怒后，愤愤不平之状，其声连续不止，如此两日。又复邀余视之，余曰："此亦肝气上逆也。"前方去柴胡、吴萸，易川椒，一剂而呕恶与恨声俱止。次日又咳嗽，其嗽又连嗽百十声不止，如此又两三日，乃复邀余视之，关脉滑而软，余曰："寒痰凝结中焦，因中气虚，痰送不出，故嗽不止耳。"用人参一钱，黄芪二钱，白术、半夏各一钱，甘草、桔梗、茯苓、陈皮各六七分，升麻五分，煨姜三大片。一剂服下，吐出痰碗余，其嗽立止。诊三回，用药三剂，而三症顿愈。

产　后

一侄媳，为岑山程友石翁令爱，南吉舍弟之媳也，禀质本弱。庚申年十九岁，初受胎，未产之先，已咳嗽月余，迨冬初生一女，第三日即发热。延医治之，谓是风寒，遂用羌活、防风、前胡之类，服之热愈甚，乃嘱余诊之。余曰："此虚极也。体质本虚，又新产后气血尽耗，安得不加虚？"今日本当即用参，奈俗见必不信心，姑予养血二剂，用：当归三钱，熟地二钱，川芎五分，杜仲、续断、枸杞、丹皮、牛膝各一钱，茯苓八分，陈皮五分，甘草四分。服二剂，热退，但嗽仍未减。再为诊之，原方去陈皮、换橘红，加参八分，黄芪一钱。正定方时，母家探望人至，极言当慎重之意，仁夫家兄，因向余商之云："侄媳之恙，今藉弟力得安矣，然彼母家不知今日之得安，而但知日前之凶危，是以彷徨。彼又不知吾弟之善医有效，而但议吾客之吝费不肯延医，今与弟商，莫若延一医以应故事。"余曰："自当如是。"是日接某先生至，亦云血虚，但因其六七日未大便，遂用枳壳，因嗽遂用桑皮、杏仁，其家问："可用得人参否?"某先生答云："尚嗽，未可用参。"是夜服彼药，不安之极，仍旧大发热，嗽更加。次早仁夫家兄俱以告余。余曰："吾早知此药之不安也，昨不用参，已不可矣，而又用桑皮、杏仁、枳壳泻肺下气之物，宜乎增剧也。彼谓嗽不宜用参，吾正欲以参治嗽，此嗽盖肺虚也。产后不大便，属血少，惟重用归、地，自然大便，何可用枳壳？今当于昨药内，择去枳壳、桑皮、杏仁，加当归二倍，熟地二钱，人参、黄芪各一钱。"依言服下一剂，是夜热嗽俱减，更加重黄芪，服二三剂，热退嗽止，大便如常，饮食多进。仍照方多服十余剂而康复。

产后

一表妹，塘贝程睿生家母舅之女。适过塘坞汪宅，庚申年秋杪，常时咳嗽。冬月生产，产后第三日即发热，初系专门女科医，药用前胡、柴胡、杏仁、贝母、益母、泽兰、归尾、枣仁，服药一剂，是夜热甚，发狂扰乱，一夜不安。次日接附近医士治之，医知有侧室，遂云此恼怒伤肝，而微带惊风证也，当开郁发散，一丝补药不可用。前药有枣仁属补，故发狂。其药用枳壳、前胡、防风、香附、泽兰、红花、牛膝、桑皮，服后虽不复发狂，而一连三昼夜发热不退，其热如炭火，饮食不进。家舅母在女家，见病势可畏，乃嘱其家迎余。余往视之，脉洪大不实，虽云产后脉洪大者死，然亡血虚家，又兼大发热，多有此脉，亦未可断为死证。余告其翁曰："产后大热，皆属血虚。前药俱作风治，是以增剧，若再服风药，命不可保矣。"其翁曰："产后就是虚，却又补不得，奈何?"余问："谁云补不得?"其翁俱述前医之言，余笑曰："女科药内，只参入枣仁一味补药，所以发狂。我方内件件用补，自然不发狂。"此翁默然良久。余思俗迷难破，若遽用参，彼必畏若砒霜，断不予服，反误此命矣。姑重用养血药，使热少退，待彼见有效验，自然依用。遂定方：用当归三钱，熟地二钱，黄芪一钱五分，生甘草五分，沙参七分，枣仁一钱，五味子二分，龟板一钱五分，牛膝、杜仲各一钱，加龙眼二个。方虽定，余不行医，未曾备药，彼宅自买药四剂归。余将四剂药内，择切要者，并作二剂，粗者去之，令其煎服。服二剂后，热退嗽止矣。彼家谓病已去了，不必服药，遂停止三日不服药，依旧发热咳嗽，乃复接余。余再欲加参，彼家执为产后服不得参，余思此不可以理喻，遂以利害之言激之，翁始转念，听余用参。余亦不敢用多，多则彼又畏，只用八分，余别去，毕竟只用五分。服药之后，一家惊惶，邻人皆代担心。其翁坐守堂前，恐产妇发狂，坐至三更，绝不闻产妇消息。房中丫环出，询之，乃知服药后睡不曾醒。候至四更，丫环出房取火，询之，云："方醒，要吃粥。"又问："发热何如?"曰："退了。"其翁始放心归房寝。连服四剂而安。舅母恐其家终吝不肯用参，乃迎来塘贝，服参调理月余，而后送归。若依俗见产后不用参，又送此一命矣。

产　后

庚申十一月，玉孚弟家内一仆妇，产后三日即发热，时医辄以风治之，热更甚，又复出汗，至第七日则渐昏沉，脑内空虚，发晕不省人事，以饮汤灌入口，逾时仍在口内，不知吞咽，仍请前医治之，前医无措，不知为风、为寒、为虚、为热，玉孚弟曰："产后想必虚了，可用得人参否？"医者曰："人说产后吃不得参，我何敢用？姑用三四厘试看。"噫！如此议论，如此见识，如此治法，居然以医业养家，天下事岂可问哉?！玉孚弟初以婢妇亵余为嫌，故不浼余诊视，今见势局危急，不得已邀余视之。见病者头用厚绵物捆缚，体热如燔炭，饮食不进，脉浮洪无根，虚极故也。乃令用人参、当归各三钱，熟地二钱，杜仲、牛膝、枣仁各一钱，续断、丹参、白术各八分，川芎五分。煎服一剂，半夜热即退，人事遂清爽，进粥食。次日减参一钱，服数剂顿愈。从前热极危急之时，秽污止绝不通，今得补养，气血稍旺，污血复行，血行数日，不复服药，毕竟体虚未复元，又微发晕。病妇之公，乃创议曰："此产后病，必要得专门女科治之方好。"玉孚怒甚，听彼自延医治，其公果迎专门女科至。诊脉后，但云内中有个病儿，人却不知，究问其何病，又必不说，并不立方，只随手撮药，其药则香附、泽兰、益母、桃仁、厚朴、枳壳、山楂、麦芽、归尾，不知此等秘药医何秘病。技既不精，心复不良，哄诱愚夫愚妇，其可恨也！仆妇之公，捧药如珍，急令煎服。初剂服后，已觉不安，未至过甚。次剂服下，元气尽为逐散，一晕不回，汗出不止，仅存一丝之气矣。时玉孚弟与余同在溪南，其家人急急奔告云：某此刻气绝，速寻归家，为彼买棺木。玉孚弟先归。余嘱之曰："尔归看此婢，若已气绝，则亦已矣，若未断气，仍照余前方，重用参三五钱救之，不可照依彼辈见识。人无论贵贱，性命相同。"玉孚弟应诺，归来见婢妇尚未气绝，遂以前方备药一剂，用参五钱灌下。是夜复活，连进粥食，晕止汗敛，热退神清。次日用参三钱，连服五剂而起于床。

痰 饮

庚申冬月，棠友弟媳年二十余，出麻后，咳嗽不止。舍弟只谓麻后咳嗽为常事，正不经意，嗽渐甚，渐不出声，渐不能卧，不惟不能卧，并不能直坐，必俯首而坐。如是者十四昼夜，渐觉一息欲绝矣，棠友舍弟始彷徨告余。余为诊之，脉浮候绝无，略重按亦绝无，惟中候有一线如蛛丝然，余深为惊惧，嘱其另延医视之。舍弟泣告，谓不但力不能延医，即延医至，亦不过通套果子药，未必能有济于事。余思脉仅一线，指下模糊，此神气欲离之候也。细思之犹幸一线在中候，乃痰隔脉阻，未即脱去，若在浮分，则死在顷刻矣。使彼结债借银费无限气力，延一医至，彼见咳嗽不能卧，直以白前、桑皮、苏子之类投之，一剂下咽，立刻死无救矣。于心不忍，莫若仍为备药一剂，服后看光景何如，再商。立方用六君子汤加黄芪二钱，用参一钱，煨姜三片。服后略可侧卧，次日嗽声稍响，喉间有痰响，正似水鸡声。余谓幸未出汗，再一汗出，遂难保矣。言未毕，汗大出，忙为借参三钱，仍照前药，去半夏，倍黄芪，煎服，汗遂止。至下午，又忽口噤眼倒，手脚厥冷，竟欲绝矣。又急为借参三钱，照前药加附子、肉桂、炮姜，急煎灌下，又渐苏。次日棠友以田质资十金，买参救之，每日药二剂，共用参六钱，黄芪一两，附子、煨姜各一钱，既无汗，仍用半夏，余照前白术、茯苓、陈皮、甘草，更加姜汁，连服三日。至薄暮忽一大口吐出寒痰二三碗，便倒身而卧，直至次日早饭尚不醒，盖半月余未曾得睡故也。以后每日只服药一剂，用参四钱，姜附各八分，更加姜汁。每日遂口咯出硬痰，共有碗余，仍另大吐出清痰二三碗，视之如清水，扫之极稠黏。其冷如冰，从口中过，觉齿舌皆冷而战栗。如是者吐七八日，共吐过清冷之痰有四五小桶。渐觉手足遍身肌肉皆空，内如虫蚁行动。盖肌肉经络之间，皆痰饮流注在内，非此温药，寒饮亦不能滑；非此补助正气之药，气弱痰饮亦吐不出；非此温补之药固其元气，痰饮即尽去，而元气顿空，命亦随殆矣。嗣后参渐递减至一钱，姜附渐减至五分，前药渐加归地，调理月余而痊。

疟 疾

辛酉年，余温习应试。凡召诊病者，概辞不赴。六月间有族弟（字东屏）患疟疾，连延三医，更相诊视，其药皆黄芩、黄连、柴胡、青皮、黑参、花粉、贝母、鳖甲、乌梅之类，三医之方，如出一手。治至二十余日，人瘦如柴，凡五日不曾食粒米，粥汤到口即秽吐，口干之极，惟喜吃冷水及水果。名医谓是一块火邪，总清不开，又加重黄连服之，渐奄奄一息矣。病者彷徨，欲迎余，知不出门，乃肩舆至馆求视。自馆门至堂前，不过数步，亦不能行。两使扶掖而坐，言语低微，形色惨黑，汗出淋漓，诊其脉沉细无神，乃急为定一方，用参一钱五分，黄芪二钱，白术、当归、扁豆各一钱，白芍八分，肉桂五分。恐其家疑畏不予服，因批其案曰：脉细而迟，正气已夺，安事攻邪？今惟一于辅正，正气旺，则邪气自退。其口干作渴者，汗多无津液，真气虚竭，阴精不能上奉耳。呕吐不进饮食，亦皆苦寒败胃所致，总非火也，乃依方煎服一剂。次日，口遂不渴，不惟不复思饮冷水，并热茶亦不欲吃，不惟食粥，正能食饭。连服四剂，食进神充而愈。是年多虚证，不知为时令使然，抑医者使之虚也。

治东屏弟之时，邻家有一女子，年十九，甫出室，亦为疟所苦。见余治东屏甚效，坚托诊视。因在密邻，只得乘暇为一诊视，脉虚浮，汗多。余曰："此又一虚证也。"其家谓："甫出室女子，人质又不弱小，何得虚？"余曰："想表汗太过耳。"因其家力不能多用参，只用参五分，用黄芪三钱，白术、半夏、陈皮、甘草、当归、白芍、生地、姜、桂。服二剂而疟发减半，汗亦渐敛。遇前医云："疟疾如何服得参芪？补住疟邪一世不得愈。"女流闻言即惧矣，其医又自夸云："我家祖传一治疟神方，尔撮一二剂服下必止。”其方则柴胡、青皮、常山、草果、槟榔、厚朴、枳壳、鳖甲、乌梅。果信其言，往市中买药一剂，服下，汗出不止，是日午后热发，至次早晨尚不退，其苦十倍于前，始将前医吐骂。急将余方连服四五剂而愈。

疟疾

辛酉七月，往省应试。友人汪揽老（讳广澄）先期到省，患疟已三发矣。余甫至寓，即索诊视，且虑期迫不得入闱，余诊之脉虚软缓弱。出前方示余，用柴胡、藿香、厚朴、枳壳、泽泻、黄芩、麦芽、半夏。余曰：“确是治疟疾之方，然非治兄之疟疾方也。”问：“何以故？”余曰：“兄脉软缓，说话气不接续，正气已虚，尚有何邪可攻？何食可消？”急令服参、芪、归、术、白芍、陈皮、半夏、神曲、甘草一剂，再发便轻。次剂加桂三分，倍加参芪。云：“小便尚黄，腹胀不宽，奈何用桂？”余曰：“用此小便即清，胸腹顿宽。”服后果然，用三剂而疟愈。再调理三四剂，体健神旺，仍得进场。

是年九月，余落魄归里。揽兄尊嫂亦患疟月余。揽嫂体本虚弱，是年又因丧女，悲思内伤，饮食少进，虚上加虚矣，至秋成疟，乃属虚疟。医家未得窾要[①]，疟五六发，日重一日。就治于名医，但以寻常受热成疟之法治之，悉用寒凉伤胃之药。服一二剂，即加泄泻，较前更重，不能

① 窾要：窾，空处；要，要害。窾要指问题的要害或关键。出于《庄子·养生主》：“依乎天理，批大郤导大窾。”

饮食，不能坐立。赖余迪兹先生急以参芪归术救之，疟轻泻止。余自金陵归，其令郎荆含兄迎余诊之，脉细如线且迟缓而涩。余为倍加参芪归术姜桂，服数剂，疟益轻，神渐安，少进饮食，但日日寒热住来一二刻。余曰："此元气虚衰之极，非可以截然而止。但补得起元气一分，则寒热退一分，补到十分，则寒热退十分而止矣。"果服至四十余剂，日轻一日，渐轻至影响俱无而愈。

虚　证

辛酉六月，余过潜口汪右湘兄馆中。适汪以章先生亦在馆，接到家信，拆看大笑。余问何事。答曰："小儿虑儿妇多病，信中云去了一余子老，目今名手无如吴天老，大人可代扳治之。"因谑余曰："恰好名医在坐，故不觉好笑。"因命令孙树人兄陪余往视。树人兄曰："家母自三月小产后，时时多病，日内又添疟疾，头痛背痛，腰痛眩晕，呕吐，寒多热少，其发寒时，战栗之至。"余为诊之，脉沉无力且迟甚、涩甚。余曰："此非疟也，气血两虚之极，故如此。"树人兄出昨所服方，乃柴胡、青皮、花粉、黄芩、贝母、陈皮、神曲、山楂，余见方，不觉惊惧，问："此方曾服否？"答曰："昨服一剂，即吐出。"余喜曰："幸尔吐出，不留在腹，否则大害存焉。"树人兄曰："昨吐后复见某先生，云无痰无食不成疟，有痰食故吐，当照此方再服，今日又点有药将服，闻先生到，故令姑缓。"余嘱其勿服，为制方，用：人参、黄芪各二钱，白术一钱，当归、熟地各一钱五分，半夏七分，川芎、陈皮各五分，附子、肉桂各六分，煨姜三片。渠犹迟疑不敢服，余曰："服下设有不安，余当议罚。"乃依方备药二剂，别去。第三日，以章先生惠一札云：儿媳前日照妙方服一剂，凡发热寒战，及头背痛，呕吐等症，一一俱愈，何其神也！前二剂已服毕，病痊愈矣，仍求加减调理。余将前方略减轻，加服四剂，新病旧病，俱尽失矣。

虚　脱

文杏舍侄，二允舍弟之长子也，禀质极弱。辛酉六月中旬往句曲考遗才。余与诸友于七月终旬到省，觅定寓所，俟文杏遗试有名，来省同寓。八月初一日，文杏由句曲至省，一到寓所，见其面色青黑，魄汗淋漓，即觅榻睡倒。问其故，云前日疟作，今三发矣。诊其脉虚浮而数，按之极空。余即令服补中益气，去升柴，倍参芪，加五味子、枣仁、白芍，服二三剂，疟发稍轻，汗亦少止。至初五日，余辈各写卷交卷，料理入闱事忙。彼所带人参已用完，向同寓友人借参一钱，参既少，又不佳，药力薄矣。是日午后一发，汗出不止，至上灯后，绝不闻声息，只料彼酣睡未醒，定更后，使者问食粥否？屡问不应，眼又大开。余惊视之，汗出满床。再四诘问，口不能言，眼张直视，目珠不动，脉数乱无根。以巾试其汗，随拭随出。此汗脱证也，不胜惊惶。幸余自带有参三串，备闱中之需者。夜深无处买药，只得将参片一串，重三钱，加元眼肉、五味子同煎灌下，仍然大汗不止。随将第二串又煎灌下，汗出少柔。又将第三串煎灌，共参八钱，俱服尽矣。始见眼皮略夹动，问其话，喉间略响，似欲言不能言状。仍将参渣共熬一碗，频频灌下，始叫出“嗳唷”二字，再问其何处痛苦，才说出“舌头麻”三个字，黎明渐回，汗渐少，然尚未止，言语错乱，同寓友人，疑其为火起发狂。余曰：“非也。汗乃心之液，汗出如许，人虽藉参力救治，而心液尽空，神不能守，故尔错乱，乃亡阳之候。”忙遣人送至扬州调治，仍作一札予二允舍弟云：“此证虽起于疟，然由夏月远行应试，体虚耐劳，闲时日日出汗，疟发又复大汗，空虚之极，为汗脱之证。一夜服参八钱，虽得救活，不至脱去，然心液已空，故神不守舍，而语言错乱，妄见妄闻，所谓撮空证也，乃极虚之故，不可作寻常疟治。”不意病人登舟，开至江中，心虚多怖，若有所逼，而跳入江中，幸得救起，送至扬州。与医者诊视，疑其服参太骤，以致癫狂，竟用小柴胡汤，又用一派消导药，致人事总不清。九月中旬，二允舍弟自携之归，仍服山楂、麦芽之类，继之则服山药、扁豆、白芍、当归、丹皮、泽泻之类，决不肯服参，余力劝，必执以为有火，不敢服。挨至十月，寒热不止，渐至粥食不进，三日竟不能起床，亦不进饮汤，奄奄一息矣，始彷徨嘱余诊之。余激切言之曰：“此脉如丝欲断未断，若再不重用参力挽救，旦暮必毙。如果毙，尔何以为情？如服参而有害，我当任咎。今日即当用参五钱，事已急矣，不可再迟疑。如必不敢用五钱，或先一剂用三钱，服后有小验，下午再服一剂，补参二钱，若少一丝也不可。”二允乃依余用参、芪各三钱，术一钱，归、地、芍各一钱，枣仁八分，五味子三分。余思若无桂附以行参芪之功，亦无济于事，若明言当用，彼又惊怕，因暗投桂附四五分于药罐内，煎成服下，午后即索粥食。薄暮复诊之，脉遂起。二允弟始放心听余再加参二钱，又服一剂，次日寒热遂退，人事清爽。方说破药内有桂附，然后肯加用，此后用参由五钱减至三钱，又渐减至二钱，悉听余用药。余悉照前方，代为调理，一月而愈。

虚　劳

一族姑，系石桥修如族叔祖之令爱，适呈坎罗宅，侨寓潜口汪宅。辛酉年，二十一岁，自二月恼怒起，咯血数口，遂咳嗽发热，时时痰中带血，服药不效，延至夏秋，往名医处求治，发药四剂，亦系白前、桑皮、苏子、贝母、麦冬、天冬、花粉、黑参、百合、石斛。服二剂，觉心无主宰，嗽热更甚，余二剂遂不复服。附近处常服药，皆系百合、石斛、麦冬、丹皮、花粉、贝母之类，绝无一效。至十月，余在潜口，浼其令亲汪石老邀余诊之。脉缓弱而兼涩，余谓虚极，断宜用补，况脉不数，又更好用补。其家云："人丰满不瘦，面色又不黄，何得便虚?"余曰："此所以为虚也，外假有余，内真不足，不惟不瘦，面色更加光泽，此俗名桃花疰，较之他种痨证，更为柔脆。"余为定方，用：当归、大生地、丹皮、龟胶、阿胶、麦冬、枣仁、茯苓、扁豆、黄芪，加人参八分，童便一盅。病者云："面上时一发火，火上时，面赤口干，恐不可服参。"余曰："降火无如人参。"石老亦笑。余曰："此非戏言，实有此理。盖真元虚者，火必上炎，乃虚炎也。时医不知，见有火便清，愈清则真气愈亏，而虚火愈起，惟用参芪之甘温以养之，则真气固而火自归根，不复炎上。”乃依方服药，毕竟怕用参，先只用五分，服下甚安，服二剂而嗽减热退，痰中不复有血，面上亦不发火，始依用参八分。再服四剂，而饮食倍常，面色反黄矣，加参一钱，调理月余，而各症俱愈。次年正月归母家，又咳嗽，遣婢来索药，云昨早受风致嗽，求伤风药二剂，依言予药二剂。嗽更甚，乃自肩舆来诊脉，云伤风尚不好。余诊其脉，急告之曰：“此非伤风，乃旧病交春后又发耳，宜速用补。”照前药，加橘红、沙参，倍当归，仍用人参一钱，服二剂而嗽止。更加白术，余悉照前方，服药月余而复元。嗣后再不复发。

狂　证

辛酉冬月，里中一女人，年三十余，忽患狂疾。每夜出门狂走号呼，口称火德星君，以石击邻家门，近邻门俱被敲破，将天明则归，至夜又复如是，大风雪夜，亦不畏寒。一连七夜，近邻被吵不安。其夫与余俱不在家，至第八日，病人之伯邀余视之。两手俱无脉，余谓是热极反伏，遂用大黄五钱，黄连八分，石膏三钱，佐以菖蒲、茯神、远志、枣仁、白芍。一剂服后，连下二次，是夜安睡，至五更又复出走，但略走呼叫即归。次日复诊之，脉稍出，仍用大黄三钱，黄连五分，余俱照前方，再一剂。复大下三五回，是夜安卧，一直到晚。次早起床，人事清白，梳洗更衣，夜不复出，其狂立愈矣。

先是，里中有一女人，因心事怏怏而成癫疾，或哭或笑，或骂詈，但不狂走，名医用百合、石斛、麦冬、贝母、花粉、苏子、丹皮、扁豆等药，治之不愈。余视之，脉细而数，问："发热几日矣？"计算已十八日，昼夜热不退。余曰："此不足证也。虽由心事，亦由热灼神昏。今欲神清，必须退热，欲退热，必须养血。"重用当归、生地，佐以龟板、白芍、茯神、枣仁、丹皮，微加香附、郁金，服二剂而热退，人事顿清。再将前药减轻，去香附、郁金，加参数分，调理痊愈。

发 黄

家慈氏素有脾虚腹胀之症，时增时减，已十余年矣。辛酉岁，年六十有四。十一月间，因家务辛苦，连夜发潮热，亦含忍不言，忽尔浑身面目俱发黄，竟成疸证矣。初用清热利湿之药，如茵陈、栀子之类，一剂服下，夜热更甚，百种不安。余思其脉坚劲洪大，搏指之极，乃革脉也，外有余而内不足，不可作寻常疸证治。又思从来内有本经之病，则本经之色必现于外。黄者，脾之本色也，素患脾虚，今又久未服药，脾虚之极，故脾之本色发露于外。至发露于外，而内里之元气虚竭无余矣，则此之发黄，正脾虚欲竭之候，当健脾补正，不可复用清热利湿之药重伤真元，况疸证有湿热者，小便必短少，兹独勤而多，则非湿热更可知。细细揣定，遂用人参一钱，佐以扁豆、山药、陈皮、茯苓、甘草、半夏、煨姜，因其夜必发热，加当归、丹皮，因平昔服术不安，故不用术。服此一剂，是夜热轻而安神，各症俱减。服过三四剂，又复大热不寐，更加参一钱，去半夏，服下又安甚。服过五剂，又复如前不安矣。内人徬徨云：“病愈数日，又复增重，必然不轻，当接高明先生商酌，不可单靠自家主意。”余曰：“无益。接名医至，彼只认病之外貌，不能认病之真神，见如此洪大之脉，必谓一块实热，见如此发黄，必谓有湿。直以芩、连、栀子、茵陈、灯芯之类投之，非徒无益，又害之矣。”内人又云：“也接来一看，免人议论，如此重病，竟不接人医治。”余曰：“吾求实效耳，岂务虚名乎？”父母之前，亦欲务名，则狗彘不如矣，刘伶所谓“妇人之言不可听也”。余细思，若谓参不宜服，则初用便当不安，何为多服然后不安？毕竟虚重参轻之故。因又加参一钱，每剂用三钱，余照前药服下，是夜热竟全退矣，退过三夜，又复发热，腹仍胀。余思参至三钱，力竭矣，再不能复加矣。如此脾虚，必须加白术方好。向日虽服不得，此日又当别论。将术制极透，竟用一钱，又思脾虚之极，虽参术不能为功，不惟无功，且恐更添胀闷大虚者，正补无效，当补其母。火为土之母，补下元真火，能运行三焦，熟腐五谷，而胀满自除，且使参术塞药，皆能运行不留滞于中焦。遂加附桂各五分，只服一剂，次日觉口中有津液，不似从前干涩，饮食知味。连服五剂，腹软大半，服半月余，腹胀全宽，饮食多进，小便减少，黄色尽退。又照前调理半月余而能复元起床。度岁，新年拜庆，生平快意，无逾于此，庶不负数年究心医学之功也。嗣后痛定思痛，设非自知医理，证必不起，其中几番轻而复重，若非自己主意坚稳，亦必至不起。有友人谓余：“医虽精，不无荒废制举正业。”余曰：“前保全一祖母，今保全一老母，乐不啻南面王矣。即现在三公之位，亦不以彼易此。况未来之科目，无据之文章乎？

尾闾痛

辛酉岁杪，潭渡黄耿士兄令堂，患尾闾骨痛。时年七十有二，其痛不可忍，已经三四日，服药不效，乃迎余治之。诊其脉沉迟细涩，问日前所服何药？答曰："某先生云是血虚，用当归、地黄、川芎、白芍、杜仲、续断、牛膝等药。又云诸痛不可补气，故嘱且缓，不可用参。"余曰："年高血虚枯涩，固不待言，然脉更沉迟，其痛又在督脉之根，督脉属阳，则阳分更虚，阳虚而单用阴药，阴药凝滞，何能达于痛所？又何力回其真阳？"余为定方，用鹿角胶三钱，以补督脉为主药；人参二钱，附子五分，温下元而宣阳气；再用当归二钱，熟地三钱，山萸、枸杞、杜仲、续断、牛膝、五加皮各一钱，以补髓养血。嘱令药煎熟时，加苦酒少许，以行血脉。服一剂而痛小减，服二剂而痛大减，服三剂而痛全止，行坐如常。

喘肿

一族兄（讳德生，字邻也）辛酉年冬月，自浙江归，舟中仆水，抵家则右半边面浮，至腊月二十七日，造余馆就诊，其脉滑而软，两尺更沉。余曰："气虚有痰，兼少火不足，今当用六君子加减，稍后仍要用附子。"邻也兄曰："日前在某村妹丈家，羁留数日，便中见某先生，发药四剂，只服二剂，便致喘甚，竟不能行动，故烦酌之。"余曰："某先生之药，得毋用苏子、桑皮、香附、赤豆之类乎？"答曰："正是。"余曰："兄脉软，属气虚，彼不用补气，而反用泻肺降气之药，安得不喘？"昔贤云：喘生毋耗气。余予药二剂，用六君子加黄芪、百合、五味子，人参只用八分。越两日，二十九即除夕，时将二鼓，忽闻敲门声甚急，启视之，则邻也兄之令弟静致也。云家兄刻下喘甚，卧不倒，坐亦不安，求往一看。余即同往，且行且自沉吟，前脉软，必当用参，何为服参反更喘？一路思索，不得其解。至则见其仰靠床上，面与手背俱肿，气短，脉数乱。问："昨药内可依我用参否？"答曰："我思名医方用降气，而老弟遽用补气，故疑而未敢用，药竟未服。"余曰："是则自误也。"仍将前药加参芪一倍，每各一钱五分，加橘红五分，服下，喘定得卧。次早岁朝，即邀余往视，面浮与手背肿俱消，仍照前药连服三日，安卧不喘。初四日，有郡中令亲亦系行医者来拜节，登楼候之。云肺气未清，不宜用参，为立一方，云服二剂包好，信而用之。其方则白前、桑皮、贝母、百合、花粉、黑参、黄芩、桔梗、麦冬、葳蕤。服下一剂，是夜喘甚，竟不能上床，并不能正坐，惟俯首坐至天明。次日迎余，余又远出拜节，病者不得已，独煎人参二钱服下，喘稍定，方知用参之功，而劝勿用人参者之害。然终不能上床，加之足肿陡然至膝。初六日复视之，见其病状，惊问其故，方知令亲之误。余曰："彼药不独泻肺致喘，并寒凉引动肾邪矣。盖兄脉两尺原沉，命门火气原衰，火衰水邪本易起，加之坠水使外邪感触其内邪。《经》云：度水跌仆，喘出于肾与骨。当是之时，勇者气行则已，怯者则着而为病也。《经》言恰中兄症，既以外之水邪，触动其内之水邪，而面浮手足背肿，其水势已将发矣。而又以寒药引之，是以水气卒然上乘，而陡肿至膝，喘嗽不能卧倒也。盖缘肾中无火，火不能济水，而水邪上凌土位，《经》所谓水气并阳明是也。若土旺犹得制之，无如火衰不能生土，则土弱不能制水，水遂得越土位而上干于肺，故为喘、为咳、为痰饮，《经》所谓淫气病肺是也。要之其本在肾，其末在肺，用参只能救肺气，不能逐肾邪，欲逐肾邪，必须补火，欲补火，必须用附桂。"邻也兄曰："吾时有鼻红，恐附桂不宜，姑缓之。"强之不可，但于前药内，加地黄、泽泻、车前子，服二剂。初八日又视之，两腿尽肿，直肿至小腹下，脉益沉。余曰："附桂再不可缓矣。"令伸舌视之，上有白苔，正如面粉厚涂在舌上，其白异常。病人自以镜照之，问余曰："白苔非火乎？"余曰："曾见白苔有此自法否？此名寒潭积雪，寒之极也，如潭水本黑色为寒，又加雪积其上，其寒更甚。今兄舌本黑色，又加一层白苔，掩住其黑，若白苔退开，黑色自现。其有鼻红者，乃下焦阴寒之极，将一线孤阳逼之上浮，用附桂则引之使下，又何虑焉？"急为定方，用金匮肾气作汤，内用桂附各八分，加人参二钱，白术一钱，服一剂，鼻中不复出血矣，舌上白苔退淡，果露出苔下是黑色，始信心用药。每日用药二剂，附桂各一钱六分，服五六日，肿消至膝矣。一日附子用乏，只存五六分，权用一剂，是夜遂复肿起五寸，方知附子之功，所关不小，仍照前加重。服十余日，始消至脚肚下，便可卧矣，惟脚下至足底一段，最难消。病者反疑虑，盖其尊人由此症而殁，故疑父子相承，为不起症。余曰："尊公当日系某名医所治，此医生平只知用清不知用温，故万不能治此种证。今惟服金匮肾气为的对之药，日服不断自然逐渐收功。如见疑，盍接余迪兹先生商之？能治此证者惟此公，他人则不敢荐。"因作札代迎迪老至，亦用金匮肾气，悉照古方，只加人参不加白术，使迅速下行尤为老到。余更为制肾气丸一料，煎丸并用，仍服二十余日，而后消至足底，平复如初，愈后共计服过附子一斤，肉桂十二两，人参一斤。一日诸友偶谈医事，言及此症用如许参附方得收功。一友笑曰："无怪某名医，议吾兄好用人参、附子。"余曰："人参、附子岂容好用？若不当用，即一分下咽便觉不安，若用之而安而且病愈，则是当用，非好用也。惟余于当用者而即用，彼于当用者全不知用，故少所见，多所怪耳。试问此病岂彼所好用之旋覆花所能治耶？"举座大笑。

后里中一后生，斫丧[①]太过，亦患肿证，与邻也兄之证无异。名医用旋覆花、豨莶草、秦艽、白鲜皮、丹皮、丹参、地骨皮、花粉、贝母、麦冬、土茯苓、葳蕤，服十余日，遂起疱出水，水流不止，渐将血肉皆化为脓水流出，抬往加减十余次，终不出此种方。服药两月余，渐饮食不进，发寒发热，气血尽耗，仍然用此种药，遂死不起。设亦以治邻也兄之药治之，何至于死？彼既不能认证，误投杂药以致人死，反议用对证药以活人者为好用某药，是诚

① 斫丧：摧残，伤害，特指因沉溺酒色以致伤害身体。

何心哉？

呕　吐

壬戌正月，潜口汪石老之尊眷，呕吐不进饮食，喉间似有一物，吞吐有碍，已经月余，石老虑其成噎膈。医者多云有火，屡药无功，命余诊之。其脉濡而滑，余谓是气虚有痰，兼之有湿。用六君子汤，加苍术、藿香、煨姜。服数剂，呕止食进，多服数剂，喉间之物亦化为乌有。

伤　寒

壬戌春月，佛岭僧人（号松石）患伤寒十日矣。初起大泻三日，后始发热，服表药热不退。连服三日，汗出如雨，昼夜不止，发寒战。转而为大小便闭，饮食不进，不能成寐。凡经九日，濒于危矣，汪石老嘱其徒迎余治之。余视其日内所服之方，皆黄芩、枳壳、元明粉、木通、泽泻之类，盖欲通其二便也，而二便愈闭。余诊其脉，浮大虚软，重按细如丝。余曰："此虚阳外浮，阴寒内伏之证也。若用此种药通二便，再十日亦不得通，惟用姜附则立通矣。"遵仲景以真武汤敛阳制阴之法，用附子、黑姜各五分，人参一钱五分，黄芪二钱，白术、茯苓、枣仁各一钱。服下，安卧汗少，至半夜而小便通矣。初解出黑汁碗余，次便黄，次便长而清，遂知饿食粥。余谓小便既通，大便自然亦通。因汗出亡津液，故大便闭，补养一二日，俟津液内润，自然大解，一毫劫利之药不可用。越两日，照前药加沉香五分，服二剂。大便亦微通，汗全敛，食渐多，神气爽朗，脉和平有根，万万无虑矣。无如二阴之间，出有一毒，至此日溃出脓血。盖此僧素有坐板疮，将病之前，有人教以水银、雄黄熏法，疮果立愈。旋发一毒，乃疮闭之故。余再四嘱之曰：“汗出大伤元气，疮毒又复出脓，人身气血几何堪此亏耗？即治毒，亦惟参芪托里，切不可用清凉解毒药，重伤真元，为一指而失肩背也。”余仍予前药服之，神气渐旺。越三日，其徒孙（号师古）惠一札云，家师祖仗大力得以回生，感德不可言喻，容当图报，日今饮食渐多，汗全无，夜亦安神，二便已通，自信从前寒证，已可保无虞矣。但疮仍出脓，昨有外科来看，云要清热解毒，煎药不敢予服，只贴膏药，特此请教，不知彼药可用否？余复之曰：“用温补药，助阳消阴，方得取效。尚虑元气未全复，何曾有热可清，即要解毒，亦只宜参芪托里，此外科正治之法。如外科治发背、对口，必重用参芪，一切寒凉药万不可服。”次日有名医在潜口，潜口有与僧最契者，为延视之。名医云：“自然要清热解毒，人参丝毫不可用。前之发热者，总为要发此毒，原非伤寒也。”噫！若因发毒而热，何为汗出亡阳？何为二便一闭七日？何为起初大泻三日？何为饮食不进？何为七日不寐？若云有热，参附不可用，则初用一剂，即当烦躁发狂，唇裂舌焦，异常不安，何为口反不渴？何为反安神熟寐？何为小便立通？何为久汗顿敛？何为知味进食，神气渐充？此言全不当理，而彼辈无知，只谓名医所见，自然不差，况乎三告曾参杀人，即不信亦信矣。遂依用黄芩、山栀、苦参、花粉、连翘、金银花、归尾、枳壳、木通、赤芍，一剂下咽，陡复发汗，又复寒战不休，从前狠症俱出，则药之相反为害可见矣。忙往加减，名医只得加参三分于前药内。昨云人参丝毫不可服，次日又用参三分，已自矛盾矣。又只用三分于十数味寒凉药中，如置一弱小君子于千百凶徒之内，其能有为乎？服次剂，寒战出汗不止，呕恶不食，脓出清而白，此虚寒无元气之证佐也，则凉药之害，已了然矣，使于此而翻然悔，仍用从前温补有效之剂，犹或可救，乃必不省悟，又复接名医加减。医至，则云我为尔清开些了，再清数剂就好了，再数剂而僧果归西矣。余初治此病，竭智尽虑，乃能出独见于群流之上，奏奇效于转睫之间，诸友共见共知，深为僧幸，并为余称快。迨僧死，友人反不为僧惜，而以负余前功为惜。噫！余实生之，而人以名杀之。余于彼必死之时，挽之使生，忽遭一人于必生之中夺之致死，岂不重可惜哉？故虽未得收全功，亦备载之，以为轻命重名者之戒。

自汗

壬戌年，渔梁巴云路翁尊堂，年六十有五，吃长斋。自正月二十后微冒风寒，服药遂出汗，汗漏不止，潮热发火作泻，饮食不进。至三月终旬，计出汗六十余日矣。时余为公讨逆，仆事在郡，邀往视之，见病人面上额上汗如水流，两鬓发上皆有汗滴下，两颊通红，唇紫，舌有断纹，呻吟不已，坐不安。诊其脉浮大无根。余谓：“此证非参莫救。”云路翁曰：“家母一分参也用不得。”余问：“何以知之？”答云：“远近先生药俱吃遍，俱云有火，用不得参，接某名医看过十余次，亦云有火。有一次云用参一分试试看，只用得一分参，仍有二分黄连，服下痰便涌起，睡不倒，用三个枕头靠到天明，此后再一厘也不敢用。”余笑曰：“人参用一分，所以用不得，用数钱自然用得。用一分参，又用黄连，所以用不得，用数钱参，不用一丝凉药，自然用得。”彼以为戏谈，出从前诸先生方示余，约五十余纸，方内俱用黄连。惟某名医方最多，大都皆旋覆花、花粉、贝母、麦冬、百合、扁豆、谷芽、茯苓、黄连、浮麦之类，所增减出入，不过一二味，惟有一个方内，有人参一分，黄连二分。余笑曰：“此即所云三个枕头靠到天明这一次也。”此后方惟加川连二分，约计服过二三十剂。余叹曰：“川连能止老人虚汗，此种学问不知从何处得来，余实不解，安有六十五岁老人，出汗六十余昼夜，不用人参而能医起之理？若云不用人参而能医起，请让名医，我实不能，若云服参有不安之处，有我在，我自担当。”其家勉从。余姑用参二钱，方上只写黄芪一钱，药内实撮有四五钱，余用当归、熟地各二钱，白芍、枣仁、柏子仁各一钱，甘草五分，五味子二十粒，加元眼四枚，共一大剂。令煎一大碗服，其家持药战栗。因余言激切，若迫之不得不服，只得备就香水梨、山楂汤，诸色解人参之物，待病人睡倒然后将药服下。子媳同坐守床前，只待稍有不安之处，急以山楂汤、梨汁灌下以解之。病人服药后竟寂然，轻就榻，听之有鼾声，又坐守逾时，绝不闻呻吟声。又喜又虑，喜其得睡为安，又虑或有他故。坐候至四鼓，确是睡熟，始得放心。直至日高，病人方醒，云数十日来，未有昨夜得睡。摸身上汗，但微潮，而不似前番淋漓之多，面上火反退。忙将药渣煎服，随即入城复请诊视，实告以夜来疑虑之状。余复诊之，脉即稍平，沉分略有，两颊及唇红紫惧退。余于前方，加参一钱，芪三钱，余皆同。连服三四剂，汗尽敛，日前痛苦呻吟诸病状悉无矣。云路翁始悟从前见许多虚病致死，必云不可用参者皆误也。病人又素有脾泄及崩漏之疾，余思脾泄者，脾虚也，崩漏亦系脾虚下陷于肾。于前方内去白芍、五味子、柏子仁，加升麻、柴胡、白术、肉桂、黑姜、阿胶、山萸，只用参一钱五分，调理十余剂，而十余年来两种痼疾一并俱愈。

产　后

岑山程友石翁之令媳，于壬戌年三月内生产，产后第三日即发热。延专门女科视之，用防风、前胡、苏叶、香附、泽兰、益母、贝母、甘草、川芎、桃仁，服之热愈甚。至第七日，又加以发冷。女科于前方内，又加消导药，汗出淋漓，心慌发晕。复延女科，谓有风寒。至第十四日，病势益危矣，乃迎余视之。脉浮而微，嘱令急急用参。友者曰：“前女科云，服不得参，恐补住血不行。”余曰：“彼恐用参补住血，我要用参先补住人。且补得住有个人在，再论人身中之血。况彼用参要补住血，我用参却又能行血。”问：“何以故？”余曰：“此确论，非戏言也。盖血少气衰，则凝滞不行，补之使血气充足，自然流通。故用参则血阻者反行，断无补住之理。谓用参而补住不行者，乃俗见相沿，不可听也。且如令媳产后至今，未用一厘人参，该不补住血。如何日内血路断绝，点滴俱无？”试遣婢问之，果然。始信余用药。余曰：“今且用参一钱，多则又畏，俟无害而有验，再加可也。”遂定方，用：人参一钱，熟地、当归各二钱，杜仲、枣仁各一钱，白术、续断各八分，甘草五分，五味子二分，服二剂而汗敛热减，不复发晕，能进粥食。再照前方，加参一钱，又服四剂，汗全止，秽污果复行。但每日午后，即觉背上恶寒，渐四肢冷，一身寒战，随复发热。余谓：“背者，诸阳往来之道路，背恶寒，则阳气衰微可知。”前方内加姜、附各四分。一剂如神，寒战顿止。多服十余剂，并热尽退，饮食多进，调理平复矣。满月后十余日，不复服药，食后恼怒，停滞呕吐，胸腹胀闷，遇食即吐，复发寒热。迎就近医家治之，云要退热消食，用柴胡、神曲、山楂、厚朴、枳壳、麦芽、陈皮、香附。服之愈剧，复迎增减，出余前方示之，医大惊曰：“产后如何用得此种药，此命休矣！我不便用药，仍请原经手治之。”其家闻言，惊惧无措，果立遣价[①]来迎余。余适远出，使归，复连夜遣，至次日黎明即促余往。余揣度不知如何危急，及至诊脉，脉胜于前，绝无危状。其家诸女流皆环立床后及两侧，担心窃听，意余诊后，亦必谓凶险不治矣。余不知其故，据脉直告曰：“无恙。”其家犹不信，再四盘问。余曰：“脉不过一味虚，并无前番欲离欲绝之状。即云停滞，只一培补中气，有食自消，何必如此

① 遣价：即差遣仆人。元·李存《哀祝明远》诗：“寄书或浮沉，遣价胡不克。”

彷徨?”其家惊心稍定。石老以前医之方示余。余曰：“彼用药退热消食宽胀，件件是矣，但此热非柴胡所能退，此滞非楂、曲所能消，此胀非枳、朴所能宽，何也？此方为实者设也，施之如此虚人，如抱薪救火矣。如此虚人而恣行消导，恐食滞未消，而正气先消。况食后即吐，则食已吐出，腹中之停滞犹有几何？其腹之胀，乃虚膨耳。”余仍照前方，用参、芪各二钱，归、术各一钱，去熟地，加黑姜、肉桂、半夏、神曲、木香。服一剂，呕吐止，能进食。服二剂，腹胀宽，寒热退。再去木香、神曲，加熟地、山萸、枸杞，调理十余剂而痊！越二十日后，又吃生冷水果，致腹胀不能饮食。又照前方，去地黄，加木香，服又随愈。再为立丸方，用：八味丸加当归、杜仲、续断、枸杞、川芎、人参、黄芪。日服丸药调理复元，至秋后丸药服毕，久断不曾服药。又觉恶寒发热，虚火上炎。有某名医在其宅中，邀诊之，云有火，当用清凉，友老出余前诸方示之云：“从前发热，是此种药医好。”名医闻是此种药医好，方不吐骂，但执方熟视，再四踌躇云：“如此热病，用此热药，反好了？这也奇，不可解。”噫！“甘温除大热”，前贤东垣之言也，而名医以为奇而不可解，是真不可解矣。后复迎余，仍用前方，略出入加减而愈。

伤　食

壬戌五月，汪右湘兄长令郎，甫三岁，发热，两腮下肿出如桃大，内如结核。初服附近幼科药不效，乃接名幼科，亦用防风、荆芥、牛蒡、银花、黄芩、花粉、贝母、枳壳、山楂，服数剂，热不退，肿不消。后加夏枯草，肿亦不消。接看数次，终不见效。余偶以他事过右兄斋头，询令郎恙。云仍照前未愈，今日另接某先生将至矣。余戏与语曰：“今日某先生再医不好，待我为兄治之。”别后，果复不愈。越两日，乃迎余治之。计发热不退已半月余，视其腹极坚大，余指其腹语右兄曰：“此中有不变化饮食。凡发热、口腮肿皆此中物作耗耳。食积不去，热安得退？热既不退，腮肿何由得消？前药用发散消肿，皆未中窾，至于清热之药，益使食滞不消，非徒无益，而又有害也。此病若在他家，只用大黄钱许，可以立愈，在宅中极慎重，又不敢用。奈何无已，用元明粉何如？”问：“用若干？”余曰：“只用一钱。”右兄曰：“八分罢。”余阳应而阴增之，竟用一钱五分。余则厚朴、枳壳、枳实、神曲、山楂、麦芽、甘草、茯苓。一剂服下，是夜连大解四回，解出黑物许多，凡二十日前所食种种不变化之物若干，至半夜热遂退，次早两肿核俱平。次日遂用半消半补药，越二日，又纯用健脾药，白术、扁豆、甘草、陈皮、神曲、茯苓、砂仁、木香，加参二分，煨姜一片，调理数剂而复元。

产　后

壬戌五月，汪右老一仆妇（盛使[1]得儿之妻）产后发

---

① 盛使：亦作“盛价”。对别人仆役的尊称。如《儒林外史》第十二回：“二位先生竟写一书，小弟也附一札，差一位盛使到山中面致潜斋，邀他来府一晤。”

热头痛，曾乘便为一诊之。余曰：“他证产后发热，皆属血虚，此独确乎微冒风寒，然产后一切风寒，皆以末治之，不可纯用解表药。”为举方，用：当归、熟地、黄芪、茯苓、川芎、陈皮、甘草、柴胡、紫苏、黑姜。彼以方予医者看，云有风寒自然要发散，不可用补药，遂用羌活、防风、前胡之类，热更甚，则云仍有风未尽，又用疏散药，更加发热出汗，腹中胀闷，秽污不行矣。又一医，见腹胀闷，遂云有食滞，药用前胡、防风、柴胡、厚朴、山楂、神曲、麦芽、香附、泽兰、川芎。服二剂，前症更增，汗出如水，两耳俱聋，又大便不禁，一日夜五六十回，泻清水。始持前诸方谓余曰：“服此药许多，热总不退。”余笑曰：“索性再服一二剂，热必退矣。”问：“何以故?”余曰：“再一二剂必死，人死热岂不退?”闻者大笑。余为定方，用参一钱，黄芪三钱，当归、熟地各二钱，白术一钱五分，炙甘草、陈皮各五分，枣仁一钱，五味子二十粒，附子八分。或见用附子而疑之，余曰：“此大便不禁，非独气虚下脱，兼肾气欲绝也，故非附子不可，即单用参、术，亦不能固其泻也。”遂将药煎服。方服毕，适邻家有接专门女科者，病者之母喜甚，谓是天从人愿，忙接来一看。医者立案云：惊风而兼漏底，耳闭为最重之证，断乎不治。其方则秦艽、天麻、僵蚕、钩藤、神曲、贝母、花粉、益母草。其母告以才服过人参药一剂。女科大骇曰：“此病或还可救，吃了人参再救不得了。”其母深信其言，痛哭流涕，追悔不及。余适以他事往晤右老，其使又从旁涕泣而请，仍求相公再为看脉。右兄怒叱之曰：“尔不信吴相公之言，杂投致死，看亦何用?”余亦窃怪其信任不专，而心下又觉不忍，仍为视之。脉微而无根，两尺似有若无。余曰：“药内急急用参五钱，庶犹可救”。其母忙应声曰：“方才女科名医云，吃了人参越不好。”余曰：“刻下若不重用参附，今晚二更必发狂发躁，大汗一身而脱矣。”余遂速为备药一剂，用：黄芪五钱，熟地三钱，当归三钱，枸杞、杜仲各一钱，附子一钱。要用参五钱，想此辈素未服参，即减一半，用二钱半，亦可当他人五钱。再四叮嘱，即刻煎服。余别去，药虽煎成，仍不敢予服，总以女科之言胶固胸中。至二更时，病人果然汗出如泉涌，狂躁异常，人事大乱，气几欲绝，余言验矣。情急之极，方将参药灌下，少顷即定，旋即睡熟，睡至五更后方醒，大便即止，汗亦少，热退大半，始将复渣药煎服。次日又来索药，照旧再予一剂，参附俱同前数。服后热全退，汗全敛，可进粥食。仍照前药连服四剂，神气渐旺，污秽复行。嗣后再稍减轻，只用人参一钱五分，黄芪二钱，附子五分，当归、熟地各钱半，枸杞、白术、杜仲、续断各一钱，甘草三分，陈皮五分，元眼三枚。服二十余剂而复元。余遍阅前贤所著诸方书，产后无一方不用人参。其产后眩晕一条，首方是独参汤，用人参一二两。不知何人作俑，创为产后不可服参之说，致愚夫愚妇，及一切庸医，皆奉为至言，动以此语相戒，乃至专门女科，亦为此语。流俗以为此说出自专家，必然不差，遂坚听而信任之。目击许多产后女人，发热出汗，眩晕泄泻，真气将绝之候，必不用分毫人参，安心坐视其死而莫之救，真可哀乎!

呕吐腹胀

槐塘一仆人，系南吉舍弟岳家之价[①]也，时年三十有二。壬戌春月患腹胀起，饮食不进，时吐痰涎，虑成膈证，又虑成臌胀。往求某名医治之，共往讨药八次，服过药三十二剂。其方皆厚朴、枳壳、苏子、旋覆花、贝母、花粉、大腹皮之类，愈服愈胀，饮食愈不能下，更加呕吐，两足酸软，无力举步。又向他医求治，药用扁豆、谷芽、茯苓、泽泻、贝母、陈皮、香附、枳壳。服八剂，病又加进。更求一医，因其口渴，遂谓有火，用知母、贝母、麦冬、黄芩、吴萸、炒连之类，服四剂愈剧。五月间，因南吉弟就余诊之，两尺沉微，右关弦细而退。余谓："吐涎沫者，非痰也，脾虚不能摄涎也。口渴者，非火也，脾土虚不能生肺金，致肺虚不生津液也，自当以补脾为急。然两尺沉微，少火衰弱，火弱不能生土，故令土虚而不能进食，犹釜底无火，则釜中之物不熟，是补脾犹当补其生脾之原。"遂用六君子汤，加肉桂五分，炮姜五分。服二剂而腹宽，呕吐止，亦无痰涎。又服二剂，能吃饭碗余。又服二剂，能吃饭两碗。乃复来求诊，再四称感。云前番行十余步便要坐倒，今来计程十五里，乃一直走到。余照前药，再予四剂。因其无力服参，赠以参二钱，分作四剂，服尽痊愈，饮食照旧。

① 价：仆人。

伤　寒

壬戌年五月，余在程元音兄宅中。汪扶老盛使（名有旺）来求治，云腰背痛极，已经七日。携前医之方来看，云是种作辛苦，肾虚血虚。其方系杜仲、续断、当归、秦艽、白芍、枣仁之类，已服过六剂矣。余诊其脉洪数而紧，大惊曰："此感寒证也，奈何用此种补药？而又用枣仁、白芍酸敛之味，寒邪如何得出？"病者曰："发热七昼夜未退，头尚痛，日内腰更痛极。且病发之日，曾经梦遗，若是感寒，得无是阴证否？"余曰："非也。"急用羌活冲和汤，又虑其连服六剂补敛之药，恐表不出汗，更加麻黄八分、桂枝三分。一剂服下，是夜臭汗一身，热退身凉，诸痛尽止。

虚　证

又同时汪右老盛使（名义贵）空心自郡中归，又复冷水洗浴，夜即发热，次日发晕之极。云是感寒，索发散药。余诊其脉浮缓无力，余曰："此空虚之极，非感寒也。"为立方，用八珍汤加黄芪。汪揽老恐余有误，嘱再斟酌。余复诊之曰："断乎不差，如用补有误，我当罚。"依方服二剂。因参少，虽少效，尚未愈。第三日有参二钱，嘱令尽参，做一剂服下，诸症顿失。

虚　证

族叔祖（字泰初）就诊于余，云患疟曾两发矣。时在夏月，正疟疾盛行之时。余为诊之，脉缓而涩。答之曰："此非疟也，气血不和，故发寒热耳。"方用八珍汤。越三日，遇诸途，曰："老侄看脉如神，愚自谓已明明疟作二次，何云不是疟？依方服下，果不复作寒热矣。"

腹　痛

壬戌六月，潜口一女人，年五十一岁。患腹痛，或以为食滞，或以为气滞，用消导药不效，用行气药亦不效。其痛不可忍，已经数日痛无休止，渐至作呕。乃侄汪夙上兄，邀为视之。诊其脉两关弦涩而迟，问："腹痛喜按否？"曰："手不可近。"余曰："此蓄积污血在腹也，须大下之。"用：大黄二钱，川芎五分，桃仁一钱五分，红花七分，归尾一钱。计血因寒而后凝，况脉兼迟，必须温之方行，用姜、桂各五分。又思痛经八日，饮食不进，胃气必伤，用下药恐重伤胃气，乃加白术、茯苓、半夏以和胃止呕。作一大剂服下，果解出黑物若干，腹痛减半。次日病人精神如旧，稍进饮食。余曰："去疾莫如尽。"仍用大黄三钱，余悉照前药，再一剂。服下未几，下黑血半净桶，腹痛立止。

下卷　医验录初集

虚　劳

长龄桥郑兄，壬戌年正月，失血咳嗽起，遂发潮热，服药久不愈，乃就治于名医某先生，服药月余，更剧。至六月中旬，始就余诊之。其脉虚数无力，余问："两侧皆可卧否？"答曰："两边皆可侧卧，但不安神。"余曰："贺贺！是可治也。"又问："服药若干？"答曰："月余以来，服过三十余剂。"余曰："噫！几殆矣。服彼药得无嗽热有加乎？"答曰："岂但嗽，则益之以喘，热则先之以寒，痰则时时带血，而且饮食渐少，口中无味，胸腹胀闷，面上时时火起。"余问："其方可是白前、桑皮、苏子、花粉、黑参、丹皮、地骨皮、麦冬、天冬、百合、贝母、枇杷叶等项乎？"答曰："果是，一毫也不差。"余曰："今欲为兄用参、芪，能信服乎？"答曰："前某先生及诸医皆云有火，恐不可补。"余曰："此俗见也。兄病本可治，若胶执俗说则可治者，亦终至于不治，殊为可惜。余不惜婆心为兄饶舌，极欲曲全兄命，非故翻驳名医也，大抵失血之证，起初虽或有火，亦必由于肺气不固。肺气不固，则不能摄血而血溢出，失血之后，肺经益虚，则加咳嗽。亦有不经失血而咳嗽者，初亦或由风寒而起，或由火炎气逆而起，迨嗽之既久，则同归于虚矣。何也？日日咳之，时时咳之，气有出而无入，则虚矣。如人家日支费银钱若干，曾无丝毫利益收入，即百万之富，亦有穷时，况本非素封者乎？而其家有不穷乎？气之由咳而虚，亦犹是也。在病初起，或者犹有余邪，清泻之剂犹可暂用，至于久则必虚矣，医家不惟不补，反加清泻，如花粉、黑参、二冬、二母，使脾虚者服之饮食顿减、胸腹胀闷。脾土不旺，则不能生肺金，而肺益虚。又加以白前、桑皮、苏子诸宣散辛降之味，大泻其已虚之气，不至肺绝不止也。盖苏子主降，气实而逆者宜之。若气虚，方虑其下陷，可更降之使不得升乎？桑皮味寒，白前味辛，寒则泻热，辛则散邪，本草皆云定喘、止嗽，盖以肺中有实热实邪者，用此泻之则肺清宁而喘嗽止，若无实邪实热而亦泻之，则泻其正矣。泻其正则肺益虚而嗽益增矣，嗽益增则肺益虚，以致气喘、气短、肺渐开张，不能侧卧而病危矣，当此之时，虽有神仙亦莫能疗。然用参芪补剂，亦能使嗽止热减，复可侧卧，无如[1]遇节气必复，终不能收功。盖由病者之真气已尽，不能复生，非补剂之不效也。惟幸泻药未至久服，肺气未尽亏损，两侧皆可卧者，是真气尚有一二分，一用参、芪可收全效，此所以谓兄之证为可治，而可贺也。"郑兄闻言豁然，乃问

① 无如：连词，有"哪里想到"的意思，表示后面说的同前面想的正好相反。略带意外的意味。

余曰："先生之言至矣，但补之一字，诸家绝口不言，岂书所不载乎？"余曰："自古至今何书不载？惟医者守定相传歌诀，有书不知读，故不明道理，不知变化耳，且无论书之所载云何，即一病名亦当顾名思义。既曰虚损矣，虚则当补，损则当益，不补不益何以治虚损为？今不惟不补不益而已，犹且清之泻之，使虚者愈虚，损者愈损，不知此种治法，又出自何书？是何传授？《内经》曰：阴虚生内热。则发热为阴虚矣。又曰：劳则喘且汗出，内外皆越，故气耗。气耗则气虚矣。气虚即是阳虚，阴虚即是血虚，阴阳气血两虚，有不补而得生者乎？既当补矣，有舍参、芪而能补者乎？俗见又云：痨证阴虚，但当补阴，不宜用参、芪以补阳。抑知阴药多滞，必得阳药以宣之而阴血始生，所谓孤阴不生也。况《本草》明言人参补阳而生阴。是参之为物，虽曰补阳，其实生阴。俗说谓补阳则阳亢而阴益竭，殊不知久虚元气衰微，补阳阳亦未必即回，又安从得亢？况补阳正所以生阴，而阴何得反竭？且如一方中，又非单用参芪一二味，必有阴分之药相济。阳更虚者，阳药居其六七，阴药居其三四；阴更虚者，阴药居其六七，阳药居其三四。此至平、至妥、至中、更正，不易之则也。何柏斋云：虚损甚者，真火已亏，寒凉之药岂能使之化为精血以补其虚乎？东垣曰：甘温能除大热，又曰：血脱必益气，又曰：虚者必补以人参之甘温，阳生阴长之理也。葛可久世称治痨神工，所著诸方用参者十有其八。朱丹溪主补阴者也，而治痨之方用参亦十有其七，甚至有用人参膏十余斤，而损证得活者。丹溪之书可据也，其他方书充栋，用参用补一一可考。何至今日医家，一遇虚损必云有火不可补，病者每先自疑为有火矣，医者又以有火之言投之，遂相契合。信服清泻之剂，无止无休，以至沉痼而不可救，良可慨也。虚痨之证，固不敢谓无火，然火有虚实之分，非可一味用清。丹溪云：实火宜泻，芩连之属；虚火宜补，参芪之属。试问虚损之证，既失其血矣，又发热蒸灼其阴矣，又久嗽伤其肺矣，又出汗吐痰重损其津液元气矣，其火岂犹是实火乎？而日为清之泻之可乎？今人动言遵尚丹溪，至丹溪所云虚火可补，及彼用参治痨之法，并未梦见。既云遵丹溪之滋阴，而四物汤亦未见用，当归为养血要药，又且摒绝。其所以遵丹溪者，果遵何道乎？是不可解也。医者每云：人身之中，火居其二，故宜用清。不知所谓火居其二者，火分君相。君火少阴，相火少阳，各有所属，非谓多一火以为害于身中也。况脏腑各分阴阳，五行各居其二。如胆属少阳甲木，肝属厥阴乙木，胃属阳明戊土，脾属太阴己土，大肠属阳明庚金，肺属太阴辛金，膀胱属太阳壬水，肾属少阴癸水。五行各居其二，何独谓火有二？昧者不解，时医执为秘传之语，恣意用清。彼意盖以火不灭则病不已也。吾以为病不死，则火不减。何也？实火一泻即平，虚火愈清愈起。所谓虚火者，本因乎虚而火乃起，则一补其虚而火自降矣。若清之泻之，真元愈虚而火愈炎，医者见其火势愈炎，必不悟清泻之害，反谓前之凉味尚轻，更加黄连大苦寒者以折之，致胃气立败，元气顿尽，而死在旦夕矣，必至是而虚火乃灭耳，此余所目击心伤而无可如何者也。故凡见用清泻之剂者，百人百死，千人千死，无一得活，远观近览，可数而知也。是岂虚痨为必死之证哉？非也。余于此种证，不论病起远近，但肝肺未损，两侧可卧，审无实邪者，即以参、芪、归、地之类补之。服后脉数必平，浮火必降，痰少嗽止，热退食进。可取效于崇朝，可收功于经月。此用补之法，非有意矫异时流，一一仰体古圣贤苦心救世、谆淳垂训之意，实为不易之良法，万万无可致疑者也。”郑兄闻言深服。遂为定方，用：当归、生地、丹皮、阿胶、扁豆、山药、甘草、橘红、贝母、麦冬、黄芪、人参。服四剂而喘定嗽减，痰少血止，热退进食。再倍用参、芪，去贝母、麦冬，加白术，服四十余剂而痊愈。余起此等证甚多，虽病之浅深不同，药之轻重不一，要之大旨不离乎是，则用补之法，百发百中，屡试屡验者也。今医家必谓参芪不可服，必谓有火不可补，必谓清泻之法为家传秘奥，必谓用参、芪为孟浪。明效大验，而犹啧啧然议之，真所谓举国皆狂，反以一人之不狂为狂者也。余性最惜人命，故因郑兄之问，不觉痛切言之。知庸流闻之必相吐骂，而明者闻之必以为实获我心也。

虚　劳

壬戌夏月，过石桥肆中。一仆妇年二十余，咳嗽四个月，月事两月不通，痰中有血，服药愈甚，群目为痨证，不治矣。余诊之，右寸沉紧，左关弦洪。余曰：“此由受寒起，寒闭入肺，不得宣通，辄以为痨而滋之、润之，寒愈不得出，则嗽愈甚。今本非痨，久之嗽虚，则成真痨矣，此痨之由医而成者也。其经闭者，由嗽久气从上提，故不下行，与血枯经闭者不同。”余为定方，用：细辛、苏梗、前胡、半夏曲、茯苓、橘红、甘草、桔梗、苏子、丹皮、牛膝、桃仁。嘱服四剂，四剂未服毕而嗽全止，经亦通矣。

虚　证

郡城许兄（字左黄），余同进[①]密友也。壬戌秋月，以简召余为其尊嫂诊视，云是时气大热证。细询其病状，云自某日感寒发热起，服药已愈，旋复大汗大热，嗣是每日午后即发热，其热如燔炭，口干索饮，至五更时热渐退，汗出淋漓，今已发热约二十日矣。诸医皆云是热证，每日用川连三分，已服十余剂，不惟无效，且势益增重。诸先生又云是热极之证，因起初不曾用清，今清迟了，故清不开。日内仍重用黄连，余则花粉、黄芩、麦冬、贝母、山栀、柴胡之属。此四五日来，人事昏聩，耳聋，口不能言，喉间痰涌，又兼咳嗽，数日未进饮食。余为诊其脉，右脉浮而软，左脉细如蛛丝。余曰：“此大虚之证也，何得误作热治？日服黄连侵削其元气，故益增剧矣，否则不若是其笃也。”左兄初犹不信是虚，余力为辩曰：“右脉虚浮而软，气分大虚，所以出汗。左脉细，则阴分更亏，所以发热。初因阴虚而发热，继因发热益灼其阴，故阴血愈虚而脉细。

① 同进：即同进士。清代每科考毕，录取人数自一百至四百余名不等，分为三甲。头甲三人，即状元、榜眼和探花，赐进士及第；二甲诸人赐进士出身；三甲人数最多，赐同进士出身。

且无论脉，只以证论，午后交阴分而热，五更交阳分而退，此阴虚发热之证显然易见也，奈何误作热证治之？直以大苦大寒之药，既折其阳，又损其阴，至肾气受亏而耳聋矣；脾胃受伤而饮食不进，液化为痰矣。人事昏聩，由久热神昏，汗多心无主耳。非养阴何以退热？非退热何由得人事清爽？非健脾何由食进？非补中气痰涎何由吐得出？非大养肾气何由得耳开？”遂用：人参一钱，黄芪二钱，当归、生地各三钱，白术一钱五分，山萸、枸杞各一钱，半夏、胆星各八分，加姜汁五匙，予药二剂。第三日左兄作札致谢云：承惠妙剂，其对证如针芥之投，服后人事顿清，嗽减、能吐出痰，喉中痰声不响，耳微能闻。服头剂，是夜夜半即退热，思饮食。今热已全退，口反不作渴，亦不索饮。前服众医清热药十余日而增剧者，服兄补药一剂而立效，可称神矣！弟于心实感再造之德，而于力愧无涓埃之报。所恃知我有年，诚不啻涵如海，而养如春也。永好之铭，岂区区投报之迹所能罄哉？不揣厚颜，仍恳惠临，诊视加减，谅蒙始终生全，不我遐弃也。外花卉一幅，系宋元人笔，并佩玦一枚，可作镇几。皆先祖所藏物，谨奉案头，希莞存是荷。临楮翘切[①]！余复往为诊视，他症俱愈，惟舌有白苔，小便涩痛如淋，人又有云毕竟是热者。余曰：“非也，此气虚成淋也。舌苔白而带灰色，乃从前苦寒凝滞胸腹中。”遂照前方，去胆星，加桂五分，人参增用一钱五

① 临楮翘切：楮，纸，多指信笺。临楮，即写信之时。翘切，企望殷切。

分，不用姜汁，用煨姜三片。又服二剂，而舌苔退。淋证愈，饮食更进。再去桂，只用姜一片，易生地为熟地，余照前调理十余剂而起。异日左兄诣余馆作谢，余适他出未晤。他日遇诸途，左兄称谢毕，更谓余曰：“贱内服尊剂已愈，后一日有某名医在郡，余因便邀视之，细心持脉，再四踌躇曰：‘是有些火’，举方用花粉、黄芩、黑参、丹皮、贝母、百合、鳖甲、麦冬、天冬、丹参。余出尊方，示之曰：‘前如许危证，赖此方服之得愈。’某先生曰：‘内中有火，如何服得此药？’再四摇头目，是非我所知也。不得已加参二分，旁人劝云：‘名医谅不差，姑服试之。’服二剂后，依然昏聩，痰涌发热，从前诸症复出。忙将兄前方，加参一钱五分，服下顿愈。今而后知骛名[①]之为害矣。”余曰：“骛名之害岂独今日为然哉?”相笑而别。

虚　劳

休邑朱兄昆仲[②]二人，俱寄藉湖广。辛酉年应湖广乡试，辛苦之余，兼受风寒，遂发热。榜发时，令弟（讳起焜）已中试，而自己下第[③]，更加郁郁不快。家属俱在苏州，遂回苏州医治。治经一年，发热日甚。又数月以来，胸腹胀闷，不能吃饭，食后腹必胀，日惟进稀粥数碗而已。人已消瘦，但不甚咳嗽，见病势渐重，乃回本邑调治。时

① 骛名：骛，wù，乱跑，奔驰。骛名，即追求声誉。

② 昆仲：昆，古义为哥哥，胞兄。仲，则是弟弟。是称呼别人兄弟的敬词。

③ 下第：即落第。原指科举时代应试不中，榜上无名。

壬戌八月，余在休邑查宅治病，乘便迎余视之，俱以前病状告余。余诊其脉，右寸浮软，左关弦洪数实，余脉皆带数而无力。阅其从前在苏所用煎丸诸方，悉皆二冬、二母、丹皮、花粉、百合、扁豆、石斛、葳蕤之类，亦与吾乡通套治痨之法相仿。余曰："此种药便服万剂亦无益。犹作文不得要领，虽作百篇，究如未作一字。若据弟看兄尊脉，肺脉浮软，气虚无疑。所最嫌者，肝脉弦洪数实，一身之病，悉受肝木之害，肝木日炽，上则克伤脾土，下则吸干肾水。脾土伤，所以不能进食。肾水干，所以潮热不休。夫肝之伤脾，人所知也，肝能损肾，人所不知。盖肝为木，肾为水，水生木，是肾为肝之母。子窃母气以自强，子强则母弱。譬如折花枝插瓶中，花枝过盛，瓶中之水日被吸干，以瓶中无源之水，何堪木枝之日吸日干乎？夫肾水生于肺金，固非无源之水也。无如肝木克脾，脾不能受食，则土虚不能生金，而肺气益虚。今兄肺脉浮软，语轻而气不接续，此肺虚之验也。肺金为肾水之母，肺既虚，金不能自保，又安能生水？金不生水，肾为无源之水矣。水固先天资生之始者也，金虚既绝其源，木强又竭其流，而人生之始无所资矣，岂不殆哉！所幸者不甚咳嗽，气虽虚而未至有出无入，则金犹可补，而水之源犹可开。议方断当用人参一钱以扶正气，犹之朝有正人，他务不难徐理。至于发热已久，阴分大亏，补阴救肾尤为要着，而当归、地黄、白芍、丹皮、龟板之类在所必需矣。然凉润之品，未益水道先害中州。倘因之而益加胀闷，则奈何？是当重用白术以培土位，土位高而无巨浸之患，斯水润下而无就涸之虞，此顾首顾尾，为整顿残疆之善法也。然又虑肝邪尚未除也，病久正气已虚，若容邪则害正，欲伐邪先伤正，于此当求一辅正而邪自退伏之法。计惟桂能温中助脾以开虚痞，而肝木得之自柔，且桂下达命门，又能统领一切滋润之药下行无滞，自当加桂数分为安内攘外之元臣，而肝肾二经皆藉以斡旋其中。如是则治土者治土，治水者治水，辅正者辅正，驱邪者驱邪，犹之将相调和，上下称职，而国有不大治者哉？且治土即所以治水，土旺始能生金，而水源不绝。辅正即所以驱邪，肝平不侮所生，而正气弥昌。此实会本通源之论，而非仅补偏救弊之术也。”议定方成，朱兄亦深信服，并不以术、桂辛燥为疑。服二剂，热减食进。照方又市二剂，共服四剂，而一年之潮热尽退，数月之痞闷顿舒。能吃饭，初由半碗加至二碗，饭后腹亦不胀，喜甚。复来小馆就诊，肝脉已平，六脉不数，惟肺脉尚软。前方加黄芪二钱，增用人参一钱，并制丸方，调理而愈。

奔　豚

壬戌年秋月，余在休邑，一男子来就诊于余。云一奇证，将一年矣，通敝县医人，皆不知为何病，特请教高明。余为诊之，两关尺脉俱沉弦。余谓：“此不过下焦阴寒病耳，有何奇处？”答曰：“自某月起，每夜约交二更时，即有一股气，从小肚下起，冲至脐下边，后渐至胸前，久之渐抵住喉之下，腹内如有物跳动。此气一起，即不能睡，夜必坐至五更，方平息下去。扪之又无形，日间又如常，夜间则苦甚不能眠。敝县诸先生俱医过，皆不知为何病，只有著名某先生云是肝火。用柴胡、黄芩、山栀，服下更不安。”余笑曰：“倒是不知病名，还不妄用药。知是肝火，则恣用清凉，其害反甚矣。”旁有他客，咸急欲问病名。余戏语曰：“病极小，要好亦极易，只是病名却不轻易说。”众客愈坚问。余笑曰：“此奔豚证耳。每至二更而起者，二更乃亥时，亥属猪，豚即猪也。故至其时则阴起感动，五更阳气回则阴气潜伏而下。豚本至阴性柔，有时而奔，其性更烈。此气伏于肾脏至阴之中毫无形影，突然上冲不可驾驭，如豚之疾奔，故以为名。盖阴气上逆也，当以纯阳之药御之。”为定方，用肉桂一钱为君，佘则胡芦巴、茯苓、泽泻、熟地、丹皮、山萸、附子。是夜服一剂，其气只冲至脐边即止。仍加重肉桂，服数剂而痊愈。

舌　疮

潜口汪以章先生，常有舌疮之患，满舌如白饭，暂好又发。服一切清脾火、清胃火、清肝火、清心火，及滋阴降火药，俱无一效。余为诊之，寸脉弦洪，尺脉浮软。余曰：“先生之疮皆由用心过度，心火不下降，肾水不上升，心肾不交，水火不济，故致此耳。经云：亢则害，承乃制。又云：心火之下，阴精奉之。阴精即肾水也。肾水不上承乎心，则心不受制而上亢。亢则害，舌疮乃其害也。舌为心之苗，人所易知，然徒清心亦属无益，必须心肾交而疮乃愈也。昔贤云：黄连与官桂同行，能使心肾交于顷刻，盍试之?”予药二剂，用肉桂三分，黄连二分，佐以生地、白芍、丹皮、麦冬、枣仁、远志、茯神。服一剂而疮愈一半，服二剂而痉愈矣。

停食感寒

壬戌秋月，师成族叔祖之二令媳。患病七八日，头痛发热，腹中时有一物直上冲抵喉间，遂觉气不能转，口不能言，腰痛不能转侧。医者视之，云体虚又微有风，用防风、杏仁、麦冬、贝母、百合、杜仲、续断、丹皮、茯苓等药，服之愈剧。复延视之，批其案云：脉弱体虚，凶险之极，须寻高明商酌。师翁情急无措，拟为不起矣，至第八日乘便延他医视之。云腹中气上冲心，乃奔豚证也。方用肉桂，师翁疑而未敢用。乃邀余视之，六脉洪数而紧。余曰："此感寒病也。"七八日竟未发表，故头痛身热不退。问："腹中气冲上之时，按之痛否?"答云："痛甚。"余曰："此兼食滞，随气上升耳。于体固虚，于证则实，可无虑也。"用羌活冲和汤加神曲、麦芽、山楂、枳壳、半夏。一剂服后，半夜出汗热退，头痛止，腹中不痛，气亦不见冲上。次日用调胃承气，只用大黄钱许，微导之，诸症立愈。

泄　泻

休邑一女人，年四十余，患泄泻，谓是脾虚，用参术补剂，泻益甚，渐至完谷不化。谓是虚而且寒，用参术桂附温补之药，飧泄更甚。服药月余，终不见效。壬戌秋月，余在休邑，邀为视之，两关脉浮而有力。余曰："此风干肠胃，非虚寒也。风性最速，食物方入胃，即传而出，故完物不化，用温补则风势益劲，传递更速矣。”余用桂枝、防风、苍术、薏苡、泽泻、陈皮、柴胡、升麻、白芍。服四剂痊愈。

胎　动

一女人体极虚弱，怀孕已七个月，忽然胎动不安，脚腹痛极，手不可近。初服养血安胎药一剂，胎动如前。余细一诊之，六脉俱极弱，惟左关脉较诸部为弦数，断为肝经血热，用柴胡、黄芩、黑栀子、丹皮、赤芍、小生地、白芍、茯苓。服一剂，遂安静如初，腹亦不痛。

久　嗽

潜口汪羽仪兄尊眷，年五十余，壬戌年春月起患咳嗽。又因气恼，遂患腹胀，渐致不能饮食。下腹饿甚，上腹又不能饮食，食下即吐，日勉强食粥少许亦不过膈。平日所用之药，皆是麦冬、贝母、黄芩、花粉、苏子、厚朴、枳壳、香附清肺润痰、宽胸下气之药。延至夏秋间，病经半年，又加出汗，病益沉重矣。便中邀余视之，脉弦而细。余谓：“真气大虚，安可日从事于宽胸破气？寒痰凝滞，安可日益以润肺清痰？”为举方，用六君子汤，加肉桂四分，木香二分，当归一钱，藿香五分，煨姜二片。服二剂后，汗敛、嗽减、腹宽，可少少用饭。再服四剂，能吃饭碗半。再多服数剂，痰嗽俱无，饮食如常。

时有令爱，年十八，未出室。患发热，咳嗽，吐痰，出汗，已经数月，确成一虚损矣，幸未至不能侧卧。余用人参、黄芪、当归、白芍、生地、茯苓、甘草、橘红、麦冬、贝母、薏苡、牛膝、龟板。服五六剂，汗敛、嗽止、热退，再去贝母、麦冬，加白术、山药，增人参钱余，不一月而痊愈。

呕　吐

琶村许鲁若兄尊堂（允吉孺人[1]），素有气上冲痛之症，每发时即呕吐。壬戌年夏秋间发愈勤而痛愈甚。时年五十有六。初系令亲某先生治之，云是有火，用黄连等药，愈服愈甚。某先生谓是不治之证，嘱往见某名医，亦云是火不差。药内日用川连二分。服数剂，又往，又复加川连。共又服过川连药三十二剂，其痛遂无休歇矣。其呕吐则不分昼夜，刻刻作呕，不但饮食入口为然，即吞津唾一口亦呕吐出，每日勉进饮汤少许。时九月终旬，余过石桥，便中转托余友汪起垣兄邀为视之。询得如前病状，诊其脉弦细如丝，两尺欲绝。见前方皆旋覆花、贝母、麦冬、花粉、苏子、川连、山栀。不觉有激而言曰："如此阴寒欲绝之脉，仍用如此阴寒速使其绝之药，何太忍哉！"鲁若兄促余举方。余曰："予药可也，方不必写出，恐兄畏而不敢用。"鲁若兄曰："素敬仰先生高明，断然不差。乞举方，当即遵服，并无疑畏。"余乃立方，用：干姜、肉桂、白术、人参、茯苓、甘草、陈皮、半夏，少加木香二分。服二剂，

---

① 孺人：古时称大夫的妻子，明清时为七品官的母亲或妻子的封号。也用对妇人的尊称。

呕吐全止，痛减大半，每日能进粥四五碗。复就余诊之，照前方加黄芪、当归各一钱五分。服四剂，可食饭矣。再去木香、半夏，前方加川芎、香附、山萸、续断、熟地。调理五十剂而诸症痊愈，更加健饭。

伤　寒

壬戌初冬，汪右老一仆妇（盛使天贵之妻）有七八个月孕，患病半月余。时因县父母[①]在潜口点保甲[②]，余过其宅，盛使天贵乘便托为诊之。寸脉沉数而紧，余曰："此伤寒失表证也。"问其病由，云自某日发热头痛起，至今半月余未退。头与浑身仍痛，又觉虚极气喘，说话气接不来。视其前所服诸方，初起发热，因有鼻血，遂云有火，用黄芩、黑参、花粉、山栀之类。继又因其怀孕，疑系血虚热不退，又用养血药。继又因其气喘，云是气虚，又用黄芪、白术等药，经历数医而诸症如故。余视其舌色红紫，鼻珠煽动。余曰："此风寒闭入肺窍，久久不出，故尔作喘，非气虚也，幸尔仍发热，邪气可还从表出，否则为害不浅矣。"余归，予药一剂，用：麻黄二钱、羌活一钱、防风八分、细辛三分、苏梗七分、甘草三分、桔梗六分、杏仁八分、生姜三片。服下浑身微汗出，半夜热退，头痛浑身痛俱止。次日遂不复喘，自己亦不叫气虚矣。仍予寻常疏散

---

① 县父母：旧时对知县之尊称。喻其如民之父母。

② 保甲：古代（宋王安石始创）的一种户籍编制制度。若干家编作一甲，设甲长；若干甲编作一保，设保长（沿用至解放前）。

药一剂，撤其余邪，而半月之病立愈。

吐　血

壬戌秋月，次尹族婶忽大吐血，其血吐在地上，迹大如澡盆，且凝高数寸。次早又复吐，亦如头夜之多。余见而畏之，为诊其脉，沉软而缓。余曰："此血脱也。幸脉软缓为可治，今日当即重用参芪，奈尔家女流，必听俗说，云吐血是火证，吃不得人参。我若骤用人参，尔家必不信服。今且用养血凉血药一二剂，俟不复吐再用参可也。"药内暗投黄芪五钱以固其气，余则当归、生地、丹皮、白芍、牛膝、麦冬、薏苡，加藕汁、童便。服二剂，血已止，但软倦，并无他症。或劝之曰："此重证也，必须往见名医方放心。"果往见之，辄戒之曰有火不可服人参。其药用白前、桑皮，苏子、丹皮、赤芍、生地、麦冬、贝母。服四剂，则加咳嗽发热矣。病者遂信巫不信医，大设坛场，请神三昼夜，恰好请神将毕，而次尹叔归矣，是即神佑之使得复生之机也。次尹叔归后，询知病状，语病者曰："尔前番咳嗽成痨，赖天士先生救活，其后大伯（指圣臣叔）重病，几被凉药误杀，亦赖天士先生救活，明效大验，何不专托医治？反听旁人，往见名医，致添病苦，是自取死也。"次早次尹叔造余馆，告以前言，惠以土仪①，坚诚嘱托。因夏为诊之，急用人参、黄芪、当归、白芍、生地、龟胶、阿胶、山药、麦冬、丹皮。服二剂，热退嗽减，服

① 惠以土仪：惠，给人财物或好处。土仪，作为馈赠礼物的土产品。

五六剂而嗽全止。复为诊之，去贝母、麦冬、龟胶、阿胶，加白术、山萸、枸杞、牛膝，服药一月而复元。盖所谓血脱者必益气，又所谓失血久者当以胃药收功也。前贤之言，岂欺我哉？今人必不信用，何也？

中　证

壬戌年十一月，梅村叶明楚兄令眷，是年四十三岁，因气恼遂手麻昏仆，卒中无知，口流涎沫，三昼夜不苏，眼闭不开。诸医有作风治者，有作痰治者，有作火治者，总无一人言虚。其某名医则云此种证必有些火。其方用丹参、丹皮、麦冬、贝母、百合、花粉、天麻、葳蕤、甘草，加黄连二分、牛黄半分。明楚兄自知医理，见一派缓药，既非所以治急病，而黄连大寒又未必相宜。因问曰："必须求先生何药得使之回方好。"答曰："药力何能使之回？惟听其自回则可。"观其议论，又觉可笑，遂不敢用其药。然终不回，举家惶惧无措。明老令舅即家誉斯兄昆仲也，再四踌躇，至第四日邀余视之。余诊其脉，不浮不滑，无真风痰可知，惟一味虚软，然却有根，谓诸公曰："症虽重，脉尚有根，似可无虞。"时有程先生同在座，余谓程先生曰："此证所谓得之则生，失之则死者也。原无必死之理，亦无必不死之道，视医法何如耳。苟医得其道，则一毫无恙；若不得其道，未必不可虑，即能自苏，亦成废疾，终至于不起。此症此脉，尚可图全。幸遇先生，当为彼细细筹之，不可草草忽过。"程先生意见相符。余用：茯苓、陈皮、甘草、半夏、胆星、菖蒲、煨姜，重用白术、当归、黄芪。程先生所欲用药，亦复如是。但余即欲用参，程先生欲先服一剂，次剂再用参。余思脉有根，不怕即脱，便缓一二时无碍，遂依先服一剂。坐候须臾，病者顿苏。忙撮第二剂，议用人参一钱。内传出云："适才虽回，但语言错乱，如呓语不清，遂有欲加黄连一分者。"余曰："此非火也，良由昏沉数日，神气几几相离，刻下初回，神尚未安耳，黄连一分也不可用，倒是人参要加一钱，俾再少睡片刻，神气自然清爽。"余坚持用参二钱，余照前，再服一剂，果然旋复得睡矣。余别去，别时仍谆嘱明楚兄曰："脉软甚，前药参力尚轻，今晚仍加参二钱，再服一剂，勿使出汗为要。此番得睡，醒时人事自清，万勿复存黄连之见。一则寒凉凝滞筋络，手足偏废难回；二则此证脾土必虚，不堪复加寒凉败胃；三则重伤元气，于急证不利。"明楚兄依言。又见醒时果然人事清白，言语应答如常，再服药一剂，加参二钱，是夜安神熟寐，至天明尚未醒。次早复迎余诊之，病人自知手足麻，且发潮热。余照前方，去胆星、半夏、菖蒲，倍当归，加熟地、山萸、枸杞、五加皮、桑枝、附子，一日仍服药二剂，共用参五钱。次日手足知痛而不麻，再照旧服二剂。次日手足痛减半，手可擒碗，亦可抬起。再服二日，手可梳头，潮热尽退，饮食渐多。共服药十余日，而康复如初矣。

胸胁痛

族叔（字次木）患胸胁痛。素信服某名医，药用黄连、青皮、香附、红曲、苏子、旋覆花、贝母、花粉等项，愈服愈痛。然必以为名医之药不可移易。服之数月，痛益甚，而又加以呕吐清水。时壬戌三月，偶在郡同寓所，见彼病状，劝之曰："胃气寒矣，苦寒破气之药万不可再服。"彼犹不信，日服前药不断。其尊人亦谓名医是王道药，故无近功。服至冬月，约服过数百剂，不惟无效，病益增剧，其痛不可忍，夜不能卧，始就余诊之。脉迟数不调，口舌作干，细询其痛处，乃在左乳下。余又问："饥饱时痛何如？痛时手可按否？"答云："痛时喜手按，饥则痛，食后痛止。"余曰："脉迟数不调，则其数为虚数，非火也。口舌作干，乃气虚无津液，亦非火也。痛而手不可近者，属实；痛而喜手按者，属虚。食后痛增者，属实；食后痛减者，属虚。且痛在左乳下，痛时跳动。经云：胃之大络，名曰虚里，贯膈络肺，出于左乳下，其动应衣，宗气泄也。此痛为胃气大虚之证，寒凉破气，正的对之仇敌，奈何尊之为王道而服之经年不辍乎？"余为定方，用人参、黄芪以助气，用白术、半夏以养胃，用炮姜、肉桂以温中。盖寒则凝，温则行，且救其从前寒胃之过也。少加香附、白蔻以快气。服一剂而痛减，服三四剂而痛止矣。痛既正矣，某犹戒之曰："人参药不可妄服。"至次年三月，其症又发。余自旌邑应岁试归，甫入门，即来索诊。口渴甚，小便过多，乃气虚之极，仍照前方，倍参芪，加熟地、山萸以养肾气，一剂痛顿止。嗣后凡辛苦劳碌，痛即发，照前药服下立止。于是信心多服，并合丸药而痊愈。

产　后

舍妹适[①]岩镇汪宅，妹丈（字弘士）壬戌年五月已上汉矣。至腊月初六日，舍妹分娩。余知其体素虚极，即备参饵及养血药予服十余日，而产后发热眩晕等症俱愈矣。愈后有七八日未服药，至二十六日忽腹痛，二便胀坠，欲出不出。接近邻专门女科治之，云食滞气滞，且有火。药用厚朴、枳壳、山楂、麦芽、神曲、香附、花粉、黄芩、山栀。且再四戒之曰："有火，万万不可服参。"将药煎服，服下随即吐出。复向女科询之，云是气滞，不过膈，再加莱菔子于复渣药内煎服，服后未吐，少顷大泻。自泻之后，二便不复禁止矣。竟不分次数，亦不分清浊，前后俱是清水，长流不止，一昼夜下水三四桶。次日下午始遣婢迎余。婢亦不言如此凶状，只云昨日停滞作泻。余思停滞病轻，对门有药铺，时日将暮，故不带药。比[②]至诊其脉，六脉俱伏，舌色纯黑。余大骇曰："此中寒证也，奈何云是停滞？"索前方，见有黄芩、山栀、莱菔子、枳、朴之类，不觉顿足叫冤。问："吐否？"云："热水到口即吐，不能下腹。"余惶惧之至，急向铺中觅附子，竟不可得，费尽气力，向友人处借得制附一钱，殊不济事，加干姜、丁香、白术、黄芪等味，又只有人参二钱，权令煎服。夜暮且归，次早携生附子及诸药物复往视之。临行细思，如此凶证，又误

---

① 适：旧称女子出嫁。

② 比：及，等到。《三国志·蜀书·先主传》"比到当阳，众十万余。"

服女科寒凉破气之药，难望回生，因作一札，邀余迪兹先生同视之。蒙迪翁即命舆至镇，见两手脉丝毫无有，又且二便失守，又服反药，又阴寒拒格，药不能入腹，深为惊虑。云此是寒证中第一危证，似难复起矣。若在他处，亦不复用药，以余素知，勉用理中汤，用生附子二钱，人参五钱，加黄芪五钱，丁香一钱，桑螵蛸二钱，以收摄肾气。其用生附及诸药，皆余悉知，而加桑螵蛸则迪翁手眼高出等伦也，余深佩服，谓迪翁曰："舍妹之恙，固知万分沉重矣。然其死生关系，只在今晚，愚意此药备三剂，每剂用生附二钱，人参五钱，尽今夜服到天明，倘到腹不吐，二便稍止，或有生机，亦未可知。当此危急之时，不得不用破釜沉舟之法。"迪翁称善，照数存药三剂，共备人参一两五钱，急命煎服。余嘱令初剂少少咽下，渐次渍下，只要服得半剂下肚，便可顿服，不怕复吐矣。别去。次早廿九，即岁除矣。黎明往视之，一入门，便问："服药吐否?"答云："初服药仍吐二三回，约吐去半帖，其余皆服下不吐矣。"余已心喜，及诊脉两手俱微出，不觉大喜曰："恭贺吾妹，得再生矣!"舌黑退去大半，口亦不复作干，腹痛亦减大半，二便俱止。余仍照前方，倍白术，加肉果、半夏，仍予药四剂，存作两日服。每日仍服二剂，每剂仍用生附子二钱，人参五钱。次日岁朝，不便往看。至新正初二日，往视之，则能坐起床上吃粥，脉已全起，舌黑尽退，腹不痛。仍照前方，去桑螵蛸，予药四剂。每剂用参三钱，制附子一钱五分，每日仍服二剂。初四，再只每日服一剂，用参四钱，制附二钱。服六日，再减至参三钱，制附子一钱，炮姜五分，加当归、熟地、山萸、枸杞、杜仲。服至五十日而后能起于床。共计服过人参二十四两，附子十二个，重一斤。皆由女科寒凉破气一剂害之也，否则断不至如此之危，用参附亦不至如此之多。设余不自知医，顿被活送一命。今虽救得活，亦被害去参饵五十余金矣。用药可不慎哉？在产后尤不可不慎也。

三阴疟

潜口汪郃远兄令堂，壬戌年五十一岁，自六月起，患疟三日一发，至岁暮已病七个月，屡医不效，日益沉重。每发必是夜间，腹胀满，不能饮食，间时虚汗如雨，至发时汗更多，浑身疼痛，足不任步，口干作呕。腊月终旬，余过潜口观剧，郃远兄邀余为诊之。六脉虚浮，按之极软、极涩。余谓此证必要重用人参，郃远兄答云："家母向来服得参，有此病后，反服不得。"余问："何以知之？"答云："前接某先生，试用人参三分，服后一夜不安，腹中嘈杂。"余索方视之，则犹然柴胡、青皮、黄芩、花粉、贝母、知母、茯苓、神曲、厚朴。余曰："方内只有茯苓可用，其余皆凶徒也。三分人参何能敌此八位凶徒？所以不安者，皆他药之害，非参作耗也。"郃远兄又云："有名医云，此疟要打数十年，不得愈，果否？"余问："何物齐东[①]，出此

① 齐东：出自《孟子·万章上》："此非君子之言，齐东野人之语也。"齐东，即齐国的东部；野语：乡下人的话。孟子蔑视农民，认为他们说的话没有根据，听信不得。后"齐东"用来比喻荒唐而没有根据的话。

胡言?”答云:“因前医不效,又接某先生,问先生如何可以止得?”某先生答曰:“此疟方发起头,如何思量便止?”告以疟发已经半年矣。某先生答曰:“半年何得为久?某处一女人,二十岁患疟,至今五十余岁,尚来止。”郜远兄并出方示余。其方则又是柴胡、旋覆花、贝母、百合、麦冬、花粉、丹皮、鳖甲、知母、乌梅。余不觉大笑曰:“若服此种药,便三百年也不止,岂但三十年?但恐人无几百年寿耳!盖此疟三日一发,为三阴疟。每发必是夜间,又阴中之阴也。必须用阳药温补,以回正气,正气回而邪自止。岂但要用人参,非附桂不能取效。”郜远兄闻欲用附、桂,不觉吐舌惊畏。余知俗情难破,姑诱之曰今但用人参,附、桂俟后将愈方可用,其惊魄始定。余为立方,用:人参二钱,黄芪三钱,当归三钱,白术一钱五分,茯苓、半夏各八分,枣仁、白芍各一钱,木香三分,煨姜三片。遣使至余馆取药,余暗投附、桂各五分。服二剂,第三夜发时,便轻一半,汗亦少。复来取药,再将附、桂明写入方内,渠又惊畏。余曰:“前已用过二剂矣,所以疟轻汗少者,皆藉此二味之力。”渠始信用,只服此四剂,已将岁除,疟虽未全止而神彩已旺,岁首便能出门拜庆。延至新岁初九,始复迎余诊视。仍照前方,多加参、附、桂,除木香。嗣遂以余方向市中点药服。余揣方中要药,每味数钱,市中何能如数?又何能有制就川附?恐其服药不勤,前功尽弃,且市药无力,反责余方不效。乃嘱其家:“药服毕即来取,一毫药资无费。”始如余言,服药不断。余方中写川附三分,药中却用五分,方中写五分,药中却用八分。其疟日轻一日，汗已全敛，腹已不胀，饮食倍加。惜其用参不肯如数，余方用二钱，自己只用一钱五分；余方用三钱，自己只用二钱。是以流连羁迟，共服药五十余剂而痊愈。愈后照前方减轻，仍令服药二三十剂调理，健旺倍胜于未病时。

伤　食

癸亥二月中旬，赵宗师将至旌阳。岁试期迫，因久疏笔砚，邀诸友会课于且然居。正阄题[①]分坐，而潜口汪宾咸兄适至，余恐纷扰，潜避不出，嘱他友婉辞之去。逾时，余以他事行出馆门，不意宾咸兄仍立门外，守候许久。既见一揖毕，即云："家岳母在溪南，被某某医几至死，故急欲求一救。"余问："何恙?"答云："自正月二十后停滞起，某先生用消导药，加木香、槟榔，服十余剂，将食滞逼坠小腹，其痛异常，终不大便。近又有彼宅令亲某先生，用黄连、苦参、黑参、花粉等药，服五六剂，其痛更甚，更加二便俱不通。坐则一囊坠下小腹，痛甚，卧则仍倒入腹中，又痛甚，坐卧不安，二便不通，饮食不进，危急之极。今日药内仍用黄连、苦参，心甚忧之，故扰清心，望一援手。"余谓："今日诸友会文，实不便出门，明日遵命一行可也。"次早又专人来迎，如约往为诊之。脉沉迟而细，唇色白，舌苔灰黑色，口作干，又不喜欢茶水。余曰："如此元气既虚，更加阴寒凝结之脉，唇舌又显阴寒之色，

① 阄题：jiū tí，以拈阄的方法确定题目。文人分题赋诗的一种方式。

奈何仍用黄连、苦参重绝其生气耶?”余为定方，用：补中益气加炮姜、肉桂二味。或谓：“补且缓，当以通二便为急。”余曰：“此正欲急通其二便也。”问：“何以故?”余曰：“清升则浊自降耳。”适有一婢妇在旁，携茶瓶倾茶叶，倾之不出，复向上摇之而后倾出。余指以语之曰：“治此证，即是此理。比如茶瓶腹大口小，急切向下一顿，尽腹中之茶叶齐压在口上，愈倾不出，向上摇摇，往后退一退，再倾即出矣，治此证即用此法。盖前被木香、槟榔坠下，又加苦寒凝结一团，且病久饮食不入，中气大虚，何力能使之出？故用升提之法，使清气上升，则浊气自然下降。倍用参芪者，助其中气，气足则能运化而出。加姜桂者，温其中气，俾得进食，且以解其连日苦寒之结也。”服二剂，二便俱通，痛减十之八九，饮食亦进，口不作干。如前药仍加砂仁，再服四五剂而痊愈。

伤　寒

癸亥年四月，项左宜兄之令岳（堨田人，姓胡，字培生）患伤寒。至第八日，人已昏沉，医者谓必不治矣，已托乃婿为买板备后事，乃婿左宜兄托余往为视之。其脉浮洪数紧，发热，头与浑身俱痛，面与目珠及一身俱发黄，口中燥渴之极，一夜约饮汤水一桶。视其前两日所服之药，乃黄芩、山栀、花粉清热解渴之剂，而渴愈甚，热愈不退。前医更用黄连、石膏，幸药未服。余曰：“头痛发热，表邪未除，即用寒凉以凝之，表邪如何得解？且以阴从阴，更将引邪归内，安得不燥渴发黄？伤寒太阳经用白虎汤者，以大汗出后，大渴不解，故用石膏。今发热无汗，不思解其表，而以寒伏其里，其不死也几希矣！”余思伤寒，太阳及阳明经中发黄证，用茵陈蒿汤，内有大黄。然此证表邪未去，大黄非所宜，惟用茵陈五苓散能解太阳入腑之邪，又以利小便而去湿热，内加羌活一钱五分，川芎五分，防风、柴胡各八分，以重解其表。急令煎服，且嘱之曰：“服头药后如发躁，即是要作汗，不要怕。待有汗出，即不必服复渣药。”服药后果烦躁之极，将衣带尽扯断，幸先予说明，其家人不至忙乱，未几大汗淋漓，浑身痛头痛俱止，遂安神熟睡矣。夜复发寒热，至三更复出汗一身，此后热不复发，亦不复作渴，不但吃粥，并欲吃饭。次日照前药去柴胡、羌活、川芎，加山栀、薏苡，服二剂而黄色尽退，饮食如常。病者发汗之次日，其前原医在邻家看病，有携余方示之者，云某病之危，服此表药得愈。前医者大发议曰：“伤寒八日，如何还表得？此命休矣！”而孰知彼云休者不休，前云不治者竟治耶？余初举方时，即知俗医不解用表之理，因批于方案曰：仲景云日数虽多，但见有表证而脉浮者犹宜汗之，奈何云八日便不可表耶？且太阳一经有留连半月二十日尚可表者，况七八日乎？彼医未读仲景书，辄敢医治伤寒，余方中引经立案，彼又不解，且病已愈，而犹生议，真不知其为何心。

呕　吐

洪源洪兄（字汇涵，寄籍扬州府），癸亥年四月，就诊于余。俱述病状云：自十八九岁时，即常觉心前作辣，然犹未甚，至二十一二岁，则渐辣甚。初就某先生治之，用滋阴药，如生地、丹皮、龟板之类，服之辣愈甚，则加柿霜二分，终不效。自某先生作古后，专就某先生治之，则云是火，每剂用川连二分，余则花粉、黑参、麦冬、贝母、茯苓、泽泻之类，服之辣更甚，又加黄连一分，云腹胀，则曰有茯苓、泽泻。又为举丸方合丸药，亦用黄连。煎丸并用，共服黄连三年余。久久渐腹胀不能饮食，食粥亦必吐出，不能过膈。去冬至今更甚，每用粥半碗，则辣甚。辣一二时，则复吐出，吐后则辣稍解。饿时又不得不用粥少许，粥入又辣，辣又复吐。数月以来，每日无一二碗粥到腹，小便亦不利。余视其形，羸瘦之极，面青唇黄，语轻气乏。余曰："我未诊兄脉，知兄脉必沉细。未视兄舌，知兄舌必黑色。"先令伸舌视之，果如言黑色。再诊其脉，果沉细。余曰："此阴寒之极也，奈何全不审脉，直用黄连三年，不少变通乎？兄之病似在上焦，病之原实在下焦。推其原，由于肾虚，此必由少时斫丧太过，肾中之真阳虚竭，故令致此。盖肾中之真阴属水，肾中之真阳属火，即命门之真火也。火所以生万物者，真火既衰，则不能上蒸脾土，脾土虚则不能健运，使熟腐五谷，所以食下不化，停塞胃脘致作酸作辣。如盆酱造曲相似，终不传化下行，故复吐出。医者不明此理，反加以黄连大苦寒之药，寒其不健之脾土，而脾土皆成冰雪冻结之土，绝无生生之气矣。安望其脾能健运，而食下过膈乎？今欲食下不作辣，过膈不呕吐，必须温养脾土。欲养脾土，必须温补命门真火。火旺则生土，而土为春温发舒之土，庶可以生万物，而无阴凝肃杀之患也。”病者闻余斫丧肾虚之说，道破病根，不觉点首称服。俱告以幼时知识初开之状，谓余洞见脏腑。余为举方，初用附子、肉桂各五分，煨姜二片，白术、茯苓、山萸各一钱，甘草三分，木香二分，陈皮六分，人参一钱。且语之曰：“兄视此方，得无畏怖？然余于此证，审之至确，万不误事，若有一丝疑惑，必不用此种药，以招訾责。非余故与名医相反，实欲与尊证相济也，试服之，必能取效。”于是予药四剂。渠归，服二剂而吐止，粥食能过膈，辣亦减半。服尽四剂，竟不作辣矣，复来就诊，附、桂加用七分，人参加用一钱五分，前方去木香，加黄芪、熟地。服二十日，食饭饮酒，以及种种容易作辣之物，食之坦然，并一毫不辣矣，面色光泽，肌肉顿长。渠宅中仍有人劝其勿用附子，云有毒不可再用。汇涵兄复来就诊，以此说质之余。余曰：“附子虽云有毒，然病属阴寒，其热性往攻阴寒之气，尚恐不胜，何暇留连生毒？况又加制透，毒性尽去矣，何得复有毒？即云有毒，服有毒而生，不逾于服无毒而死乎？人何畏毒不畏死也？”汇涵兄因之大悟，遵信多服不断，而得痊愈。

伤　食

癸亥年五月，文杏舍侄之子，甫四岁，发热三四日。始延就近幼科视之，用柴胡、防风、贝母、桔梗、天麻、陈皮、甘草、山楂，服二剂，不效，加减又服二剂，不效。乃往名幼科处视之，药用柴胡、黄芩、花粉、贝母、防风、荆芥、山楂、神曲。余为视之，其腹坚硬而热，知为食伤也。见方用荆防既不对，而黄芩、花粉尤不宜。然女流不知药性，止之不得，遂连服药四剂，并通套丸散，热仍不退，又往复加减，仍不外前方，服又不效，迁延将二十日矣，人瘦如柴。余喜爱此子甚聪俊，不忍听其乱医致误，遂往告之曰："名医八日既不效矣，再待我为尔治之何如？"余因思，伤食发热已将二十日，人已弱矣。食若不去，热终不退，若去其食，脾已虚矣，不堪用下药。熟思之，先用六君子汤重加白术一剂，以安其胃气。然后用滚痰丸二分以下其宿滞，令姜汤服下。未几果吐出痰涎半碗，接连大解四次。二十日前所吃之物，俱未变化，尽皆解出。恐其日久脾虚下陷，仍续用健脾药一剂，人参三分，是夜热遂退。次日仍大解数次，后解出白冻，盖脾虚下陷矣。仍用六君子加重白术、扁豆，用参四分，夜复发热，五更出大汗一身，热方退，每夜必如此，人已瘦软之极，又加咳嗽，足立不起。人参加至六分，终无大效。视其舌，灰白色，而舌尖红如朱砂，盖脾虚之极也。恐其变生他证，用十一味异功散，内用附子三分，人参八分。连服四剂，热始退尽，亦不出汗，吐去痰涎若干，嗽亦止，舌苔退尽，其舌尖之红反变成红白淡色。照此方连服十余日而后能行，腹渐知饿，思饮食，仍服十余日而复元。

渴　证

癸亥年五月，里中一女人（邻也兄之令弟媳）年三十余，常微发热，胸膈胀闷，不进饮食，口渴之极，喜饮冷水。迎余诊之，脉沉缓无力。余曰："虚极，当用参。"其家惊骇云："如此有火，喜吃冷水，如何用得人参？"余曰："岂但用参，还要用附子。"彼不信，邻里群相劝之云，必须往见名医，不可儿戏。病人乃脱簪质资，往见名医。药用花粉、黑参、麦冬、丹皮、地骨皮、贝母、百合、鳖甲、香附、旋覆花，服二剂，燥渴愈甚，腹益胀满，并薄粥亦咽不下，更加倦卧，不能坐立。复来迎余，余谢不往。浼人坚请，不得已复为诊之。谓其家曰："须俟邻也兄山中归，相商用药，庶几有济，否则尔家必不信用。"病者曰："事急矣，不能待也，听用何药，自当遵信，前番误听人言，悔无及矣。"余用八味地黄汤去肉桂，只用附子八分，用生地三钱，加人参一钱，白术一钱，黄芪一钱五分。预告之曰，但服一剂，可不思吃冷水。服二剂，口不作渴，服四剂，不但食粥，亦可吃饭矣。连服四剂，果一一如余所言，仍服十余剂而调复如初。一日赴席，座中有人问及此证如何反用此种药？可谓奇矣。余曰："无奇也。昔贤云：治虚人喉干，八味丸为圣药。盖譬之釜底加薪，则釜中津气上腾，理固然也。今人但不读书，不博求义理，又不能审脉，临证罔辨，是以一见口渴，便云是火，而以寒凉清之，清之不愈，则重清之。致胃气受伤，元气侵削而不可救，诚可哀也。至于附子一物，动云有毒，不可用，见用之而效，而死者复生，犹必戒之为不可用。夫用之而效，而死者复生，犹谓不可用，则彼用之而绝不效，而生者置之死，犹必谓其药可用哉？世道人心，真不可问矣！"问者始默然。越数日，邻也兄自山中归，诣馆称谢。余告以令弟媳之恙如此，所用之药如此。邻也兄曰："昔汉帝病渴，请太医用清火药，久久不效。值张长沙入觐召之治，用六味地黄汤加附桂，诸太医惊心未定，而渴疾瘳矣，即同此治法也。”余曰：“余何敢妄希前哲，但其理不可易耳，此真可为知者道也。”

中　证

向杲一族兄（字尔锡），癸亥年六十有四。五月间，卒然中仆，右手足不能举动，舌强难言，口流涎沫，与下市方嘉侯先生素相知。嘉侯先生为治之，要用人参，渠家不敢用，欲往迎名医某先生。嘉侯先生曰：“某名医来，必用寒凉，决不用人参，于此病甚不相宜，余见澄塘某先生方案，甚心折，当接来一看。”因迎余视之，寸脉浮软，右关与两尺俱涩。余谓气虚当用参，渠家谓病人生平用不得参，前某年病后，用参一分，即有许多不安之处。余曰：“他证或不能服参，遇此证自然能服。生平或服不得参，当此日又自然服得。”余意中必要用附子，以行经络，揣其家既畏参，必畏附子，姑诱之曰：“人参单用，往往用不得，与附子同用就用得。”渠家信以为然。又疑有痰，恐用不得参。余曰：“非痰也，脾虚之极，故流涎沫，所谓脾虚不摄涎也。正要重用参术以补脾，脾受补，则涎自不出。”遂定方，用：人参、白术、半夏、胆星、菖蒲、茯苓、甘草、陈皮、当归、熟地、山萸，恐不入俗，亦从俗略加天麻、秦艽。方上只写附子三分，药中暗投五分，人参则权用一钱，俾其相安，然后再加，盖循循善诱之意也。服二剂，能说话，夜安神，手亦能撑动。病人以服参得安为快，复迎余视之。问余："手足可能复元，不成废疾否?"余曰："只照此种药服，可包复元。若用风药、凉药及牛黄等物，不惟不能复元，性命难保矣。"照前方，去秦艽、天麻、胆星，加五加皮、枸杞、肉桂，人参加至二钱五分，附子加至八分。服四剂，言语如常，右手先自肩膊处痛起，渐痛至手腕。手痛止，再是右边背痛至腰。背痛止，又是右边前胸痛。痛止，又是腿痛，渐痛至脚。每一处痛二日，自上至下共痛八九日。共服药不上半月，半边手足便利如常，饮食较常倍进。病者自己称快，谓余云："今日始知此药之善也。从前未病时，每每口干，药内辄用黄连二三分，服下暂觉火退，隔一日又复如是，且腹中胀闷，饮食难化，今服此药，不独新病得愈，并腹胀俱消，饮食加一倍。口中有津液，再不作干，小便亦不频数。素常有眼疾，每日下午即要涂眼药，今眼疾亦愈，眼药可无用矣。"余曰："用附、桂以引火归元，故上部诸虚火证皆愈。若用清凉药，愈清火愈起，此理至显至明，至真至确，兄非此药实能取效?空谈奉劝，亦必不相信也。"于是悉照前药，略一出入重轻，服药不满一月，康复胜前。

疟　疾

癸亥夏月，一童子患疟十七八发。日服柴胡、青皮、黄芩、花粉、麦冬、槟榔、乌梅之类，寒热愈甚，饮食不进。余视之，胸腹胀硬，知其为食伤而起，宿食不除，疟何得愈?用厚朴、枳壳、麦芽、山楂、陈皮、草果，加大黄二钱，姜三大片。服一剂，下三四行，腹宽进食，疟轻一半。再用五味异功散，服三四剂而痊愈。

疟 疾

癸亥年六月，一族婶（族叔字夔若）年三十余，患疟半月。两日一发，发时必在夜间。素体虚，医者不论虚实，概以小柴胡、清脾饮通套治疟之法治之，不愈。因向邻人索截疟药方，市药一大剂。药系常山、草果、槟榔、青皮、柴胡、乌梅、鳖甲等项，服后疟发更甚。次日母家又向医人索截疟药一剂送来，其药亦与前相类，加服此一剂，则疟发无定时矣。或一日一发，或一日两发，或昼发退后，夜又复发，汗出如雨，不能饮食，汤水到口即呕吐。又加下痢，每昼夜痢十余行，痢有红白，小腹坠痛。五六日未进粥汤，始彷徨而来迎余。余诊其脉，沉细如丝，或迟或数，叁伍不调。余立方，用补中益气汤，用人参一钱五分，黄芪三钱，加炮姜、半夏各八分。其家问如此疟痢兼行，恐火甚不可补。余曰："此非疟痢兼行，乃脾虚下陷也。"又问："脾虚何以有红白？"余曰："气既陷下，则血亦带之而下，其白者乃肠垢也。"力为辨析，始依服一剂。次日腹痛愈，痢即止，疟亦如前发有定期。仍然两日一发，发在夜间矣。再照前方，去柴胡，加附子、肉桂各五分，倍当归，服二剂，疟发轻一半，能进粥少许。病者欲求速止，余曰："是亦不难，照前药加人参、附子一倍，再服二剂，疟止食进，毫无所苦矣。若误认为热证，疟痢兼行，而以芩连治之，则呕吐不止，饮食不入，寒热无休，汗出不止，而一丝之气竟断矣，孰谓疟疾不杀人乎？"

反　胃

癸亥年又六月，因内戚风水事，过黄村，晤耀德妹丈。正坐谈，忽有一女人来索诊。年已望六，诊其脉，沉而迟，左关细而弦，右关短涩。问："饮食呕吐否？下半身冷，足无力行动否？"答云："正是。自某月起，至今数月，不能饮食，每日只用粥碗余，仍要吐去，足冷如冰，不能行走。曾往见名医八九次，共服彼药四十余剂，毫不见效。已自知病成膈噎，不能治矣。今欲遣人往外寻男人归，为料理后事，适闻高明在此，故来求治，不知还可治否？"余问："名医药内曾用黄连否？"答云："不曾。"余曰："若未用黄连，尚可救也。"为举方，用肉桂为君，佐以人参、白术、茯苓、半夏、陈皮、当归、牛膝、山萸、熟地，少加木香。服一剂，脚下便温，次日食粥即不吐。连服四剂，能食饭碗余。再服五六剂，而饮食照常，诸症痊愈。

血　箭

一仆妇年三十余，素无病。忽左脚肚作痒，以指抓之，毛孔内鲜血一线流出，直射四五尺远，以樽盛之，血流盈樽。又换一大碗盛之，血又盈碗，遂昏晕仆地，其夫急奔求救。余曰："此血箭也。"令将百草霜厚掩患处，以布物紧缚住。予补中益气汤一剂，内用参、芪各三钱，加炒焦黄连三分，生地二钱，白芍一钱五分，灌下，人渐苏，血顿止。再剂痊愈。

吐 血

癸亥年七月，项左宜兄令眷，大吐血数盆，总不止，略咳一声，血随吐出，脉浮虚，兼出汗。余曰："此气虚不摄血也。"用人参一钱五分，黄芪二钱，佐以当归、生地、白芍、丹皮、阿胶、薏苡、麦冬、牛膝，加藕汁、童便，一服立止。再去麦冬、藕汁、童便，加白术、山药，调理十余剂而愈。

慢 惊

棠友舍弟之子，甫二岁，禀质弱极。癸亥年七月间，向幼科处讨末药予服。服后每日必泻五六回，弟媳辈甚喜，谓是痰滞皆去，颇归功于末药。泻至第七日，夜发大热，至天明不退。更加吐泻，一日计吐泻各三十余次。下午接幼科视之，云一块火，药用清解，加黄连二分。服一剂，是夜吐泻不休，发热更甚。余次早方闻之，急令抱出一看。唇白面青，瘦脱人形，喉间喘急之甚，强抱竖起，眼略开即闭下，如欲睡状，此慢惊将成时也。余且恨且惧，急命倾去前药勿服。余用白术、黄芪、茯苓、炙甘草、陈皮、半夏、附子、肉桂、炮姜、丁香，投人参八分在药内，速令煎服。服下吐遂止，大睡一二时。醒来喘觉稍定，热亦温和，泻只一次。午后仍照前再予一剂，热退喘定。至夜深又复发热，次日仍照前药服一剂，泻全止，热全退。夜又服前药一剂，热退尽，夜不复发。次日去附子，只用六君子汤，加姜、桂，仍用参八分。服四剂而神彩始旺，吐去痰涎若干，始不复嗽。仍予人参五钱，服六君子十日而后复元。当日若再服黄连一剂，脾气虚绝，立刻成慢惊，神仙不能救矣。凡小儿吐泻起，即防成慢惊。慢惊者，以上吐下泻两头夺其脾气，致脾气虚绝而成也。凡吐泻证速用参、术、姜、桂温补脾土，即可无恙。幼科遇吐泻证，往往反用凉药，以速绝其脾土，而慢惊立成。既成慢惊，则又用牛黄、全蝎之类以速之死，真可哀也。

阴　证

癸亥年七月二十二日，文杏舍侄忽腹痛呕吐，其家谓是气恼停滞。余为诊之，大惊骇曰："此中阴中之极凶证也。"急用理中汤，加丁香，用熟附子一钱五分，人参三钱。奈寒格不入，药下即吐。是夜连进三剂，俱照前药，约吐去二剂，只好一剂到肚。次日早饭时，头面目珠俱血红，只舌干燥之极，浑身壮热，惟脚下冷，腰痛，其家疑是附子太多，致火起。余曰："若三剂，共四钱五分附子俱到腹，此证不出矣。总因吐去，到腹无多，故显此证耳。此所谓戴阳证也，惟阴证之极故反似阳。若接今日名医至，彼必认为一团火邪，此一语投机，信用寒凉，一剂下咽，立刻毙矣。前药用熟附子无力，须生附子方有效，否则少刻烦躁之极，大汗一身而死矣。"余急用生川附二钱五分，人参五钱，干姜二钱，白术一钱五分，丁香八分，炙甘草三分，黄芪三钱。煎成，加童便半盅，令温服。服毕不吐，照前药续进一剂。共用生附五钱，人参一两，二剂俱服毕。而头面、目珠，亦色尽退，一身俱凉，脚下方温，反叫舌麻，背恶寒，阴寒之象始见。次日遂下利，日夜利二三十行。此后每一昼夜，用药三剂，俱同前理中、四逆之类，每剂用熟附二钱，参四钱，共计每日用附子六钱，人参一两二钱。至第六日，利止知饿，骤食硬粥三茶盅，忽又食复矣。又呕吐，冷汗如水，恐汗出暴脱。延迪翁商之，药已极顶，再无可加。惟用灸法，于关元、气海穴各灸五壮，汗渐敛。复进前药，加吴萸，呕吐又止，又复下利三日。仍复隔七八日后，方渐吃薄粥汤，渐加粥食。附子由六钱减至四钱，由四钱减至二钱。参由一两二钱减至八钱，由八钱减至六钱，渐减至二三钱。服一月而起，共计服附子二十四两，人参二斤。然非如此用药，万无生理矣。

久　疟

癸亥年八月十二日，过潜溪贺玱玉世兄入泮[①]，遇汪阴初先生。询余云：“一弟媳年二十二，患疟百余发，近益凶危，昼夜呕吐，不能饮食，日服黄连，呕终不止，奄奄一息，而又怀孕七个月，先生有何法可以治之?”余答云：“必须参芪补中，姜桂温中，方可得愈，寒凉药断不可服。”余别去。迟数日，病人之令尊王翁，亦系行医者，来视之。闻余言当用参，点首云诚然要用参。服参药二三剂，病仍如前，而胸膈加胀。王翁乃作札予乃婿承初兄云：“小女服参既不安，则此命休矣，作逮为备后事，万不能治。”承初

① 入泮：古代学宫前有泮水，故称学校为泮宫。科举时代学童入学为生员称为“入泮”。

兄因将屋业浼人质资六两，为备后事。又越数日，余偶以他务过潜溪，值承初兄，乘便托为诊视。余诊其脉，细数而滑，按之无根。视其色，面如青菜叶，唇舌俱黄而白，毫无血色，竟如已入土者。余视之甚畏怯，问其饮食呕吐光景，则云一昼夜吐一二百次，饮汤不能下咽，七八日未有一盅粥到腹。余心甚怜之，欲极力图救。恐彼处贫无力服参，闻彼有备棺衾之资六两，欲令彼买参服，又恐服尽终不能起，此外无复有棺衾之资，则更苦矣。踌躇再四，因语承初兄曰："此病危极险极，若论收功全愈，不敢轻许。若欲取效，使止呕吐而进粥食，犹为易事。但药内必须用参。"承初兄告以乃岳曾用参数剂，反不安。余曰："岂有此理？毕竟用之未善耳。"索前方视之，其方只用参三分，其余却皆是枳壳、黄芩、花粉、山栀、麦冬、贝母，一派破正气寒胃气之药，余叹曰："冤杀人参也。"为举方，因其贫，只用参一钱，用黄芪二钱，白术一钱五分，当归一线五分，茯苓八分，半夏八分，肉桂七分，陈皮、炮姜、丁香各五分。服一剂，是夜呕吐遂止，次日可食粥碗余。连服十剂，寒热已退尽，每日可进粥六七碗，大有生机矣。忽腹痛欲产，幸服人参两余，产时不至狼狈。胎已朽坏在腹中，产后竟无丝毫污秽。盖身中之血，皆为久热蒸干矣。次日令加人参、当归一倍，服数剂渐安。忽尔嗽甚，复诊其脉，脉稍有根，而更加滑数。余曰："此嗽无他，内有湿痰，为久服黄连寒气凝结不解，兼之中气虚乏，欲出不出，是以刻刻呕吐。今用温中补气药，则正气稍旺，正气旺则邪气不能容，此痰发动欲出，故尔作嗽，今但一味温中助气，使痰一涌而出，则嗽自止。”仍照前药加附子五分，加煨姜二片，去陈皮，用橘红，其他润肺止嗽药，一毫不用，若全不顾其嗽者。连服四剂，大嗽三四日，忽然喉间一涌，吐出硬痰一樽，红黄绿白，四色俱有，是夜嗽遂定。次日又复嗽，午后又吐出痰数碗，连吐五六日，共吐痰约两桶，痰尽矣，嗽遂全伞。腹内大饥，能食饭，渐有起机，闻者皆为色喜。一日病人乃堂，自呈坎来，怒责乃婿不为备后事而用人参，婿惊问其故。云某名医至呈坎，以此病问之，答云服参必死矣。又极行时某先生至，又问之，亦如此说。且云纵活，亦只好两三个月，究必要死。尔时病人方吃饭毕，闻言着恼，食滞腹痛。次日变出一症，浑身浮肿，面浮如瓜，两眼不能开。又迎余视之，俱告以证变之故，余且恨且惧，药用白术、茯苓、泽泻、赤小豆、陈皮、神曲、山楂、厚朴、木香、香附，只用参五分。服一剂，泻二三次，腹痛止，肿消十之七。次日再服一剂，浮气全消。嗣后日用人参一钱五分，黄芪二钱，附子、炮姜各五分，佐以白术、陈皮、当归、熟地、杜仲、续断、枸杞，服半月余，并前共计服药六十剂而全愈。此证极重极危，余既经诊视后，遂不忍坐视其毙，更怜其贫苦，为谋人参送彼，希活一命。幸有生机，又为服参必死一言之害，致多一番波折，险倾一命。设当日证变不起，人不知为两医所误，反谓服参必死之言果验。不独误此一命，使人谨守其言不敢服参，又复误杀他命，其害可胜言哉？幸余用药权变，终能挽回，此心稍安，此恨稍平。今病人愈后，由秋而冬，而春而夏，何止两三个月，并不复死，服参必死之言，万勿更误他人。

伤　寒

癸亥秋月，一女人年过七旬，患感寒，有汗。服羌活、防风，汗愈多，热不退，头痛面赤，左胁痛。更一医，见汗多，用平补药，更剧。又更一医，见胁痛呻吟之状，谓是挪胁伤寒，且年逾七旬，不治矣，竟不用药而去。始求余诊之，脉弦紧。余曰："此少阳证，可无虑也。"予小柴胡汤一剂，用参五分。病家畏惧，云："伤寒不可补。"余曰："非补也，藉参主力以和解半表半里之邪耳，此是古人制方之意，缘今医家畏用人参，又不解古人制方之意，故用此汤，必除去人参，抑知有当除者，有不当除者。如此七十老人，大汗数日，断不当除者也。"力为辨析，始依余服一剂。当夜诸症尽愈，始称余为神。余笑曰："我何敢自居为神，当不肯使人为鬼耳。"

浮　肿

癸亥年九月，项左宜兄令郎甫八岁，通身浮肿，阴囊更肿而明亮。名幼科治之，日用车前子、泽泻、赤豆、山栀分利清降之药，久久不愈，反加二便俱闭，饮食不进，情急而来见余。余予方，用补中益气汤倍白术，加苍术、木香、肉桂、泽泻，嘱用人参八分，再不可少。归而服药一剂，是夜二便俱通，肿消一半，再数剂而愈。愈后半月，坐冷石凳上许久，阴囊又复肿如前，小便又不利。时余已往旌阳科试，因复向前幼科治之，且告以前恙，系用参而愈，幼科骇曰："如此孩童，如何服得人参？且诸肿无补，独不闻乎？"仍予分利之药。服数剂，绝无效，又不饮食。因寻出余前方，市药二三剂，每剂用参五六分而愈。

喘　证

癸亥年九月，汪石老一仆妇，年二十余，极瘦弱，咳嗽、气喘促、不能卧，并一步不能移动，已经七日。所服之药，皆系防风、杏仁、麦冬、贝母、桑皮之类，愈服愈剧。偶过潜里，石老邀为视之。脉极数乱，却极绵软无力。其数乱者，乃气喘促之故，其软而无力，则脉之真象也。余断为肺气虚寒，宜用温肺汤：炮姜、肉桂、白术、半夏、黄芪、人参、茯苓、甘草、橘红、桔梗。服一剂，是夜遂不喘，可以安卧。次日即能行走，再剂痊愈。愈后数日，小腹下肿出一块，行路有碍，其夫恐生外患，来告余。余曰："前证原属气虚，此证当亦是气虚下陷，非外患也。"用补中益气二剂，提之上升而肿遂消。喘嗽之有温肺汤，乃气虚肺寒的对之药，投之得安，无不立效。

前此里中有一仆人，时发哮喘。发时一连二十余夜不能卧，遇寒更甚。余以此汤投之，彼下人无参，重用黄芪二三钱，一剂立愈。嗣后将方时刻佩带身边，间一发时，照方市药一剂即愈。

又梅村叶兰友兄，亦有此症。壬戌冬月正发，余投以前药，当夜即安卧。连服八剂，半年不发。后一发时，照方服药即愈。后兰老以余方夸示医者，医者茫然不解。未几往雄村治病，病正相合。见前诸医所用之药，悉是黄芩、麦冬之类，喘嗽月余，终不能卧。因以余方试之，一剂取效，始自叹服云：“吾行医一世，从不知有此治法。”

又癸亥十月，余在旌阳应科试，同学汪左观先生此证忽发。询余寓索诊，余投以前方。因彼客中无参，亦重用黄芪三钱，市药一剂归寓所。同寓诸友交口极诋，谓黄芪万不可服，若服黄芪必腰背屈曲，喘嗽倍增，因畏而不敢服，又来见余，余再四劝之服，谓服必取效。归而诸公又劝其勿服，彼踌躇不决，因祷之神，大吉。又卜卦云：天医上卦，药当服。始回寓服之。是夜喘定，嗽止安卧，始信心再服，而旧病获愈。乃知此汤之治肺气虚寒，诚屡试屡验，百发百中者也。不知何故，近来医家凡遇此证，必用麦冬、贝母以重寒其肺，否则桑皮、白前、苏子以重泻其气，甚至黄芩、花粉使雪上加霜，而病无瘳时矣。若告以当用参芪，则笑为妄诞，告以当用姜、桂、白术，则畏若砒霜。致使昔贤垂示后人之正法不能复明于世，无怪乎夭枉者多也。想亦天地气运渐薄，故至此耳。悲夫！

年来兼理医事，致疏笔砚。泉君切责以荒废正业，无以慰亲心。因于癸亥小春，自旌阳录科归里后，遂闭户温习，一切医药事物尽皆谢却。无如亲友中病涉疑难者，不能尽阻其不赐教，而余于谊所不容辞、情所不能恝①者，亦不得不为治之。续存方案，并录请政。

① 恝：jiá，忽视，不在意。

目　疾

癸亥十一月，汪以章先生令孙树人兄目疾暴发，红紫异常，不能开视，内如火灼，痛不可忍，就余诊之。余谓肝脾肺三经火邪上攻，轻轻清散无益，宜用釜底抽薪之法。因其体质素弱，只用大黄一钱，如不行再加用。次日专人索药，又误传已下，遂只用清散之剂，内加石膏，病竟不除，痛益增剧。每至夜更痛甚，约一更后，痛必晕死，四肢厥冷，不审人事。直待一个更次后，方渐苏。一连三夜俱如此。有医谓脉歇至，是虚证。归究前药大黄之误，力言当用参，章翁不敢轻用，过余馆商之。仍同往为诊之，脉数时一止。余曰："脉果歇至，但数时一止为促脉，是热证，非虚证。初一剂大黄太轻，未曾得下，邪热内结，故有此证。此谓之发厥，不是发晕，其厥犹伤寒之热厥也。下之自愈。"仍用大黄、明粉各三钱，黄连五分，余则赤芍、丹皮、黄芩、胆草、菊花、羌活、防风。服后，是夜手足便温，痛亦稍减，不复发厥，半夜大泻三四次，次早双眼顿开，红色退其半，痛亦减大半。再除大黄、明粉，减轻川连，仍服十余剂而后痊愈。

崩　漏

癸亥腊月廿四日，入郡往候本学许老师，乘便嘱为许师母诊视，脉沉涩而迟，素有崩漏之证。楚谨告之曰："此气血两亏，大虚寒之证也。只宜温补，俾得春生之象，则气暖阳回，乃能嘘血归经，不可执热则流通之说，恣用凉血等药。若用寒凉，不惟脾胃益弱，不能进食，且使败血凝结，暂时停止。不逾时而气益衰败，冲突而出，如拳如块，尔时益难为力矣。况热则流通之说，俗解大谬。流通者，流通于经络之中，非流通使下行也。盖血随气而行，气旺则周流不息，血即随之而周行于身。故欲止崩漏，当使血归经，欲血归经，当先补气。气属阳，得温暖则阳回气旺，故曰热则流通。若气虚而寒，则凝涩矣，凝涩则不能流行周身，而涓涓不断，成漏下之证矣，此证所以当用温补也。”遂定方，用：附子、黑姜各四分，白术一钱，黄芪、人参各二钱，当归一钱五分，山萸、枸杞各一钱，炙甘草三分，陈皮五分。遂别归。私拟其必然畏附子不肯信用。次年正月初二日，师尊特专人持简见召。次日即往拜节，一见称谢不已。云岁内照方服二剂，久远之崩漏立止。因卒岁匆冗，未再服，昨又微下。复诊之，脉稍有神，照前方，将附子、黑姜各加至六分，芪、术俱加重，外加枣仁一钱，制香附五分，阿胶八分。服药半月而宿疾全愈，饮食倍增，精神倍旺。素常唇舌干燥，服姜附后，唇舌俱润，件件胜前。设照时俗一味用凉血之药，则病方肃杀，而药又肃杀之。虚寒之证，宁有愈时哉？此本东垣先生之治法耳，不知者，又议为好用温补矣。

心 疾

许师母愈后，随有令爱小姐，自龙游县任所送来许老师署中就医，至即召楚治之。云自去年九月，心事怫郁，遂得心疾，已经半年，服药绝不效。诊其脉亦复沉涩，左手更微，因断为血虚之证也。《内经》云：心藏神，肝藏魂。心血虚则神不得宁，肝血虚则魂无所归，是以神魂不定，语言无序，或啼或笑，自言自语，然言语必极轻微，为不足之证，非若狂证之属有余也。且六脉涩而无力，血虚而气亦复虚。夫有形之血，必藉无形之气以生，则补血尤须补气。遂重用当归三钱，枣仁二钱，远志八分，白术一钱，黄芪、山萸各一钱五分，人参一钱。初二剂加天竺黄分许，微化其痰之标。服后神气清爽，前症不发。日照前方服，并制丸药，调理得痊。

停　饮

族弟坦公之尊堂，为前医治坏，已成必死之证矣，后事已备，举家内外无一人料其复生。余以坦公之知己，且见其真诚笃孝，故舍分内之工夫，往为治之。其中证变多端，费尽苦心，竭尽精力，而且担惊受恐，为彼救活。渐次收功，忽又惑于前之名医，几复杀之。且三杀之，而余三救之。当今科年，直使反复缠绵，费半年之功而后得愈。犹幸得愈，使前医之言不验。庶后人鉴此，不致偏听误信，得以多造数命，足惬私衷。至于功名自有定分，多费时日，荒芜正业，不足致憾也。因详载本末，一以见必死之中，未始无可生之道。一以叹可生之人，每自投必死之门。总以为人性命起见，非欲与医家立同异、较短长也。谨备述之。

其尊堂今甲子年方四十岁，曾生育十余胎，体久虚矣。往年常发虚热、口干、手心燔，自以为火体，动以灯心、石膏等汤常自煎服。间与名医某先生诊视，亦云有火，宜清凉。益自信为火体，而恣用灯草汤、石膏汤不休矣。于壬戌年腊月廿四日吐食起，随接某先生治之，用黄连药不愈。久之，不服药，吐反止，稍迟又发。又接某先生，又是黄连、麦冬、花粉、苏子、旋覆花、丹皮、地骨皮之类。服之终不愈，吐反加勤。癸亥年春月，犹十余日一发，至夏则渐五六日一发，或二三日一发。先吐食，食尽则吐水。自秋徂[①]冬，接某先生愈勤，吐愈甚，饮食愈不能进。其小腹内左旁又有一块，已经四五年。从前只核桃大，自吐后服黄连药一年以来，渐长如香橼大。此块一跳动，水即起满胸胁，胀闷一番，再大吐，吐皆红色血出，日接某先生不断。病人觉神魂飘荡，心无主宰，不得已，自用人参二分，煎和饮汤服之，觉稍安。某先生至，问："可服参否？"答曰："如此呕吐，如何还服得参？若服参，一世不要想进饮食。"再四叮嘱，人参丝毫不可用。噫！安胃止吐，莫如人参，而某先生以为丝毫不可服，此种学问，不知从海外何国传来，真不可测也。病人闻某先生言，遂畏而不敢服。越数日，万分难禁持，只得又用参二分，如前服下，又觉稍安。因某先生之药不效，或荐之接其高徒。又问可服参否，亦如某先生之言答之，禁不许服。举方又用黄连三分，余亦百合、扁豆、麦冬、花粉、旋覆花、苏子、红曲。服之吐益甚，昼夜不止。延至甲子新岁，愈不能进饮食，勉

① 徂：cú，及，至。如李渔《闲情偶寄·种植部》："后先相继，自夏徂秋。"

强饮粥汤一盏，随即吐出，反带出许多血水。仍日接某先生不止。正月二十边，另延一医，药用枳壳八分，一派皆宽胸破气之药，服二剂则一息欲绝矣。不得已，仍往接某先生，适值其往杭州。坦公之尊人不胜彷徨，抚胸顿足曰："此是数该死矣!"而孰知正是数不该死，乃有此机缘也。坦公于是欲迎余诊治，坦公固素信余，因其尊人严厉不能进言，今危急极矣，始听其来迎余。时正月二十六日也，余坚辞不往，坦公涕泣而请，不能恝然①，乃往为诊之。脉弦细浮空，渐有飘散之象。余谓："此证非不可治，但恐无命待治耳。"问："何以故?"余曰："据此脉，恐要虚脱，若保得今晚明日不脱去，则此证可疗矣。"言不逾时，果叫手足麻，少顷麻至面，又渐麻至舌，而脱证现矣。余曰："若在他家，用人参一两，少或八钱，附子二三钱，即可免虚脱之患。尊公既不信心，又将前医不可服参之言胶固胸中，故余不便用药。无已，权服轻剂，若保得今晚不脱，明早再商。"因予药一剂，用附、桂各八分，白术一钱，茯苓、泽泻、炮姜各八分，人参二钱。携药去，仍然畏参、附不敢服。未天明，病人又渐麻至心，人事昏沉，汗出淋漓，黎明敲门求救。诊其脉，似有似无，欲绝未绝。余因其不信心，竟不用药，辞别出门。恰遇乐莘舍弟，告以故。弟云："此婶甚贤，仍当救之。"余亦动念，至馆辗转思索，

① 恝然：jiá rán。漠不关心貌，冷淡貌。宋·辛弃疾《醉翁操》词序："又念先之与余游八年，日从事诗酒间，意相得欢甚，于其别也，何独能恝然。"

坐立不安。作一字予坦公，令将参五六钱，并煎浓姜汤，和参汤灌下。如言，煎灌毕，人渐苏，心麻稍定，脉稍起。再予药一剂，人参八钱，附子一钱，肉桂一钱，白术一钱五分，黄芪三钱，茯苓一钱，泽泻、车前子各八分。其家见服参汤有效，且又在将绝之时，始听余用药。正煎成将服，而镇中一医至矣，指略一诊，便举方撮药，用百合、麦冬、花粉、丹皮、秦艽、贝母、白芍，只用人参二分。告以适才汗晕几脱，系服参七钱方回。医者答曰："人参不可多，多则恐烦躁，极顶只好用三分。"医别去，余极力劝其勿服，仍将余药服下，通身之麻顿止，即进粥二碗，不复吐出。此自岁朝至今二十七日未有之事也，是夜仍照前药再进一剂，并用独参汤。此一昼夜，共计用参二两五钱，方得救活，不复脱去。次日照前药用参八钱，只服一剂，连服三日，每日可进粥四五碗。奈中气之寒易温，肾脏之真气难回。服此药后，小便虽不似从前短涩，毕竟未照常流利，水道尚未大通。数日所蓄之水，至二月初一日薄暮，忽然一涌而出，有两大面盆。吐后中气大虚，手足又麻，汗出不止，人事昏乱。将发带住，扶靠一昼夜，照前药更加重参、附、黄芪，仍令不时灌独参汤。至薄暮，病人忽然端坐床上，言笑骂詈，如无病状，察之乃新旧先灵，附之而语，语气各宛肖。余从不信鬼，观此亦大奇矣，然亦不过阳脱之证也。只令多服参，至夜深，却安神睡熟。其家拟必不起，忙备棺衾等物。次早为诊之，脉渐有根，人事亦清爽，能进粥食。余谓脱患既已保全，他症可疗，可包不死矣。病人犹不信，余曰："但依我用药，若死，我当偿命。”是日仍照前药用参八钱。人问是何证？余曰：“以证论，不过一停饮耳。但此证之停饮，较他证独异独凶。非此证之独异独凶，医之使然也。”经云：膀胱者，州都之官，津液藏焉，气化则能出矣。饮虽停蓄于胃，实由膀胱之气不化，致小便不利，水无所归，则仍返上于胃，呕吐而出。而膀胱之气所以不化者，由于肾气不充。肾气不充，由于命门火衰。惟命门火衰，上之则不能熏蒸脾土，使中气虚寒，呕吐少食，下之则不能化气，使膀胱不利，小便不通。盖膀胱之为物，有下窍，无上窍，水由小肠渗入膀胱，而膀胱与肾为表里，惟肾中之真火旺，则肾气强，肾气强，则膀胱之气化。小肠之水，一经传到膀胱之内，便自吸之而入。若火衰肾虚，则膀胱无气，小肠传到而膀胱不纳，则水不能渗入，水不能渗入，则水无所归，自不得不由旧路逆行而上，所谓激而行之，可使在山也。昔贤制桂苓甘术饮以治此证，用甘、术以和中，苓、泽以渗利，桂以温中助命门真火，并宣通膀胱之气，则水道通而饮不停矣，此正治之法也。今医家万病皆云是火，一见呕吐，更云有火，动以黄连投之。黄连大苦大寒，妄投一二剂，其害已不可胜言，而乃日日服之，月月服之，且经年服之，即果有火，亦转而为寒，况真火衰弱者乎？尚安望其有生气乎？是以火益衰，胃益寒，吐多食少，元气日消，以至于如此其极也。经云：诸呕吐酸，皆属于热。固也。然读书当灵变会通，不可执着，今人但执着热之一字，所以一见反胃呕吐等证，呆用黄连，致无一人复活。若语以不当用寒凉，彼又引经为据，似无可驳，然彼之引经，只足以掩饰庸流，不足以欺蔽识者。经文固非如彼之谓也，经言属于热，犹云病之端绪大段由于热，非谓必定是热，亦非谓终久是热，当用寒药不已也，故东垣先生又曰："诸呕吐酸，皆属于寒。"诚恐后人执定热字，恣用寒凉，误人性命，所以着此一语，以补经文之未备。语虽相反，意实相成，诚轩岐之功臣也。盖胃中湿气郁而成积，则中生热，故从木化而为酸，法当清之，此属热之谓也。若久而不化，则肝木日盛，胃土日衰。经云：木欲实，辛当平之。故辛可胜酸，辛则必热，热以制东方之实，热以扶中土之衰，此属寒之谓也。若浊气不降，而日以寒药投之，犹人已下井而复加之石，断无起理矣，此执定热字之为害也。况此证小腹左边有块，已经五年，乃肝经阴寒之邪，凝结而成。去年以来，更长大如香橼者，由于服黄连之寒，以益其寒邪故也。夫肝脏既寒矣，而膀胱又为太阳寒水，寒与寒本相契合，而肝木之性上升，遂将膀胱之水引之直上，为木引水邪。夫膀胱之气，既不能化之使下出，而肝木之邪又引之使上升，其吐安有已时？故当用参、术、姜、半、桂、附、苓、泽以和中温胃，制肝益肾，宣通肾脏，补益真元，使小便利而水不停，吐自止，饮食自多，元气自复。但上中二焦药力易到，故一服前药，胃气开而吐可止，食可进，下焦药力难到，肾气未能骤复，膀胱之气未能遽充，所以水传于下，蓄之数日仍逆流而出也。今乘此时水俱吐尽，腹内一空，当思一速为疏浚之法，使水到即行，自永无吐患。然极虚之体，如疏凿饮、舟车、神佑等汤，毫不可沾唇，惟宜附子理中及八味肾气、金匮肾气等汤加减用。立定一方：用附子、肉桂、白术各一钱五分，炮姜、茯苓各一钱，半夏、泽泻、车前子各八分，川椒五分，人参八钱。又想出一法，另制小丸药半斤，用肉桂、附子、人参、茯苓、泽泻、车前子、椒目、吴萸、胡芦巴，少加木香，将雄猪脬一个，将药盛入脬中蒸熟，使脬中气味度入药中。再将药烘干磨细，仍将猪脬煮汁和药为丸，借脬之性，引药直达膀胱。每日服丸药二钱，服前煎药一剂。服二日，小便长而清。此后病人凡有水气上入胸胁，即将丸药吞下，更觉水势下行，腹中汩汩有声，未几小便一出，腹中便泰然，饮食便多进。由此日服不断，吐证绝不复发，饮食日多，小腹之块渐细。服药月余，而诸症尽愈矣。

至三月十一日，忽尔感冒风寒，头背痛发热，余不敢用表散药，仍用人参三钱，只用柴、葛少许以解肌，余皆白术、陈皮、茯苓、当归，使正气强，邪气自还出于肌表。服药后，微汗热退，头背痛俱止矣。是时天气暴热，仍穿厚棉衣，盖厚棉被，夜间复出大汗，次日脉浮洪而虚数。余谓元气未回，又复出汗，有伤真元，恐变生他证。次日果大发寒热，汗多，口渴异常。余适他出，晚归仍为诊之，是日已服参五钱，并前桂、附等药矣。观其舌纯黑，余再用附子三钱，桂二钱，人参一两，加生地二钱，余悉照前药。煎服下，随即渴解热退，安神熟睡。越一日又发，其发寒时，口内要吃极热。药内有三钱附子，并极重姜、桂诸热药，又将药煎火炉内，连火炉放床前，乘滚喂入口，口唇俱起疱，而口内尚觉不热，如此阴寒入骨，犹谓非黄连之过耶？次日用黄连之医又至里中，邀来视之，谓发作有时，自然是疟，用柴胡、鳖甲之类，余力辩不可服。即云是疟，亦只温补，扶助正气，正气旺，邪气自退。仍照前药，日予一剂，寒热渐轻，汗渐敛。连服六七日，发三四次而寒热止矣。再将桂、附各减一半，人参亦减去二钱，用八钱。因间有虚热，加熟地、丹皮，服一月而又平复矣。

其如病家深畏桂附，谓名医毕竟王道，用药和平，暗延视之。服药二剂，而吐证顿发矣。余尚不知病发之由，细究乃得。索方视之，竟用人参八分，前云人参丝毫不可服，今知每日用人参八钱，故亦放手用八分，奈参力既轻，他药又复凉润，是以一服病便发。余忙照前药予服，吐又立止。服十余日，又渐多进饮食，万万无虑。其如病人惑于鬼神术数，皆云此命必死，故虽愈犹存畏死之心。凡有医人到里，必迎一看，孰意诸医见余方，无不惊诧胜议。有议附子大毒，不宜服者，有议人参多服亦有毒者，有议此一派热药，要将筋骨烧枯者，有议服此一派药而全不知热，则此证必不起者，有议真病已成，即多服人参亦无益者，甚至全不知医者，亦随声附和，戒其勿用附子，惟余迪兹先生意见与余相符。余又力为辨析曰："《周礼》冬至命采毒药以攻疾。凡攻疾之药，俱是有毒，不独附子为然。但有病则病受之，彼之毒性往攻寒证不暇，何暇留连作毒？如兵，毒物也，然杀贼必须用之。若无故而用兵，则受兵之毒矣。若用兵以杀贼，杀贼以安民，则不惟不见兵之毒，深受兵之利矣，故用药如用兵，第论用之当与不当，不必问药之毒与不毒。苟用之不当，则无毒亦转成大毒；果用之得当，即有毒亦化为无毒。人第知附子有毒，殊不知黄连亦有毒。如此证用黄连不当，直使中气虚寒，真阳乏绝，气虚不化，小便不利，呕吐不休，饮食不进，一息奄奄，命危旦夕，岂非黄连之大毒乎？何彼害命之毒反不知畏，此救命之毒偏多畏也？况附子已经童便、甘草制透，毒已尽解，安得复有毒？即云有毒，有毒而生，不远胜于无毒而死乎？附、桂二味，为此证必需之药，若不用此二味，即单服人参百斤亦无益，不可偏听席流俗说，致误性命。”每投药之际，辄如此辩论一番，几欲呕出心肝，合药予服，其如一傅众咻，愈见效，愈生疑。一日又迎前医之高徒某先生至，坦公恐其又用前番寒凉药，急告以如许凶危，系服人参一两、附子三钱乃效。某先生大惊曰：“岂有此理？附子如何用得三钱？想必不是附子。此物用一二分已不可当，安有用三钱之理？”余闻之不觉喷饭。仲景《伤寒》方中，如附子汤一服内用附子二枚，其余真武、四逆等汤，俱用附子一枚，何算少见而多怪也？且热药至附子止矣，寒药至黄连止矣。附子用一二分便不可当，黄连日服二三分，服数百剂，经年不断，又岂可当乎？何不思之甚也！尔时某先生又谓服附子必要生发背，必要头顶痛、浑身热，必要使皮肉俱裂开。而又批案立方云内损恐成，万不能治。此证谓之内损，已可哂矣，兹且不深究。彼既云不能治，则必死矣，又何虑其有毒？若医活而有毒，宁不较胜于死耶？其方则用人参三分，余又系百合、扁豆、石斛、谷芽、麦冬、贝母、丹皮、旋覆花、红曲等件。病人虽不服其药，然闻其言，便如背有芒刺，皮肉欲裂之状，将余前药，暗暗倾去勿服，单服参汤。如此三日，腹中渐觉不安矣。其家又云，扬州人家，一医治病，又换一医调理，以病愈之后，只当轻轻调理，不当复用治病时之峻剂也。余闻之，婉辞不复用药。因向病人云："尔家误信诸医，又畏参、附峻剂，而喜名医之和平，余不敢强，且待服彼药何如？如病危时，余又来救可也。"

次日果仍接前医某先生至，则极言附子之害。立方用人参三分，余皆麦冬、花粉、旋覆花、丹皮、地骨皮、谷芽、扁豆、白芍。服一剂，其效如神，是夜吐证顿发，先吐食、后吐水，连吐数回，中气大伤。次日便发热，腹中之块又起，水势不时涌上。某先生见发热，便云附子毒发了，并将方内人参三分亦复除去，又加黄连三分。服黄连后，吐更甚，热亦更甚，虚人手心更烦热。又系夏月，喜将手掌漫冷水中，某先生闻手心喜浸冷水，遂云此是一块实火，总是人参、附子之害，遂加用黄连五分。此一剂入腹，真比砒霜更毒。吐无休歇，昼夜不得寐，汗出淋漓，时而寒战，时而燔热，手足拘挛，不得伸，滴水不能入口，即少进参汤，亦复吐出。二阴之窍，不时热气直泄，令人将棉衣物前后塞住，否则气一出，心皆坠下，神便飘扬，此真气陷下，危笃之极也。某先生则云，内有一块实火，热气出出也好。噫！此何等危急时也，尚忍为此言哉！仍照前用黄连五分，病人自知危极，深悔为彼医所误，复嘱令郎来求救于余。余坚辞不往，坦公涕泗横流，不得已，聊为诊之。脉浮细无根，病人在床哀恳，余思未至其时，仍坚忍不予药。坦公又奉尊人命，携前医药，亲往求加减。时已二鼓，某医于前药内，加一味予归，至问其所加之一味，则百合也，病人至此深知黄连之害，且恨且詈，断不复服其药。又浼鼎若叔代请于余，又令女人内恳家慈，转嘱不肖为救之。因复为诊视，六脉无根，浮空欲散。观其神色，较两日前更加可畏，手足齐缩至胸腹前，不能伸开，热如燔炭，瘦同鸡骨，脱尽人形，语言低微。尚云："蒙先生许我服某先生药，至危急时，再来救我，今危急矣，望再救我。"自惭自悔，备极苦情。余计自服某医药吐起至今已经十日，未进粒米，气存一丝，若再不救，遂不复能救矣。急命切参一两现成，为备药一剂，又用附子三钱，肉桂一钱五分，丁香八分，炮姜一钱五分，川椒五分，胡芦巴一钱，白术一钱五分，半夏八分，当归、熟地各一钱，茯苓、泽泻、车前子各八分。此一剂才下咽，手足便能舒展自如。略停半刻，便进粥一碗，不复吐，大热立退。坦公喜而急来告余曰："先生真是神仙，吾举家方服先生之神，而恨名医之误矣。"盖自是始深信余用药，不复畏附、桂，然其家无一人料其复生。余仍照前药连投五日，饮食又渐多。再减轻服至六月尽，病势已愈十之八九矣。

七月初旬，余将往省应试，为定久服调理之方，每月仍用参四钱，附子一钱二分，肉桂八分，炮姜五分，川椒三分，白术一钱五分，黄芪二钱，当归、山萸、枸杞、熟地各一钱，炙甘草三分，泽泻、车前子各七分。又举丸方，煎丸并用。服至九月初旬，余自省中归，诊其脉，和平有力，腹中之块尽去，旧疾万不怕复，饮食倍多，其精神气色，件件胜于未病之前。今九月十三日，得称贺四十寿，共计服过人参七斤余，熟附子三斤半。其家患疮者甚多，独病人愈后，并无一丝疮疥，更安得有毒耶？愿医家惟按脉审证，量证发药，用药救命，勿徒议附、桂有毒，致误人命也。

寒　中

潜口汪扶老尊嫂夫人，于甲子年三月中旬，大发热口干，饮食作呕，头亦痛。迎余治之，余适已往郡，邀就近医治之，用疏风发散药内又兼麦冬、花粉、贝母。服下更重十倍，烦躁异常。次日复来迎余，诊其脉，轻按极浮洪，重按两关弦细。余曰："此寒中之证，并非外感也。"用干姜、肉桂、白蔻仁、白术、木香、陈皮、半夏、茯苓、炙甘草。是日连服二剂，初一剂服下，即不烦躁，头痛亦减。服二剂，热全退，胸宽呕止，能进食。再用六君子汤，服二三日而痊愈。

失　血

甲子年四月，坦公弟之尊眷，大呕血，眩晕出汗。其尊堂尚在病中，闻之不胜惊虑。曰我家人再吐不得血，一吐血必死，历数从前某某，一一皆然。余告之曰："无虑，从前吐血即成痨病，病必至死者，皆专任某医治之，故未有得活者，今待我为治之，决不死。"为诊之，脉浮弦，按之豁如。余曰："此气虚不能摄血也。今人治血证，必云是火，动用犀角地黄汤或黄连、黄芩，否则必系花粉、元参。若名医则必加桑皮、白前、苏子，以清火降气，设投之此证，元气愈亏，血愈不止，至血枯气竭，则发热咳嗽，痨证成而死不远矣。宅中前此之人，所以多枉死也。"昔贤谓血脱者，必益气，阳生阴长之理也。用人参三钱，黄芪三钱，白芍、丹皮各八分，生地一钱，阿胶、山药各一钱，黑姜五分，童便一盅，藕汁一盏。服一剂，血仍微吐，再剂，尽止。仍服二三剂后，再减轻参芪，去童便、藕汁，加白术，调理半月而复元。一切发热咳嗽等症，丝毫不现。若用清火泻肺，安能如此轻轻奏功耶？治此证不足奇，第以今人必不用参，至多枉死，故载之以备考验。非谓血证必当用参，亦非余之偏于用参，以系此种气虚不能摄血之证，则断不可不用参也。若夫气逆火炎，用清凉而愈者，举世皆知，不必尽载。

伤　寒

一族伯母，即汪虚老之令岳母也。甲子年将七旬，五月间患感寒已经六日，服药不愈，人事不清，胸喉间一片痰声，彻夜说鬼，耳聋舌缩，危急已极。第七日，汪虚老至舍，邀为视之。两寸脉浮紧，两关滑而带结。阅其前方，悉皆麦冬、贝母、花粉、黄芩之类。余曰：“表有寒邪，中有寒痰，医不用温以散其表，复又用寒以结其里，遂至如此其危也。”余用二陈汤加羌活、川芎、苍术，重用姜汁，服药后吐出痰碗余，亦微有汗，人事遂清，热尽退，便进粥食。次日复视之，脉沉细而迟矣，舌纯黑。用六君子汤加附子一钱，用人参一钱五分。连服二剂，而舌黑退。服三四剂而平复如初。

虚　劳

一女人年三十有五，患病已两年。多怒，多忧郁，发热咳嗽，吐痰咯血，胸腹胀闷，少进饮食，小腹左旁有一块，如鸭蛋大。两年以来，所服药悉皆黄芩、花粉、丹皮、贝母、麦冬、天冬、桑皮、苏子、白前之类。服药不止百剂，日益增剧，已视为必死之证，竟置之不为调治矣。甲子年四月初旬，嘱为诊之，以决生死。其脉弦细迟涩。余谓："若以世俗治法，断在不起。若依余用药，似犹可起。"脉迟而涩乃寒证，非火证也，至于弦细乃病久气血虚之故。其小腹结块者，乃肝脏阴寒之气，总不可用清润之味。竟用六君子汤加香附、姜、桂，每剂用参一钱。服数剂，血止嗽减，腹宽进食，腹内之块渐小，服二十剂而愈。

忆前此壬戌夏月，郡城同学李兄（讳名魁）亦因失血后，患咳嗽发热，左侧不能卧，腹内胀闷。诊其脉，沉涩而迟。余亦用六君子汤加黄芪、姜、桂。服二剂而左侧可卧，嗽减十之七八，腹宽能饮食。再为加减一方，付之。此后不复相见。去冬遇家见明先生，云李兄久已痊愈复元，至今称感。治此证与前治法略同，因附识于此。

咳　嗽

郡城北门外程兄，甲子年五十有五，于二月间，大失血，遂咳嗽，后复发热。服名医及诸医药八九十剂，日益增剧。至五月中旬，就治于余。诊其脉，虚数而软，阅其前方，大率皆麦冬、天冬、花粉、黑参、桑皮、苏子、白前、丹皮、骨皮、百合、石斛等项，又有用黄芩、射干者，又有用前胡、柴胡、杏仁者。余喜其尚能食饭，因予一方，用阿胶、薏苡、橘红、知母、丹皮、当归、白芍、生地、黄芪、人参。只服二剂，嗽止热退，饮食益增，遂不复服药而愈。

咳　嗽

徐村徐兄（字连茹），于甲子年五月，就诊于余。云自去年冬杪北地归里，途中遇风雪，遂咳嗽。归而求治于诸医及某名医，服药若干，绝无一效，计今已嗽半年矣。服诸药不惟嗽日加增，而且左胁又添一块，按之微痛，胸腹胀满，饮食渐少。出前诸方示之，皆麦冬、天冬、花粉、黑参、贝母、丹皮、地骨皮、白前、苏子、桑皮、黄芩、黄连、童便之类。余诊其脉，两寸微浮，两关弦细。告之曰："两寸微浮，仍有风也。"想因途次受风，风入肺窍，诸医未曾疏通肺气，遂用凉润之药使肺气闭塞，致风入肺窍胶固不出，嗽无已时也。其左胁之块乃肝脏之寒，亦系多服寒凉之药使凝结而成。其腹胀满、饮食短少者，亦寒润败胃之过也。今且宣通肺气使嗽止，再治胸胁，药不可夹杂。遂用细辛、苏梗、桔梗、甘草、橘红、前胡、茯苓、半夏曲、生姜。予药三剂归，只服过二剂，半年之嗽已全止矣。复来诊视，再予六君子汤加桂，以制肝扶脾，数剂尽愈。

眩　晕

潜口汪右老令嫂夫人，体素虚。每眩晕，多服参即安。

于甲子年六月终旬，忽发眩晕，魄汗淋漓。时右老在省中，其家人以余将束装往省，故不召余治。有医者悉照余旧日所定之方，只除去白术，用参五钱，而汗不少衰，晕不少止，几有欲脱之势。始相彷徨，当晚仍来迎余。余诊其脉，两寸极洪大，极弦急，两尺又极沉微，口内作渴，小便又极多，视其舌，红紫有芒刺。余谓与前此虚证不同，此乃心火亢于上，肾水竭于下，为水火不交之证，想由心事怫郁以至此，询之果然。余思，若权用清心火之味，凉药不久下注，益增肾脏之虚寒，若用温药以补下元，则从上焦经过，下元未受益，上焦已先炎，因思古人云：黄连与官桂同行，能使心肾交于顷刻，黄连既可与官桂同行，又岂不可与附子同行乎？盖附子尤能引地黄滋益肾脏也。遂用黄连、附子各三分，生地三钱，远志七分，甘草四分，茯神、丹皮各八分，枸杞、山萸、白芍各一钱，只用人参一钱。才服一次，汗便敛，晕便止。服复渣药，遂安神得睡，次日不复作晕矣。

中阴

潜口汪允文兄，家仁夫兄之婿也。甲子年六月十六日，肩舆诣小馆索诊。云得一中暑之证，自十三日起，医疑感冒，用防风、柴胡表散之药不应，手足冷，背更冷。医人又疑是疟，用柴胡、青皮、花粉、麦冬、贝母之类。服此一剂，则加呕吐，胸膈胀满，茶水不能进，口内冷气出，又更一医，亦用麦冬、贝母、葳蕤、砂仁等物，亦不效。十五日，特延某先生，云是中暑，用香薷饮。服此更不安，时而发热，热时头项痛，口渴，呕吐，腰痛。余观其形色，一片惨黑之气。诊其脉，轻按浮洪数大，重按细如丝。余惊曰：“此中寒，非中暑也，奈何用香、藿诸药?”急欲予附子理中汤，其意尚未深信，权予六君子，重加姜、桂，用参一钱五分。且告之曰：“权服此药，俟胸膈稍宽为验，下午奉看，再加附子可也。”下午便道在潜口，往视之。云服药后不作呕，胸膈稍宽，可少进粥汤，仍发热。余仍予药一剂，欲加附子，病人谓如此热极口渴之甚，附子宜稍缓。余曰：“是则自误也。此是内真寒，故外显假热，服此热自退，口反不渴，既已误服凉润药矣，若犹不信用温暖，将有性命之忧。”因系至知至亲，情谊关切，故谆谆奉劝，若认证不真，必不勉强误事，然认证即真，而不加苦劝以致误事，则于心又不忍也。病人婉言用轻些，余曰：“可。”方内写附子三分，而余已暗投生附一钱二分，再四谆嘱而别。是时渠宅中阖门众人会酌于某处，闻余用参、附、姜、桂等药，群相诽议。内有一初习医者，更多议论，谓如此暑月热天，此病不过是时令暑病，如何使用肉桂、附子?纷议不已。于中独有叔上兄素信余，知此药必不妄投，夜往劝之服。病人烦躁必不服，次早余又嘱肇唐舍侄候之，并劝其服前药，肇唐乃其内弟也，如余言往劝之。病人又见夜来甚安，服前姜桂药口渴反稍减，始肯服。服后热果退，口全不渴，而粥食稍多，胸膈宽其大半，始信余言为不谬。遂日予前药，用附子一钱二分，桂一钱，参、芪各三钱，白术一钱，半夏八分，陈皮、炮姜各七分，炙甘草三分。服半月而愈。

伤　寒

甲子年七月中旬，在省应试，旺汪虚老令兄殷候先生亲来迎余为令爱诊视。令爱适江文澜兄，在省中住家。为诊脉，两寸微浮，关尺俱沉数，舌有黄苔。问其病由，云自某日起，发热，浑身痛，胸腹胀闷，已经七八日矣。医云是停食，日用消导药，时作呕，又加干姜、肉桂。昨五更时，忽大发晕，死去，手足冰冷，牙关紧闭，逾一二时方回，前医又云是虚极。余问："有汗否?"答曰："无汗。"余曰："误矣！此伤寒热结在里之证也，用姜桂则益增其热，是以晕死非晕死，乃发厥也。热结于内，手足反冷，乃阳厥似阴，宜下之。但两寸脉微浮，仍发热身痛，表邪未尽解，不宜骤下。今仍用表药一剂，使微汗出，热退痛止，明日再用大黄，病可立愈矣。不必虑其体虚，体虽虚而证则实也。"用羌活、防风、干葛、柴胡、陈皮、甘草、秦艽、川芎、生姜。一剂服后，微有汗，热退身凉，浑身痛俱止。次日用小承气汤加减，只用熟大黄二钱。江兄携方与前医并略知医者酌之，俱云体虚不可用大黄，服大黄要直泻不止。江兄畏而不敢予服，连隔五六日，大便究未通。每日服扁豆、陈皮之类一剂，再只嘱其饿，粒米不许入口。最可恨者，江宁淮扬一带医人治伤寒，其六经正治之法全然不知，只是叫病人饿，其中饿死者不知若干。余向在扬州，见病人一饿二三十日，气已将绝仍不许进粒米，忙劝其家速予粥食，遂不药而起。又见病人饿几死时，万分难忍，暗自偷窃饮食遂得生者。诸如此类，指不胜屈。

可见病死者少，饿死者多，然饿之致死，而病家与医人，决不知是饿死，但云此病不能救。噫！亦何愚也。不思病伤寒者，既受寒邪，伤其元气。又或汗或吐或下，重伤其元气，全恃胃气渐回，庶几元气渐复耳。若一饿数十日，胃气何由开？元气何由复乎？即无病，人饿二三十日亦死，况重伤元气之病人乎？但须饮食有节，只宜稀粥，借谷气以养胃气，由渐而进，不宜骤食、多食、杂食，以致食复。故《伤寒论》只戒多食肉食成食复之证，非谓粒米不可入口也，向有志欲作一“伤寒不宜久饿辩”，以救无辜饿死之命，终年碌碌，有志未逮。因此证亦令长饿，不觉有感而发。维时病人终日僵卧不动，渐几乎殆。适值文澜兄之令叔祖宗一先生来省应试，即假寓渠宅。文澜兄谈及乃眷病困，某予方未敢服等因。宗一先生叨责之曰：“某先生真是神仙，有此机缘恰得诊视，奈何犹不依方服药?”遂复浼殷翁来迎余。余仍照前方，嘱令先食粥一碗以开胃气，再将药服下。但恐大黄轻微，仍打不动耳，毋畏其直泻不止也，服后果仍不大便。次日仍加元明粉以润之，大便遂通，腹内顿宽。嘱令听其每日食粥四五碗，由渐而多，断然无碍，不必依本地医生只是长饿。如言日进粥食，不再剂而愈矣。

中　阴

岩镇鲍铨老（讳蘅淮，字广文）向在苏州住家。今甲子秋，来省中应试，于七月十八日专人来余寓中迎为诊视。亦系相知，不得不一往。就榻视之，头面红赤，口渴之极，满舌灰色苔，焦干毫无津液。诊其脉，浮索洪大，重按全无。不觉大为吃惊，一则惊其病之凶危，一则惊此病一沾手，便不能脱离，直要费一二十日工夫，方得歇手也。问其得病之由，云："自镇江搭船，天气极热，四人共一舱，他人用扇，觉风侵入己肌。次日便觉烦热，想是受暑，闻西瓜能解暑气，又因作渴，喜食瓜果，遂日食西瓜二三枚，今四五日矣。昨晚到寓所，更加烦热，昨夜又吃雪梨。可是中暑否?"余曰："非也。此伏阴之证，奈何又多食西瓜雪梨，使雪上加霜耶?"因客中无附子，权令服理中汤，重加姜、桂，用参一钱五分，服一剂稍安，仍然渴甚。次日视之，急令觅附子制用。于前药内加附子一钱五分，用参三钱，用桂一钱二分。服二剂，热退口渴止，胸膈稍宽，面上亦色略淡，仍然红色放亮，药已大验矣，但余自思千里来应试，费尽钱谷，受尽辛苦，终日碌碌为人治病，曾不得刻暇自己温习，且去场期不上半月，仍然舍己田，而芸人之田，殊觉可笑。因与家在兄商之，嘱其另延高明医者相帮一看。余意盖以此病既为分开眉眼，待他医守此方用去，可不致有误，则此命既得保全，余亦得暇静坐，实为两全之策。在兄与病人令郎孝易兄商之，访有某名医之令侄甚高明，延来视之。告以前证如此，服某药如此。而医者犹云不是阴证，是停寒伏暑。药用防风、柴胡、厚朴、陈皮、半夏、枳壳、甘草，并无一味治停寒与伏暑。是日下午，余仍往视之。其令郎告以故，且云初亦不敢服此药，因乃尊嘱令卜之神。神云该服此公药，故已服此药一遍。余细思之，告其令郎曰："此药内幸无寒凉，且药剂甚轻微。今早已服余前药一剂，内有人参三钱，附子一钱五分，再服此药半剂，计力无多，还不甚害。若复服此药，则此命难保矣。此病乃真戴阳证也，阴极于下，故令阳浮于上，所以面赤放光，口干作渴。肾中一线孤阳已令真寒逼浮于上，今惟用附、桂驱去真寒，引此孤阳复归宅窟，乃为正治之法。若再误用升散之药，将此孤阳升而散之，顿令阳亡于外，人事昏沉，大汗不止，命在须臾矣。今某医既云不是阴证，而尊公又恪遵神意，余即勉强用药，彼必不见信，倘多出变证，不能收功，反归怨余药之误。然余断不误，窃恐神误之也。”遂别归，一夜辗转不安，次日黎明甫起床，而孝易兄已至寓矣，坚意嘱托，情不能恝，仍同往视之。恐药轻效缓，致病人意见游移，遂令每日服药二剂。每剂用附子二钱，肉桂一钱五分，干姜一钱，白术一钱五分，茯苓一钱，半夏八分，陈皮五分。每日共计附子四钱，人参六钱，始觉逐日见功，服十余日，再照方只服一剂，至初七日，舌苔已退去十之七，头面红色尽退，转成黄色，胸腹大宽，日可进粥四五碗，照前方再略减轻。次日初八进场，不便复为诊视。至十六日场事毕，仍为视之，则已痊愈，能用饭，行动如常。再为立调理煎方，并举丸方，登舟回苏。

霍　乱

许老师之二公郎在三世兄于甲子秋月在省应试，时天气炎热异常，忽患霍乱。一夜至天明，吐泻数百次，饮水一口，反吐出碗余，大便竟不论遍数，不时直流，口内作干，舌纯白色，四肢冷，口唇青，脉则浮微数乱，按之无根，脚又转筋，痛不能忍。余思昔人云“转筋入腹者死”，观此光景，心甚虑之。又思及见知[1]于许老师，倘治之不效，日后何颜相见！不胜惶惧。复定心静志，细一思索，忆《内经》之言霍乱者不一，其中有一条云“岁土不及，风木大行，民病霍乱飧泄”。此言风木胜土而为霍乱也，今转筋则兼风木矣。风木之证，宜桂苓白术散，然又厥冷唇青，乃属寒证，想必误伤生冷以致此也，此又宜吴萸四逆等汤。因参会而用之，为定方，用：人参、白术各一钱五分，肉桂、干姜各八分，茯苓一钱，陈皮六分，炙甘草四分，半夏八分，丁香、吴萸各五分，泽泻七分。因是寒证，并木瓜亦不用。服一剂，吐泻俱止，下午仍令照前再服一剂。次日往候之，已饮啖行动如常矣，不觉快甚。

疟　疾

浯溪同学朱无疆兄（讳日进），甲子秋同在省应试，患疟隔日一发。发时寒热不分，烦躁谵语，迎余诊视。时八月初二日也，既苦疟凶，又虑不得入闱。余诊其脉极沉而数，余谓此疟积热已深，不得依寻常治疟法。用大柴胡汤，内用大黄二钱五分。服后下二三次，初四日疟发便轻一大半，寒热分明，口不渴，人事清爽。再用小柴胡汤去人参，倍黄芩，连服二剂，初六疟止不发矣。初七日遂用六君子汤，加当归、白芍，嘱用人参一钱，初八日仍服一剂进场。

① 见知：受到知遇。如宋胡仔《苕溪渔隐丛话前集·王逢原》：“王逢原见知王荆公，一时附丽之徒，日满其门，进誉献谀，初不及文字间也。”

克终场事，病亦复元。

伤 寒

甲子九月初旬，下第归里，抑郁无聊。因思此一回辛苦，虽未能搏一科名，然救活数命，亦慰私衷。正无事聊自解嘲时，子与舍弟来，邀同为一族弟诊视。此弟孤寒之极，其一枝派只此一人，与里中一族嫡股[①]，故里中号为“通村对半”。因此一人关系不小，故邀同往为诊之。询其病因，云自某夜旅店中梦遗，次日又遇大风雨，归即恶寒发热。某医谓是疟，遂用小柴胡汤，服数剂不愈。又有人劝彼往见俗呼为张一帖者，因梦遗后得病，遂疑是阴证，用附子亦不效。历今二十日矣，浑身麻木，热总不退，胸前左手腕及小腹右旁肿起三四块，饮汤不能入口。余诊其脉浮洪数紧，余曰：“此伤寒失表也，其肿处则欲成流注矣。若流注一溃，如此贫人，何力服参？则此命不能保矣。”急急予大发散药一剂，用：羌活、柴胡、干葛、防风、川芎、陈皮、甘草、桔梗、秦艽，服下即大汗两身，热尽退，浑身遂轻松，知痛痒。服复渣药后，诸肿处遂平一半。次日再予清解兼消散之药二剂，肿处尽散。惟小腹下一块仍有鸭蛋大，牵引作痛，正成疝气矣。余思此证虽非阴证，然从梦遗后再受寒起，肾脏独虚，寒遂乘虚而入，故尔寒气凝结此处不散。肝肾阴脏，非温之不可，用肉桂、

① 嫡股：嫡，亲的，血统最近的，封建宗法制度下家庭的正支。股，事物的分支或一部分。《汉书·沟洫志》如淳曰：“股，支别也。”

吴萸、炮姜、川椒、小茴、青皮、半夏、橘核、泽泻，连服三剂，此块亦消。

寒　中

里中一老仆，只一子（名官荫），年二十余，患病半月。初起发热作呕，服发散药数剂，热不退，又用清凉药数剂不效，又服发散兼消导药数剂，又不效，病半月矣。胸前高起数寸，作痛，头面上冷汗直淋，面色惨黑，舌黑口干，滴水不能入，坐立不起，一息将绝矣。其父母痛哭哀恳，余诊其脉，两关弦细而迟，想因冷食停胸膈中，误用发散清凉，致食愈寒结不化。急予附子理中汤二剂，并予参二钱，嘱令今日一日服尽。次早其父叩首称谢云："服头一剂后，胸膈遂宽，高起处遂平，不痛，能进粥一盅，仍有汗。服第二剂后汗遂止，今早已食粥一碗，口已不渴，能自起坐床上，可不死矣。再照前药予五剂，嘱令易参五钱，连服五日而痊愈。

疸　证

甲子秋月，潜口汪树人兄患疸证。目珠及面上、通身皆发黄，胸膈不宽，饮食不进，背恶寒，两关脉弦细。余曰："此虽疸证，乃阴疸也。不可照寻常治疸用清热利湿之药。"余用附子理中汤加肉桂、茯苓、泽泻、茵陈、木香、陈皮。服二剂，胸膈宽，能饮食，黄色退其半。再照前方，去木香，服三四剂而痊愈。

是年湿土统运，至秋，四之气，又是土气相交，故是时人多生疮及疸证。同时舍侄辈三四人皆疸证，此皆用山栀、黄芩、茵陈、灯心之类治之而愈。独大小儿甫十五岁，亦患此证，亦照树人兄所服之药治之，只加苍术一味，服三四剂而愈。树人兄年才二十余，用前药已觉不合，兹十五岁之童子，亦服此药，更觉不相宜矣。然非此药，病必不愈，不惟不愈，且成大患。可见用药只求对证，不必论年纪。每每见少年病虚者，问名医可用参否？辄答云："如此年纪，便要服参，何时服得了？"而村翁多奉为名言，殊不知用药所以疗病，而病非计年以生。若非虚证不当用参，即八十岁老人亦不可用，若是当用参之虚证，即一二岁孩童亦当用。若必待年纪老成而后用，其如虚病年不能待何？况虚劳不足之证，又偏在少年人也。伏惟[①]病人自量虚实，勿为此种名言所误，而医者亦惟对证发药，勿执成见，则杀机渐息矣。

伤寒坏证

甲子年十月，里中一老仆（名廷风）病。初起发热恶寒，有汗，医又予麻黄汤二剂。此药才服一盏，即刻汗出如雨，人事昏沉，语言错乱，更加大发热，口干烦躁，即刻欲气绝之状。延至天明，其妻来求救。诊之，脉浮大，按之极微。余曰："此本少阴证误发少阴汗，遂尔成亡阳之证，故汗大出，语言错乱。"予真武汤二剂，每剂用参一

① 伏惟：fú wéi。表示伏在地上想，下对上陈述时的表敬之辞。如《玉台新咏·古诗为焦仲卿妻作》："伏惟启阿母，今若遣此妇，终老不复取。"

钱。一日连服二剂，热退汗止，人事清白，少进粥食。再照前药服三剂而起。

伤寒坏证

桓若家叔，向在汉口，于甲子年八月十四日渡江过武昌，舟中感冒，回本店即服发表药，微汗热退，外感证已愈，惟饮食不进，胸膈不宽，想有食滞故也。汉上有医欲下之，又一医云年过六旬，不敢下，当为清开。噫！若有食滞，法当下，否则从容消导，犹可言也。若清，则愈滞矣，此“清”之一字，即致病之源也。此医遂添山栀、花粉、麦冬之类，膈愈不宽。因是岁夏秋酷热异常，遂疑积热在胸，更用黄连、石膏。服之愈剧，口干作渴，舌燥如锉，每日勉强饮米汤半碗，只喜食西瓜雪梨，日啖数枚。如此者四十日，吃过西瓜数十枚，雪梨二十余斤，而医必谓热极不能清开，仍日投以前药，绝不效。病人彷徨，归里调治。另扳一医在舟中服药，医者立案云：亢则害，承乃制。此是阳亢之极，无阴以承之，故热不解，当滋阴以抑阳。每剂用川连八分，生地二钱，余亦天麦二冬、知母、丹皮之类。一日服二剂，每日又服黄连一钱六分、生地四钱，而口舌干燥益甚，仍前不能饮食。九月尽，抵家，余闻之甚惊骇，急往候之。见其形容枯槁，瘦骨如柴。细询如前病状，阅从前诸方案，再为诊脉，极浮极数，按之似鼓革。余思仲景云“浮则伤胃，数则动脾”，此脾胃受伤之脉，并非火热亢极之谓也。然服药许久，脾胃岂有他伤，即多服寒药以伤之也。况此脉按之如革，仲景又云“弦则为寒，芤则为虚，虚寒相搏，而见革脉”，其由误服寒凉，夺其正气，而为寒为虚无疑矣。小便甚急，欲出不出，短涩而黄，乃由气虚不化，停蓄许久而后出，小便必黄，不可以色黄而卜其为热也。其口舌干燥者，由过服寒凉，寒从火化，故反似热。且以寒药夺其正气，气虚无津液上升，故舌干涩，切不可更服凉药。桓叔曰：“我意专托老侄，但歙中诸名医，亦不可不接来一商。”余曰：“此何等重证，又何等有干系人，侄何敢担承？但恃骨肉至爱，则知无不言，言无不尽耳。凡高明诸公，皆当请教。某先生是第一个有名医人，明日开手，便当接起。然有一说，亦须预告，某先生凡病皆认是火，若见此证口干舌燥，小便不利而色黄，彼必云是一块火。其药定是芩、连、花粉、天冬、麦冬、丹皮、骨皮、苏子、白前、桑皮之类，此药断不可服。业已一误再误，不堪三误矣。”次日接某先生至，果云是一块火，还要清。立方果如余前一日所拟，一味不差。又再四坚戒病人，不可服丝毫人参，只宜吃生萝卜，并萝卜菜。噫！且无论气虚不宜食萝卜以破气，此四五十日来，每日半碗粥汤尚难下咽，其能食萝卜菜之粗粝物乎？闻者咸喷饭。幸余已预告明，桓叔见所用药悉如余所拟，始信余言不谬，未服其药。次日接余迪兹先生，用六君子汤，药甚当。桓叔见用参一钱，芪二钱，术一钱五分，疑其骤补，恐有不安处，又不敢服。余思此证必须如此药，仍要加重参、芪，再渐加桂、附，以温中健胃方效。今病人见参、术尚不敢用，岂肯信用附、桂？细思情谊关切，非同泛常。若质言当用参、术，必并余言亦疑，势将复走入寒凉一途，则此证遂难挽回矣。当此之时，不得不稍稍用术，因告桓叔曰："尊体原无大恙，不必用此重味，只轻轻调理以开脾胃，便可复元矣。"因举一方，仿世俗所习见名医之方，用：石斛、扁豆、薏苡、甘草、桔梗、当归、茯苓、陈皮，少加木香二分。病者见之甚乐，余因投药一剂，暗用人参七八分当桔梗，服之甚安。次日加煨姜、半夏，再用一剂，投参一钱，服之又安。第三日病人愿自加参四分，方上即如其数，又暗投一钱二分，是夜小便长而清。次日病人喜甚，谓人参之功如此，而不知已服三剂矣。是时舌亦润，但仍喜食梨，劝之不止，玉孚弟甚忧之。余谓玉孚弟曰："尊公过慎，不敢用的对之药，若依余用桂附温中之药一剂，口内自和，不必劝其勿食梨，彼自不食。他味可暗用，桂味馨香，不能暗用，奈何？"因告桓叔曰："今服参术数剂，胃中正气稍回，其寒色反现出。舌上要起白苔，与浆水相似。然此是寒苔不可误以为参术助火而起苔也，若去此苔，必须姜桂。"次日舌上果有一层白苔，第二日更厚。幸预说明，不致疑为参术之过。余又告之曰："有此苔，故饮食入口全不知味，若欣知味，须去此苔，欲去此苔，须加桂少许，不必多，只二分足矣。"桓叔许可。余于是遂得展所长矣，明用二分予病人看，暗增一钱，又增附子、炮姜各一钱，白术用一钱五分，参增至二钱。服此一剂，次日候脉，便沉软得冲和之气。问口内仍干否？仍喜食梨否？答曰："今日正不干，见梨反畏而不敢食矣。"嗣是俱照此法，逐日暗暗增用，附子加至一钱五分，人参加至三钱。服三剂便能用饭半碗，食粥四五碗，饮食知味，逐日渐增，荤酒俱喜用。从前大便五日一回，色如墨黑，服此药即如常，一日一次，但小便过勤，仍重加黄芪三钱，又渐加熟地、山萸、桑螵蛸、覆盆子以摄肾气。服药一月而起居饮食俱如常，遂出门谢客矣。

痞　块

堨田两女人，妯娌也，同就治于余。其一叔母年二十余，虚损泄泻，脉微无神，余谓此证神仙莫能疗矣，勉强予药二剂，泻止、嗽减、热退，其效如神，病家甚喜，余曰：“用对证药，自无不效，奈真气已绝，万难复生。”后果不起。

其一伯母年三十余，发热出汗，不能进饮食，腹内右旁有一块，六七寸长，如极大黄瓜直竖脐右边，痛苦异常，痛时吸吸跳动，如有嘴在腹内乱咬，痛不可忍，小便少而涩，时作呕吐，呻吟不已，备极苦状，来索诊。时甲子十月也，其腹内之块已经数年矣。余诊其脉，两寸虚浮而数，其数为虚数也，病久且出汗，则虚矣，关尺俱沉细，此阴寒之真象也。阅其历年所服诸煎丸方，非枳壳、厚朴、卜子、苏子、三棱、莪术一切耗正气之药，即黄连、花粉、天冬、麦冬、丹皮、黑栀子一切寒凉败胃之药。余谓此证虽凶，却可治，不似令叔母之必不能救，但因从前误服寒凉破气药，故令正气渐虚，病日增剧耳。余用白术、半夏、陈皮、炙甘草、炮姜以和中健胃，用肉桂、吴萸以治肝经之阴寒结块，用川椒、胡芦巴、附子以温通肾脏。盖肝肾同源，肝经有寒，肾经亦有寒。再用茯苓、泽泻、车前子以利小便，使肝肾之寒邪从小便而去，加参芪以辅正气，退虚热。予药四剂，女人不知他种药性，但见用参便吓云："腹内有块，恐服参补住不得消。"余曰："正气旺，邪气自消，他人日用消药，愈消愈长大愈坚固。余用补药，愈补愈消，渐将化为乌有。"越数日，复来就诊，极称感激。云服头一剂更痛，服第二剂痛减，热退汗敛，服过第三剂，痛全止，可食饭一碗，服尽四剂，其块平下。再令多服十余剂，其块竟摸不着，小便利，饮食增，由是痊愈。

不　眠

丰南一女人，年近五旬，两月不眠，眩晕，两胁下胀痛，间或咳嗽作呕。医皆谓气血两虚，气虚故眩晕，血虚故胁下胀痛。肺气虚则嗽，脾气虚则呕。用人参、黄芪、当归、川芎、枣仁、远志、茯神、扁豆、山药，一切补气血、养心神、健脾胃之药，服数十剂绝不效。时甲子年十一月，便中为诊之。左关弦数有力，右关弦滑而濡。余断为肝火上逆，脾有湿痰，并非气血虚之故。盖脾为心之子，脾有邪则心不能舍于脾，谓之母不舍子，故不眠。脾中有痰，故作晕，亦作呕作咳。肝火上逆，作咳作呕，亦作晕。经云：脾咳之状，咳则右胁下痛，阴阳引肩背。又云：肝咳之状，咳则两胁下痛，甚则不能转，转则两胠下满。此之不眠而咳而呕，两肋胀痛，痛引肩背，正是肝脾二经病，不可作虚治。余用半夏、陈皮、苍术、煨姜以燥其脾中之湿痰，用黄连、竹茹、香附、白芍以平其上逆之肝气。服二剂，吐出绵痰碗余，咳止呕亦止。再服三四剂，不复发晕。仍时时吐痰，遂得熟睡，两胁肩背痛俱愈。

臂　痛

一同堂家婶（岸先孺人）于甲子年十一月六十寿。正于寿日早起梳洗，忽尔右手自肩膊至指尖痛法非常，不惟不能撑高垂低，并不能屈伸，肌肉上指弹不着，号呼哭泣，几不欲生。群谓老人是血虚痛，余思血虚痛不应如是之骤，即痛亦不如是之甚。诊其脉，浮数而紧，断为风寒无疑。用羌活、防风、秦艽、川芎、五加皮、桂枝、桑皮、当归，服二剂，痛减十之三。再服二剂，痛减十之七，手能运动，再去羌活，加黄芪，倍当归，服四剂痊愈。

久　嗽

演戏五子班中，扮束脚张禹应，于甲子年二月伤风咳嗽起，至本年冬月，经历十余医，服药二百余剂，嗽日增剧，昼夜无停声，痰中带出血，喉尽失音，登台不能唱一字，虑成痨证矣。十一月间，就余诊之。脉沉微缓弱，右寸更无力。出前诸方数十纸阅之，尽皆麦冬、天冬、丹皮、地骨皮、花粉、黑参、黄芩、贝母、枇杷叶、旋覆花、白前、桑皮、苏子等项。而名医于前诸药内，更加马兜铃以寒肺。余曰："如此沉微缓弱之脉，肺中毫无火气，奈何犹寒凉不休？肺脉更加无力，嗽久肺气已不足，奈何犹降气泻肺不已？推子受病之初，不过风入肺窍，开手不用疏利肺气之药，遽用寒润之味以锢住风邪使不得出，是以愈服药愈增嗽。且肺为娇脏，畏热尤畏寒，久服黄芩、马兜铃等寒肺之药，直使金寒水冷，致肺成死金而音失矣。况金之为物，虚则鸣。今以寒药锢其外，使寒痰凝结，填塞肺窍，肺中虚灵之孔俱被塞实，又何能出音？今先以宣通肺窍之药服之，使窍开风出而嗽止。再用温养肺气之法，庶几肺金复生而音复出也。若云痨证，万万无虑。”遂用前胡、杏仁、橘红、细辛、苏梗、桔梗、甘草、半夏、茯苓，生姜三片。予药二剂携归，方服一剂，是夜到天明遂一声不嗽。次日恣意饮酒，又复微嗽，复为诊之。照前药再予四剂，而嗽痊愈。然后用温肺汤合六君子汤，用参数分，温养肺气，而音亦渐出。

中　恶

甲子岁暮，自郡中归。于郑村桥头，见一人顿足垂泪，情景可怜，因询其故。答云某姓赵，休宁人，年五十有七，只有一子，甫十三岁，平素最颓野，近因邻家造屋上梁，屋旁立有神坛，安五猖神牌位五个，每牌位上带一黄纸帽。童子无知，戏以石击其帽，击中则相与耍笑，击之不已，纸帽俱碎。此子忽尔昏晕仆地，不审人事，手足冰冷，面色青，牙关紧闭。抬回家，已经三日，一身虽热，竟如死人不动。有医谓是中风，用防风、羌活、天麻、僵蚕等药。有医谓是火，用黄连、黄芩等药。又一医谓是痰，用胆星、半夏、贝母等药。总因牙关不开，药不能入，故诸药皆未曾服。今特访来见名医某先生，又不在家，因想莫非是数该死，故遇不着名医，所以悲恸。余曰：“且勿伤感，或者正是令郎数不该死，亦未可知。”因问余云：“贵县除某先生，再算何人高明，敢求指教。”余曰：“这却不知，不敢妄荐，我轿中倒有一药，可以救得此病。此病名为中恶，因取苏合丸一丸予之。嘱携归，先将病人抬放板地上，或以草荐衬之。将热尿浇其面，无论鼻中口中悉以尿浇入。尿毕，又换一人如前浇之。频浇四五回，再为抹净面孔。此时牙关必然稍松，再以甘草一段，约三四寸长，抉开牙缝，用姜汤化此丸灌下。一丸分作二次服，服毕定即苏醒。如果验，再至我家，送药一二剂，可痊愈矣。”其人欢喜感激，问余姓字地方而去。越一日，访至小馆，叩首称谢，云昨归如法服药，果立刻开眼叫唤，吐出冷痰碗余，手足转动，人事清白，但仍作呕，体倦不能坐立，不肯饮食。昨救活后，即同贱荆①向空拜谢，疑是途遇仙人点化。今日来在路上，仍作此想，恐未必访得着先生，今幸访着先生，先生也就是仙人。言毕又要拜，因复予药二剂，用六君子汤，重用姜、半，略用参三四分以回其正气，加虎骨、鹿角屑诸兽物以驱邪祟，加麝香二分以开窍辟邪。服尽二剂，顿起如常。又复来谢。

食　厥

又同时一老仆之内侄在镇中，年二十余，忽尔晕倒，手足厥冷，悉如前童子病状。有医云是中痰，用皂荚刺吹入鼻中，令打喷嚏，竟无嚏，医谓肺绝不治矣。其母嘱家仆转恳余。余曰：“少年人安有中痰之证？此想是食伤，或

① 贱荆：谦称己妻，旧时对人谦称自己的妻子，又谦称荆人、荆室、荆妇、拙荆、山荆。贱荆，有表示贫寒之意。

多食冷物不消化，而成食厥证也。”询之，果多吃冷猪头肉及冷牛血。余曰：“无虑，可用姜汤一盅，抉开牙关灌下，再以指探其喉间令吐。”如法行之，果吐出宿食若干，人即立苏。又来告余，再以温中快气、健脾消食药，如干姜、半夏、陈皮、木香、白术、茯苓、厚朴、神曲、山楂、草果等件。一剂服下，立刻痊愈。

伤　寒

雄川曹石起先生（讳云），小儿之受业师也。于甲子年十二月，正将解馆回宅，忽尔腰痛。自谓下午时登山出恭受寒而起。初服驱寒药一剂，腰痛止，走入两腿极痛，不能转侧，亦不能伸缩，彻夜不寐，大汗出。余诊其脉，两寸虚大，关尺沉濡。余思脉沉属寒，濡则属湿，其病为寒湿明矣。然两寸虚大，按之甚细，则正气又虚矣。当温经以逐寒湿，否则恐成流注。用附子八分，余则桂枝、桑枝、秦艽、当归、川芎、牛膝、威灵仙、薏苡、虎骨，加人参一钱五分。一剂服下，其痛处遂觉有物在内争斗。斗一二时，痛遂减轻。次日两膝上及两脚底微肿，照前药加泽泻、茯苓、汉防己。服一剂，两腿痛减大半，能转动，膝与足底肿亦消。又服一剂，脚下痛止，右手臂痛不能动，照前药去牛膝、防己，加五加皮。服一剂，次日右臂痛止，又是左手臂痛。又服一剂，左臂痛又止，惟百劳痛。再去桂枝、薏苡，加地黄、白术，服二剂而能起坐行动，诸痛尽却，回宅度岁。

跋

家天士先生真天人也。制举业及诗古文辞外，博通诸技，无不精妙入神，而尤神于医。凡医穷气索者，遇先生辄霍然起。不肖荆妇，秉最弱，新痼诸疾，咸赖安痊，固已心感之矣。先祖惟任公，年逾六旬，自壬戌冬月起，患脾泄，足背肿，灯下目不见物。久服某名医药，绝无一效。时癸亥蒲节前，偶偕天士先生散步荷堤。蒙先生谓不肖辈曰："令祖之恙，乃脾肾两虚，究其原，惟肾中火衰，若补火以生土，而诸症咸疗矣。今不服温补，而反用清降利湿之剂，非徒无益，而又害之。方今夏令火旺，病不甚增。迨交冬水旺克火，火绝则生气俱绝，足肿陡上至腹，遂不可为矣。"令祖固信名医，余辈爱莫能助，伤如之何！维时虽极感先生之教，然犹未知其言之必验也。至立冬后三日，果尔忽肿至腹，寝食维艰。前医仍用前药，坚戒勿补。不数日间遂至不救，先生预决于半年之前，何其神也！嗟嗟！以名致误，追悔何及！迄今思先生之言，惟有感泣而已。而尤可感者，家慈氏亦自壬戌冬杪患吐证，亦信服前医。日投寒剂，服药年余，日益增剧。迨甲子春，一息欲绝，举家惶惧，始求救于先生。赖先生补天挽日之手得以回生，渐次收功。又复见误于前医，复置之危。凡三误而三危，三危而三救之。卒赖先生得收全功，康复胜前。先生详立有案，兹不细赘。此再造之德，亦何日可忘哉？镂心刻骨，图报无由，因将先生所著《医验录》代付剞劂，以广先生之泽，聊以鸣报也。

夫梓先生之书，又何足以报先生？盖先生志在活人也，使人得读先生之书，则病者不轻受误，医者不轻误人。每岁多活若干命，是先生之志也。从先生之志，所以报先生也。然犹有私意存焉，不肖既幸慈氏之再生，更望慈氏以遐龄。自揣凉薄，无以上格天心，惟藉是书，俾人多登寿域。庶几仰体先生活人之心，即有协于上天好生之心。鉴兹微忱，或更赐我慈氏以遐龄乎！然天之赐之何？莫非先生之赐之也。是先生之德，终无可报也。亦惟谨述梗概，以志不忘云尔。

康熙甲子秋月，愚弟元度拜手谨跋

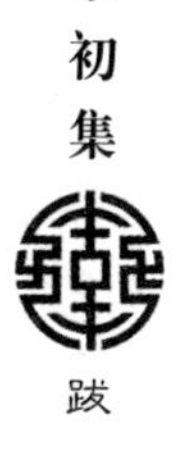

医验录二集

序　一

吴天士年翁真奇士也。余于今年庚午夏候补备员，诣阙下①，通问故旧，往来酬酢②，所至辄闻啧啧称奇不置。余初不解所谓，细询之，乃知吴天士年翁为吾同年吴太史之小阮③，因应乡试入都下，学问渊深，旁通医术。到未久，辄活命甚众，取效甚神，以故人人称叹为奇。余闻之，不禁神往，遂投刺④谒之。见其人，气静神恬，温其如玉也；聆其言，风发韵流，霏霏玉屑也；读其今古诗文，有典有则，卓然大家，含英咀华，铿然作金石声也。才品超迈，则固已奇之矣。越数日，忽病胁痛，不能转侧。急请吴年翁视之，应手而愈。越十余日，又病甚，其响应又复如前。随病随愈，何快如之！由是时相过从，乐数晨夕。一日，偶谓吴年翁曰："弟最畏痢，每有此疾。前岁在姑苏

① 阙下：宫阙之下。指帝王所居之处，借指朝廷。《汉书·淮南厉王长传》："驰诣阙下，肉袒而谢。"

② 酬酢：chóu zuò，酬：向客人敬酒，酢：向主人敬酒，宾主互相敬酒。泛指交际应酬。如《周易·系辞》："是故可与酬酢。"

③ 小阮：称晋·阮咸。咸与叔父籍都是"竹林七贤"之一，世因称咸为小阮。后借以称侄儿。唐·李白《陪侍郎叔游洞庭醉后》诗之一："三杯容小阮，醉后发清狂。"

④ 投刺：投递名帖。北魏·杨衒之《洛阳伽蓝记·景宁寺》："或有人慕其高义，投刺在门，元慎称疾高卧。"

患此疾，医治五月，尚不得痊，困顿愁苦，不可名状。”吴年翁笑曰：“有某在此，可无虑矣！”维时虽感其意，犹疑其言之戏也。历旬余而痢果作矣，彷徨畏惧，急恳速效之策。吴年翁曰：“此证至重，至易错误。若能听吾用药，毋多疑，毋畏怖，毋掣吾肘，则请以月易日，前之五月不愈者，今以五日收功。”余喜甚，然见其举方用药，皆大温大补，绝无一味似治痢者，亦不能无疑。且疑且服，果至五日而病全却，神顿旺，饮食起居如未尝有病者。噫！真奇矣。人之啧啧称奇，良有以也。次日相见，执手笑问曰：“子其神耶？仙耶？游戏于人间，隐居于金马门①者耶？何其纤毫不爽，奇验至斯也!?”吴年翁曰：“不过一理耳，何奇之有?”余乃大悟，曰：“是矣！是矣！惟理故奇，奇即在理也。”世之庸流，与夫享虚名而鲜实效者，皆不达于理，故谬妄从事，夭殃人命。吴年翁明透此理，故能守经，能达权，能审其是辨其非，能不惑于似是而非，而独能体认夫似非而是，故用药若不当乎人情，而实切中乎病情。夫是以出奇兵而人不知，奏奇功而人莫测。若不准乎理，则不失之庸劣，即失之怪诞，亦乌能得心应手，刻期见功，有若此之神奇也哉?！此今之啧啧称奇者，非道听途说也，皆身受之者，感念之深，而不觉其称道之不置也。所以咸祷祈而求，愿其乡，会奏捷，馆选留都，籍为司命。而三五同志，尤欲代梓《医验录二集》，以广其泽，余因走笔以

① 金马门：汉代宫门名。学士待诏之处。《史记·滑稽列传》：“金马门者，宦署门也。门傍有铜马，故谓之曰‘金马门’。”后遂沿用为官署的代称。

为之倡。第思“医验”二字，犹觉平平无奇，未足以彰其验之神也。请代更一字，曰：《奇验录》。

康熙庚午七月既望，睢阳年家眷弟王绅拜手撰

序 二

尝思医之为道，非细故也。医得其道则生，医失其道则死。死生之际大矣，岂区区俗学能尽其道哉?！是以古昔皆君、师、卿相及贤智之士，研究精微，藉以济世，与礼、乐、刑、政同为安全民生之具。如神农、轩辕，君也；岐伯，师也；长沙、梁公，卿相也；越人、仓公，贤智之士也。调剂群黎，普惠四海，物无疵疠，民无夭札。休哉！医道之隆而世道之幸也。近代视为方伎之术而忽之，士大夫多不习此，而习此者又未必皆深造有得之士，此医道日衰而人费无算矣。善乎！昔人有言曰：医非仁爱之士，不可托也；非聪明智慧、读书达理之儒，不可任也；非廉洁纯良、笃诚无伪之君子，不可信也。备乎此者，其为吾天士吴年翁乎！吴年翁于今岁仲夏以应北闱乡试，入都门，甫月余，遂交相传颂其医验之神。凡宾朋会集，咸以此为新奇闻见。余私心计曰：“吴年翁之制举艺及今古诗歌、文词，余固读之而心折矣，乃又精于医，有若此乎?”虽心艳之，而犹未敢尽信也。未几，病甚。时正酷暑，病复燥热烦渴，如身坐炉冶中，急欲求清凉散一剂以解之。吴年翁诊之，惊告余曰：“寒深入骨矣！尚思清凉散乎?”急投以大辛热之剂，服之顿爽，反觉寒气侵肌，余叹为异，且谢得生。吴年翁曰："未也。如前剂更倍之，又令日尽二剂，如是二十余日，而后可起。"果一一如其言。既起而复思之，转不胜鼓栗战惧。如此病状，如此暑月，任千百医人无不视为火热之证，而投以极寒之剂，若非吴年翁隔垣之视，余岂有生理乎？自兹有生之年，皆吴年翁之赐也。因问医之神奇若此，亦有所著述否乎？乃以《医验录初集》惠教。余读竟，不禁掩卷叹曰："医岂易言哉！此其中有真学焉，有深识焉，有通天入之理而神变化之用焉！读此而后知医不可以漫试，药不可以轻尝也。"又问："既有《初集》，当必有《二集》？"答曰："《二集》积案尤多，第未能付梓耳。"即索原稿阅之，更觉得心应手，亦如此日治病举方，多为流俗所惊骇。及既效而请悉其理，则又至中至正，至真至确，绝非有意求异于人，而人自不能窥其涯际。盖其学博，其理明，其识透，且其人笃诚，其心慈爱，而其作用则变化无方，神妙莫测。殆以圣贤学问，而加以菩萨心，运神仙术者乎！拟俟凉秋，与诸同年共谋代付剞劂，以作济世津梁。无何，榜屈刘蕡[①]，令吴年翁感慨悲歌，浩然有归志。余与诸同年愿资馆俸，公留读书京邸，以待来科获隽[②]。其奈留愈坚而辞愈力，细询其故，于袖中出"长安秋兴"四首，指其中一联示余，有曰：七十年余双白

① 刘蕡：字去华，唐朝幽州昌平人。博学善属文，明春秋，沉健有谋，浩然有救世志。时宦官专横，蕡常痛疾。太和初，（公元八二七年）举贤良方士，能直言极谏。是年冯宿等为考策官，见蕡对嗟服，以为汉之鼂（错）董（仲舒）无以过。但中宦当途，畏之不敢取。

② 获隽：会试得中。亦泛指科举考试得中。

发，三千里外一青毡。读之凄然，知其思亲念切，不恋名场。系维无从，徒深缱绻[①]。因叙数语以送之，幸附《医验录》之简端。一以志余不忘再造之德，一不失余欲代付梓之初心。犹愿归而定省之暇，无惰显扬之志，仍复鼓勇来京，芥拾青紫，登卿相之位，如长沙、梁公。益将神农、轩岐、越人、仓公诸贤圣之德泽，大布于天下，俾天下无疵疠夭札之伤，以佐圣天子爱养兆庶之至意。岂非民生之大幸乎！余日望之矣。

康熙庚午季秋朔旦，年家眷弟胡作梅顿首拜题

① 缱绻：牢结；不离散。纠缠萦绕；固结不解。

序　三

往读太史公《扁鹊仓公列传》，一谓长桑君授以禁方，视病辄见其五脏症结，一谓受师于元里公乘阳庆，授以脉书，五色诊病，知人生死，决嫌疑及药论甚精。写两人离奇神异，惝恍光怪，似神仙一流人。每爱其文之色泽古雅，于其言则不甚解。及读吴君畹庵《医验录二集》，其言论之沉着痛快，知死生，决嫌疑，凿凿落落，有似老吏断狱。使从来庸医杀人，师以是教，弟子以是学，病人之迷惑颠倒，就死弃生，如阅爰书①，如披招稿②。不必有所为离奇神异，惝恍光怪，而令病人与治病之人，合做作笑啼于片楮之上。真能见其症结而药之，孰为可生，孰为必死，孰为主死而得生，孰为去生而趋死。一经展卷，心开目明，是今日之扁鹊、仓公现身说法。读是编者，尚不惕然于生死事大，而弃生就死之断断不可为乎？吴君先世所刊有《医方考》、《素问吴注》、《脉症治方》及《养生类要》、《活人心鉴》等书，流传宇内，为医家之金科玉律，亦既历有年所矣。而《医验录初集》又不胫而走，海内谓足羽翼

① 爰书：古代记录囚犯供辞的文书。
② 招稿：记录案件始末与犯人供词等的文稿。

先世诸书，而发明不啻过之。此编议论，尤沉着痛快，较《初集》为益醒豁。只缘活人心切，惟期实效，不务虚名，惟法先型，不随时尚，不觉一片婆心和盘托出。昔如来高座说法，令诸大众有情无情，涕泪悲泣。今读此编，亦作是观。吴君庚午应试，入都门，于诸大僚历起危疴，咸敬若神明，王、胡两先生曾为此编序之。余善病，每岁寒暑之交辄复发，服吴君数剂立愈，亦十有余年，是盖身亲受之，而非敢阿私所好云。噫！世有扁鹊、仓公，而犹交臂失之，是真昧于生死事大，而弃生就死之有所不惮也，不亦重可慨哉！

康熙庚辰首夏朔旦，年家眷姻弟汪士鋐拜手纂

自　序

甚矣！人情之好死而恶生也。一起如怪峰特拔，于何知之？于医人之治病而知之，于病人之求医而知之。或叱之曰："子何言之不经，一至于此也？人情不甚相远，纵使好恶悬殊，何遂至有好死恶生者？矧医人之治病，原为救死，病人之延医，原为求生，即或有误，夫岂其情？"余应之曰："子言似矣！然余言非无征也，医人固欲救死，而不知其所以救死者，适所以伤生，苦于无识。病人固欲求生，而不知其所以求生者，适所以致死，苦于不知。若云误，则当悔且改矣，乃终不悔不改，则是好死也，是恶生也。第未有明指以告人者，人遂皆在好死恶生之中而不之觉也。盖人之为病，必有虚实寒热之不同，亦必有轻重缓急之各别，而医人之治病，则必有补泻温清之异用，亦必有和平峻猛之殊施。审病用药，用药应病，斯能起积久之沉疴，救急猝之危命。至于轻浅之恙，又不足言矣。若所谓好死恶生者则不然，凡病人来前，不审其病之为虚、为实、为寒、为热也，但曰有火宜清。亦勿究其病之为轻、为重、为缓、为急也，概曰用药宜轻，且自负此轻清之法得之家传，得之秘授。故有书亦不复读，读之亦不能解，名论亦不欲闻，闻之亦不虚受。止守其家传秘授之法，第择药性之无力无味者二三十种，一任男妇老幼、新旧危困者，悉以此投之。夫病之变幻无常，医之经权难泥。如同一病也，而彼此异治。同一病且同一人也，而前后亦异治。况病状多端，入类不一，安可执此轻清数味，遍治千百之人之病乎？而无如病人之所喜正在此，医之深中乎病人之心者亦正在此。一切风寒燥湿及表里虚实，种种病情，病人何知？惟"火"之一字，最熟于胸中，最滑于口角。故见以为清火也，遂信服而不疑。见药性至轻而分数又至微也，遂多服而不畏。在病之可不药而自愈者，服之亦无害，若病之必藉药力挽回者，服之无有不由轻致重，由重致死者也。间有明者，微词讽之，委曲谕之，苦口劝之。医人不惟拒谏饰非，而谗谤转炽，病人不惟执迷不悟，而疑畏转深，甚至有挽救奏效，可幸复生者，而病人愈见效，愈多疑。而前医又从而簧鼓之，旁人又从而间阻之，遂复却甘露而饮鸩酒，舍苏合而弄蜣丸，必令气尽血枯，形销神灭，死而后已。如此死者，误乎？否乎？明明有可生之路，而必不由其路，明明是取死之门，而甘牢笼其门，则欲不谓之好死，不得也，欲不谓之恶生，不得也。好人之死，恶人之生而不觉，人即自好其死，自恶其生而亦不觉也。噫！亦可哀矣。余曩因先王母危疾几误之后，始知医之关系匪轻。遂细心研究，悉从古先圣贤之所垂训者，玩索而佩服之，未获一日奉教于时道名家，故只知"认证施治"四字便是大医王，绝不知有趋时之道，绝不知有周旋之法，绝不知承顺病人之意，绝不知迎合旁人之情，绝不知避谗免谤、随波逐流，绝不知固宠图利、为己误人，而又不肯模糊疑似、将就塞责，不肯模棱两端、因人可否。惟期切中病情，如射者之审顾而发，发必中的。凡有自爱其生者，信而纳之，无不随手见功，虽死者不能使之生，而生者断不令之死。前此因家坦公之意，已略陈所验者，请政大方。嗣是欲岁汇一册，以告无过，缘食指[①]浩繁，无力为此。庚午入都门，蒙诸先达欲留余京邸，并欲以《医验二集》代付剞劂。余以老亲系念，力疾辞归，因之未果。今春承一二知己，力倡付梓之举，悉将积案检出，计十余年来奇验者不下数千。窃恐卷帙繁多，太费主人物料，因删之又删，汰之又汰，仅存十之一二，大半皆追魂夺魄与阎君相抗拒者，其余皆易讹错与群医若相反者，总无非好生恶死之心迫而为此。夫于群相好死恶生之中，而独以好生恶死为情，则大拂乎人情矣！然拂乎人情者，必不拂乎古先圣贤之情，则以此告无罪于古先圣贤者，乃可告无罪于天地鬼神，亦惟告无罪于天地鬼神者，始可返而无愧于一心。噫！吾亦求无愧于一心已耳，知我罪我，又何计焉。

康熙庚辰季春，吴楚天士氏自识于锦山书舍

此大医王一段苦心，一部医经也，读者如闻晓钟。若睹此绝不悚然，又是好死恶生一种，夫何足惜？

姻弟汪士鋐评阅

① 食指：指家中人口。

好死恶生四字，似是创论，却是确论。将举世枉死之弊，被妙眼看透，妙手写透。我辈读之，恰如夜行之喜得火光，若庸流见之，正如偷儿之恨有月色也。

同学弟程先泽评阅

破俗十六条

从来高妙之道，必大远于俗情，而庸俗之谈，最有害于正道，凡事类然，惟医尤甚。夫医之为道，动关死生，尤不可狃于习俗①，而不为之正其失，辨其非也。昔人云：刘、朱之道不息，轩岐之道不著。况俗说之背道，又非可与刘、朱同语者乎。因之根据真诠，破除谬妄，岂同妇舌好为雌黄？亦出婆心，虑能变白耳，识者谅之。

慎斋吴楚识

俗说万病皆生于火

又云人身之中，火居其二，故火病为多。又尝亲耳闻名医云：凡病皆是火，试看“病”字，下是“丙”字，丙乃火也。如此等说，莫不奉为格言，殊不知谬妄可笑。万病皆生于火，岂伤寒、中阴等证，亦生于火乎？气虚下陷、脾泻清冷等证，亦生于火乎？魄汗淋漓、气脱、血脱等证，亦生于火乎？脏寒腹满、水肿臌胀、中寒吐泻等证，亦生于火乎？所云火居其二者，以君火、相火为二火也。抑知脏腑各分阴阳，五行各居其二。君火属心，心属手少阴丁

① 狃于习俗：形容保守、拘泥于旧方法、旧框框，不愿意改变。

火，相火属三焦，三焦属手少阳丙火，火之为二，固矣。然肺属手太阴辛金，大肠属手阳明庚金，金亦二也。肝属足厥阴乙木，胆属足少阳甲木，木亦二也。肾属足少阴癸水，膀胱属足太阳壬水，水亦二也。脾属足太阴己土，胃属足阳明戊土，土亦二也。是金、木、水、土皆居其二，而独以火为二而畏之深、灭之力，何也？至名医所云"病"字以丙为火之说，余幼时从旁闻之，窃笑其与王荆公《字说》"滑"乃水之骨，同一见解也。后偶见笑话书中，有谑骂僧人一条，不觉拍案笑曰："名医学问，正从此得来乎？"真匪夷所思也。其笑话云：有人问"病"字如何从丙？答曰：凡病是火故也。又问"疾"字如何从矢？答曰：凡病之来，如矢之速也。问者深服其解，因又问曰：然则"痔"字从寺，何也？答曰：子未知乎？其患处乃小僧人往来出入之所耳。此绝妙谑语也。而名医遂以从丙是火为妙解，认真凡病是火，而清之不已。设若作外科治痔患，岂不真欲杀灭僧人，拆毁寺宇耶？可笑极矣。

俗说我是火体，毫不可用补

此说误命最多。只闻风鉴家分金、木、水、火、土之形，未闻服药者分金、木、水、火、土之体。况又未闻有金体、木体、水体、土体，何得独有火体？人之脏腑，各分配阴阳、五行，又安有专以火为体者？其故由于病人偶为庸医所误，于不当用参之病，偏妄用参二三分，再或他药又复不对证，服之不安，而病人遂独归咎于参。医人又欲自掩其误用之失，因诳之曰：原来尔是火体，用不得参。病人遂梦寐志之，毕世戒之，虽至大虚大寒危迫之际，犹曰我是火体，切不可用补。庸医深信为然，遂束手不敢用补，坐视其死而不为救。“火体”二字之害，可胜言哉！余尝亲见许多病重命危之人，自执火体，坚不用参，余力为辟之，投以重剂参、附，得以回生者，不知凡几。愿病人、医人细审其理，勿泥俗说，自误误人也。

俗说病虽虚却补不得

病人便深信之，抑知其说自相矛盾，为可笑也。病不虚则已，既是虚，便当用补，如何又补不得？如人既已饥寒，自当予以温饱，若云饥寒而又温饱不得，有是理乎？揣其意，以为虚而有火，故谓不可补耳。抑知虚而有火，即是虚火，正当用补，补则虚回而火自降。丹溪云：实火可泻，芩、连之属，虚火可补，参、芪之属。夫丹溪主滋降者，且云虚火可补，更复何疑乎？今人喜清降，动云吾学丹溪，至丹溪虚火可补之说，却又茫然不解。然则学丹溪者，单学其偏处、弊处耳。至真学识处，则全未领会也。如学书者，单学败笔，有何益哉？愿治病者，先审病，再用药。审定是虚病，便放心用补，无火固补，有火亦补。只论虚，不必论火，补其虚，火自退。如作文字，先须审题。比如此是“虚火”二字题，只从“虚”字上着想，方中题窍，若泛做“火”字，便通入“实火”之火矣。以虚火题，通作实火之文，便不成文。以虚火病，通用实火之药，岂能疗病哉！奈何医家不审虚实，但执“补不得”三字，如“莫须有”三字一般，便断定虚人罪案，使监守虚牢中。安心待毙而莫之救，亦可哀矣。

俗说后生家不虚，不可补，又谓孩童纯阳，更不可补

守此俗说，所以杀人无算也。余尝亲见老名医为一后生治虚证，后生问："可用得人参否?"名医曰："尔今年几何?"答曰："我二十岁矣。"名医曰："二十岁便要用参，何时用得了。"闻者叹为名言，抑知此至不通之论也。用药只论证，岂论年纪？若实证不当用参，不但二十岁不可用，即八十岁亦不可用，若虚证必当用参，不但二十岁当用，即半岁孩童亦当用。若云二十岁虽虚亦不可用参，彼虚人岂能坐待数十年，然后用参以补之乎？况乎虚痨之证，偏多在少年人也。至于孩童，其质脆嫩，尤易成虚，薛立斋先生云小儿易为虚实。此"易为虚实"四字最妙。如食啖稍多即内伤，风寒一触即外感，此易实也。消导稍过脾即弱，表散略过汗不止，此易虚也。盖小儿气未盛，血未旺，骨未坚，肉未满，脾胃卑弱，脏腑空虚。如桃、梅诸果，未至成熟之时，其核尚软，核中之仁，犹是水浆。又如树木老干，虽斧斤不易伤，若初发嫩条，指略攀便折。孰实孰虚，不较然易辨乎？奈何不顾此脆嫩之质，而任意清之、散之、消之、降之。虚极则发热痰涌，吐泻交作，渐成慢脾。慢脾者，脾气欲绝而散漫无收拾也。乃又以牛黄、紫雪通利而镇堕之，其能复有生机乎？呜呼！孩童之欲得为后生也，难矣！后生之欲复为孩童也，易矣！

俗说清补兼施

今名家亦常为此说，遂相习惯，而不知其说之非也。"清补"二字，不能联贯。盖一清一补，彼此相反，如伯劳与飞燕，生性各分东西，不能强使合做一处，故宜清者，

断不可杂之以补，补则不能清矣。宜补者，断不可加之以清，清则不复补矣。清之味必苦寒，其性降下，如行秋冬之令，肃杀为事者也，宜用之于病邪未去之时。补之味必甘温，其性升发，如行春夏之令，生长为事者也，宜用之于元气未复之候。故用清则曰清降，用补则曰温补。凡用药须先审病，审明宜清则清，宜补则补，何得模糊夹杂，于补之上加一“清”字，清之下易一“补”字。若用清又用补，既用补又用清，是南其辕又北其辙，使五脏神将何所适从乎？即清暑益气一方，乃为暑月壮火食气，故以此清其壮火，使不食气，而气乃受益，并非清与补兼用也，且此方单为暑月而设，非可概施于三时体虚之人，并不可概施于暑月无火之人。惟痨证虚火上炎，则补以滋之，不似他证之可用温燥，却非补而又清，且虚火上炎者，一补火便降，丹溪所谓虚火可补是也。若用清则元气愈虚，虚火愈起，盖清之味必苦而下降，何柏斋云：苦寒之性，不久下注，下注则下元愈寒，虚阳被寒性逼而上行，则上焦复热愈甚。可见痨证有虚火者，亦不可补与清兼行，况他证乎？且痨证多有服八味而愈者，又有当用归脾、八珍及十全大补者，是补痨药中并不拘泥一“滋”字，而于凡补剂中，又何必牵搭一“清”字？乃世之为此清补之说者，缘医家认证不真，既似乎虚，又似乎有火，故创为清补兼施之名以欺愚俗，若谓是虚，吾用补矣，若谓有火，吾又清矣。因之相传有清补兼施之法，而庸流俗子，遂从而遵信之，甚至大虚大寒，病势危急者，虽温补、峻补尚恐无功，而彼犹哓哓然曰：当清补兼施。讵知补力未至而清味迅行，非徒无益而又害之矣！愿司命者，究心真实医理，勿道听途说，狃于习俗而不之察也。

俗说用药宜轻浮，便于解手

尝闻有自诩其得师之秘传者，实此一法。若然则是名医之传人，单传以认证不真，用药不当，治病不效之法乎？此万不可为训也。解手云者，明是用药有误矣，一回有误，第二回解之，二回有误，第三回解之，若再有误，势不得不更一医解之。在病之轻而不至伤命者，犹可屡为更易，若猝中阴证、类中虚脱等证，命在呼吸者，禁得几回更易，几回解手乎？即使轻浮之药无害，然终不能起沉疴，救危命，反使因循增剧。名为无害，而实有大害也。呜呼！相传如此，安望有入轩岐之域，而登卢扁之堂者？医道之衰，人生之不幸也！更可怪者，用补益之药，则确遵轻浮之训，不过百合、石斛、葳蕤、扁豆之类，所用不过三、五、七分，犹之以发悬鼎，至于用寒凉药，偏又不顾性重味厚，黄芩、黄连、石膏、苦参等项，信手轻投，却如摧山倒海，使阴寒之证立刻见杀，又无怪乎名医传授轻浮之法，犹为缓于杀人之法也。

俗说附子有毒，不可用

抑知凡攻病之药皆有毒，不独附子为然，所以《周礼》冬至日，命采毒药以攻疾，《内经》有大毒治病、常毒治病、小毒治病之论。扁鹊云：吾以毒药活人，故名闻诸侯。古先圣贤，皆不讳一“毒”字。盖无毒之品，不能攻病，惟有毒性者，乃能有大功。凡沉寒痼冷及伤寒中阴等证，非附子不能驱阴回阳，故本草称其有斩关夺将之能，有追魂夺魄之功。正如大将军临阵赴敌，惟其有威猛之气，有战胜之勇，方能除寇乱，靖地方，奠民生，安社稷。凡此等功，岂可责之文弱书生及谦恭谨厚之人乎？今人不思附子有起死回生之功，而但因“有毒”二字，遂禁锢不用，使阴寒之证无由复生，抑何忍也？又何愚也！且有病则病受之，亦无余性旁及作毒，即使有毒，却能令人生，有毒而生，不胜于无毒而死乎？况又加以炮制之法，尽去其毒矣，而犹必兢兢以有毒为戒，则愚之至矣。余尝亲闻名医自夸云：吾行医一世，一般不曾用一厘附子。吾屈指名医行道五十余年，此五十余年之中，岂竟不曾遇一阴证伤寒乎？若遇阴证伤寒，而彼必不用一厘附子，更有何物可代？何术能救此疾耶？此其所以遇阴证，亦云是火，直以黄芩、石膏竹叶汤等，一剂杀之，比比而是，历历可指也。此则真大“毒”也。

俗说夏月忌用桂、附辛热等药

若则治病用药不必论证，只论四时可矣。夏月天炎，便用寒凉药，冬月天寒，便用温热药，春秋不寒不热，便用平和药。自古至今，有是理乎？且必夏月绝无虚寒之人，绝无阴寒之证然后可。抑知夏月不但不能无虚寒之人，而中阴、中寒之证，在夏月偏多，正如伤寒在盛冬，乃属传经阳证，偏要用石膏、大黄、三承气之类，岂以冬月天寒，便当忌用寒凉耶？若夏月本属伏阴在内，而人又多食冷物，多饮凉水或冷水洗浴，或裸体贪凉，故中阴、中寒之证，夏月更多，岂以夏月阴寒之证，亦忌用温热以视其死耶？在夏月，疟、痢两证最多，而此疟、痢中亦多夹阴之证，即当同伤寒阴证治法，非温补不能救，而况乎直中阴经之证，舍桂、附更将奚恃乎？第人不能辨认，故只知温热当忌耳。岂知寒凉杀人，易于反掌耶？往往见治夹阴疟、痢，亦同治邪疟、热痢法，直以黄芩、黄连、大黄杀之。遇中阴寒证，不曰中暑，便云受热，并不疑到阴证上，所以一直用白虎汤、六一散、香薷饮之类杀之。彼既杀之，而犹切切告人曰：暑令忌用辛热。辛热固忌矣，不知寒凉杀人亦当忌否？

俗说桂、附灼阴不可用

此说犹近似，人皆遵信之。然亦有辨，未可概以灼阴而禁之，以误人命也。阴虚者，畏灼矣，阴不虚者，亦畏灼乎？阴虚而阳有余者，畏灼矣，阴不虚而阳又不足者，亦畏灼乎？惟是阴虚而脉躁气盛、胃强善食者，方可用纯阴药，所谓壮水之主以制阳光，不宜桂、附、姜、术等一派纯阳温燥之气，以灼其阴。若阴虽虚而脉软脾弱，食少气馁者，再用纯阴药，不惟孤阴不生，且使滞膈损脾，消削元气，须少加桂、附于六味群阴药中，使有一线阳光，以济其阴。如一夫而御群妾，方成生育之道。不惟不灼阴，正所以生阴，非欲加桂、附以补阳，正使桂、附引阴药之补阴。况又非合姜、术一派纯阳温燥之药，更何虑其灼阴乎？然此犹为阴虚者言也。至于阴不虚而阳虚，阳虚而阴弥炽者，即谓之阴邪。或为阴水上泛，溢于肌肤，或为阴湿生痰，涌于胸胁，或为浊阴不降，上干清道，又或阴气上攻，不能归元而作痛，阴寒凝结，不能运化而胀满。种种阴邪，正须大剂温补。培肾阳以逐阴火，燥脾土以除阴湿，升清阳以降浊阴，助命门以摄阴气，补土母以开阴凝，总非桂、附不为功。此桂、附之在所必用，欲其消阴而不虞其灼阴者也，所谓益火之源以消阴翳也。何乃不知分辨，概云桂、附灼阴不可用，于阴邪炽盛之证，犹必畏而戒之。此犹之严冬久雪而犹畏近日光，裸体冻僵而犹戒勿衣絮也。何弗思之甚也！

俗说治重病，先须用药探之，方为小胆细心

愚谓此非小胆也，非细心也，第无目耳。试看门前无目乞儿，以竹棒点地，探途路也，扪墙摸壁，探门户也。纵探知是路，又不知两旁是水、是山，前边是坑、是埂，纵探着有门，又不知是庙宇、是住宅，且不知是衡门、是朱户。何如有目者，一目了然，既看得清，又毫不费力，何等爽快。故治病而用探法，再探不着，即探着亦探不清。况从来重病，最易哄人，大实偏似虚，大虚偏似实，大寒偏似热，大热偏似寒。探着相似处，必与真处相反，再待探着真处，而前之反药已不可救矣，此探之为害也。惟有目医人，一眼觑定病之真情，断不为似是而非之假病所眩惑。即于其真处，斟酌审顾，或大泻实，或大补虚，一发中的，使久病立效，危病立安。岂不直捷痛快，何用东掏西摸，作瞎子行径。若危急之证，岂能待尔从容细探？又岂堪一探不着，复探几次乎？甚矣！“探”之一字，非良法也。

俗说人有生来服不得参者

此医家误人，而人遂自误也。人参，一草根耳，亦一药耳。他药皆草根树皮，未见有服不得者，亦并未有服之

而稍疑者。至于参，则未服先疑，因有谓生来服不得，终身不能服者，此必无之事，而人误信之，直至死而不悟也。夫参之为物，真有起死回生之功，第在病有当服不当服之殊，而在人断无有服得服不得之别。病苟当服，多服愈见功，病若不当服，即少服亦见过。今医家视参如毒，本不知用，而于不当用参之病，偏又误用三五分，用之不安，遂曲为之说，以为此生来服不得参者，而人遂深信之，终身守其说而不知变，以至虚脱危殆之候，犹戒医者曰：我生平服不得参，切不可用。而庸医以耳为食，信以为然。由是断绝回生之路，安心坐视其毙，真可叹也。

俗说痛无补法

又云诸痛无补。此说未可尽非，然未可拘执，若执此说，杀人多矣。惟是新伤食滞，污血积聚，挟热下痢及外患火毒证等痛，自然不可补。若脏寒阴证，气虚血涩，寒证下痢，胃脘寒凝及外患阴毒等项痛证，非用参温补其能疗乎？前贤有云：人参能止胸腹痛。现以人参止痛，安可谓痛无补法？若执定痛无补法，必渐至死。故医之为术，贵灵通变化，最忌执着。若执着不通，虽遵《内经》语，亦足误事，况其为庸识俗见哉！然而"通"之一字，难言之矣。

俗说产后服不得参

此极不通之论，不知出自何书，有一何引据而为此语，以误人命，遂令家喻户晓，莫不镂心刻骨而信从之。细究之，其说竟出自专门女科，惟其出自专门女科，故人更易听信。见有用参以救产妇者，必群力阻之，坐视其死而后已，此真不能为之解也。彼谓产后服不得参者，俗见恐其补住污血，不得行耳。抑知气行则血行，气滞则血滞，然气之所以滞者，气虚故也，气之所以行者，气旺故也，故必用参以补气，气旺则气行，而污血自行，必无补住不行之理。况产后虚证甚多，要紧处不专在行污，安可单为污血而置性命于不问乎？丹溪云：产后气血大虚，当以大补气血为主，一切杂证，皆以末治之。彼有杂证者，尚以补气血为主，若无杂证而一味是虚，岂反不当用补，而谓服不得参乎？又王肯堂《证治准绳》一书，其产后门中，首一方是独参汤，用参一两，产后眩晕者主之。奈何今人好死，医家既不知用参，病家又乐于不用参，一任产妇发寒发热，出汗作泻，神昏气乱，虚证百出，一息恹恹①，犹必不肯用参。最喜专门女科，动加以产后惊风之名，于益母、泽兰通套药中，加以防风、柴胡、钩藤、僵蚕、秦艽、天麻、贝母、胆星之类，使产妇虚而益虚，虽欲不死，不可得也。可悯尤可恨也！

俗说吐血服不得参

此说刘、朱尝言之，普天遵信之。一见血证，便云是火。固不可谓此证必无火，然不可谓此证必皆是火。如担夫出力之人，或纵酒受热之辈，初起自当稍稍清之，稍久血去多，便已成虚，而不得复谓之火矣。若富室娇儿、深闺弱质，未有不由于虚者，不待吐血后血枯气竭，然后成虚，在未吐血之先，原因虚而后吐，盖气耗则血出，气固

① 恹恹：形容气息微弱。如《封神演义》：“气息微茫，恹恹若绝。”

则血止，血必从肺窍出。肺主气，肺气虚不能摄血，血乃走漏，冲口而出，且气虚不能吹嘘入经络，血亦渗泄聚于脾、升于肺，咳咯而出。故不独失血之后，当补气生血以复其固有，在血未止之时，急宜重剂人参以固其气，气固则血自固。所谓血脱者必益气，又所谓“有形之血不能骤生，无形之气所宜急固”也，此古人正治之法也。今人治此证，必曰有火，吾见其日用花粉、黑参之类以凉之，而血不止也；又曰是肺火，吾见其日用麦冬、贝母之类以润之，而血不止也；又曰是阴火，吾见其日用龟板、鳖甲、知母、黄柏之类以滋之，而血不止也；又曰气逆上行，吾见日用旋覆花、桑皮、郁金、苏子之类以降之，而血不止也；又曰宜去污生新，吾见其日用丹参、藕汁及童便之类以荡涤之，而血不止也；又曰宜保肺清金，吾见其日用百合、薏苡、紫菀、枇杷叶之类以保之清之，而血不止也；更有谓宜急于止血者，动以茜根、大小蓟之类以止之，而血愈不止也；且有用犀角、黄连大寒以冰伏之，而元气愈亏，血愈不止也。何也？总未得补气固血之法也。故人谓吐血不可用参，余谓吐血必须用参。人谓要用参，须待血止，余谓不用参，血必不止，直待血吐尽而后自止，夫待吐尽而后议补用参，晚矣！血已竭而难生，气已空而难复，遂令咳嗽、吐痰、发热、气喘，而损证成矣，无可救矣！此不用参之害也。故余谓参不可不用，而尤不可不早用。余实本于古先圣贤之良法，而非故与今人相反，创为不经之说，以误人命，以造已孽也。余若妄言，鬼神鉴之。

俗说某医用药稳妥，某病服药相安

此“稳妥、相安”四字，岂非上好字面？无如今之所谓“稳妥”者，非真稳妥也，俗见喜其稳妥，必将有大不稳妥者在也。今之所谓“相安”者，非真相安也，俗见幸其相安，必将有大不相安者在也。盖用药以中病为贵，服药以得效为凭，若不必求其中病，而但曰稳妥，则不如用饮汤之为更稳妥也，不必期其得效，而但曰相安，则不如饮白水之为更相安也。其真稳妥者，在于轻重得宜，补泻恰当，见之似可畏，服之必奏功，与病状似相反，而于病情实相合，无一毫错误，无一味不切当。如《内经》所云：无盛盛，无虚虚，而遗人夭殃，无致邪，无失正，而绝人寿命。此则真稳妥也。若真相安者，重病服之顿减，轻病服之立除。“安”之云者，病却而复于安康无事之谓也。如《内经》所云：可使破积，可使溃坚，可使气和，可使必已。此则真相安也。今则不然，但见药性不寒不热、不温不燥，其味则至浮至淡，其数则至少至微，举方不令人惊，误服亦无大害，此今之所谓“稳妥”也。吾恐不痒不疼，养瘿为患，虽不伤人于目前，必贻祸患于异日。人方喜其稳妥，孰知其大不稳妥者，即由之而伏也。又若病人服药，不增不减，无是无非，到口无臭味之可憎，入腹无功过之可指，情形如故，瞑眩俱无，此今之所谓“相安”也。吾恐因循日久，邪气不退则日进，正气不长则日消。人方幸其相安，孰知其大不相安者即随之而至也。故今人问某医何如？则曰：也还稳妥。问病人服药何如？则曰：也还相安。盖犹云也还无害耳。此今人治病用药，只求无害足矣，不必求有功也。然既不能有功矣，宁得复谓之无害哉？此无害之害，不令人知而人亦卒不知也。

俗说用补药要关住贼邪在内

此一语最易动人，最易害人，如新伤食滞、伤寒阳证、传经热邪、时令邪疟、结热下痢、头痛发热、表邪方炽，如此等证，自无用补之理，亦必无妄补之人，何待有关住贼邪之议。彼所议者，不在此种实邪之证，而在阴盛阳衰，正虚邪凑，断当用补，断当急补，而不可游移延缓者也。如伤寒阴证、阴寒下痢，及寒疟、三阴疟、夹阴痢疾、脾虚成臌、脏寒胀满、吐泻欲脱等证，俱宜以温补为主。正气旺，邪气自除，阳气回，阴邪自退，皆当急补，惟恐补之不早，稍一迟延，邪炽正衰，阴凝阳灭，命即危殆。乃亦以关住贼邪为词，戒勿用补，眩惑病人，使坚信拒补，以致倾命。如此俗说，真是贼邪，如前种种俗说，俱是贼邪，愿医家同以慧剑斩之。

先生文章妙天下，品望轶群伦。落笔惊人，久登坛于艺苑。隔垣见物，曾饮水于上池。具老婆心，出广长舌。驾慈航以渡世，既明人鬼分关；燃宝炷以启迷，还令天魔退舍。言言透辟，字字灵通。读兹破俗十六条，恍若受师百顿棒。揭开皎日，黄云无复蔽空；唤醒痴人，白昼何为说梦。谁同顽石，亦应闻法而点头，我是钝根，急愿皈依而捧足。

康熙己卯冬日，同学小弟程铨拜手谨跋

窃尝问于先生曰：“诸说云云，向习闻之，然多出于名医之口，而先生谓之俗说，何也?”先生曰：“吾论理，不论名。其言苟合于理，虽贩夫牧竖之言，亦为格言。其说苟不合于理，虽行时名医之说，亦为俗说。”云思之，不觉恍然悟曰：“若是乎，俗乃名之府乎！不入俗，那得名？幸得名，愈入俗。惟俗所共晓，斯名所共推。此名医之所以得成其为名医也，此俗说之所以罔知其为俗说也。今赖先生力为破之，不啻拨云雾而见青天，烛迷途而开觉路。俾从前枉死之冤得白，自是求生之道无讹。岂不当与金匮、玉机诸论共垂不朽也哉!”昔孟子辟异端，息邪说，后贤推尊之为功不在禹下，而当日犹称其好辩。今先生之破俗，亦必有称为好辩者，要其救世之苦心，与孟子同一“不得已”也。孟子功在正人心，先生功在全人身。此其功又当何如推尊耶?

康熙辛巳仲春，雄溪同学小弟曹泰云拜手谨跋

医医十病

人有病，医亦有病。欲医人，先医医。人病不藉医，安能去病？医病不自医，安能医人？夫人病不医，伤在性命，医病不医，伤在阴骘①。性命伤，仅一身之害也，阴骘伤，乃子孙之害也。第人之为病，多在百骸，医之为病，止在一心。心存济人，则诸病不起，心专利己，则诸病丛生。约计之，其病有十。大都非冒昧，即妄诞，非残忍，即贪鄙，非谄谀，即奸狡，非卑陋，即恶劣。种种病状，皆根于心，少根于舍人利已之心。不肖愧无越人术，徒深杞国忧。窃恐膏肓之入深，漫陈攻治之良剂。若不嫌苦口，不畏瞑眩②，而能细咀其味，猛吞其液，顿令荡涤邪秽，遂尔超脱尘凡。亦且广救生灵，定然世受福报。又何必蝇营狗苟，病其心以邀名囮利，致造孽无已也哉！

晼庵吴楚识

① 阴骘：yīn zhì，原指上苍默默地使安定下民，转指阴德。

② 瞑眩：指用药后而产生的头晕目眩的强烈反应。《尚书·说命上》："若药弗瞑眩，厥疾弗瘳。"孔颖达疏："瞑眩者，令人愦闷之意也。"

医医不学无术之病

医以生人，亦以杀人。夫医所以生人也，而何以亦杀人？惟学则能生人，不学则适足杀人。盖不学则无以广其识，不学则无以明其理，不学则不能得其精，不学则不能通其权、达其变，不学则不能正其讹、去其弊，如是则冒昧从事，其不至杀人也几希矣！甚矣，业医者不可以不学也。或曰：医安有不学者哉？医必有传，或传之于师，或传之于祖、若父，皆学也。抑知恃此以为学，其去学也远矣！非谓其传者不足为学，亦以所传之不足尽所学也。彼仅恃其倾耳听受之逸，必不复有心思研究之劳。且既守其一成不易之规，则必昧乎神明变化之理。一若岐伯、越人、仓公历代诸贤圣，皆不如其师、其祖、若父之足信从也，一若历代贤圣垂训之书，皆不如其师、其祖、若父之口语为足凭也。噫！如是而谓之学，其学可知，其医可知矣。故善学者，无论有传无传，总非求得乎古昔圣贤之理不可也。欲深得乎古昔圣贤之理，则非多读书不可也。自《灵》、《素》而下，以及于近代诸书，无不细心探讨。而又参考互订，就其旨归，别其醇疵，辨其得失，弃其糟粕，取其精微，悉其源流，悟其奥义。夫然后识高理透，眼快心灵。凡遇一病，必认得准，拿得定，不为邪说所惑，不为假象所欺，不为俗说所挠，得心应手，实能起死回生，肉人白骨。以此言学，则真学也，学真而术自神矣。岂仅仅得之听受之间，守其一成之规者，遂得谓之学哉？若仅恃此以为学，则必得其偏而失其全，得其浅而失其深，得其皮毛而失其神髓，得其俗套而失其真诠，甚且有以讹传讹，终莫知其非者。又且有一味世法，只教人行医，不教人知医者；但授以保名获利之方，而于人之死生置之勿问；或示以不担利害之法，而于病之缓急置而不言，而学医者遂谓道在是矣。及其临证施治，非隔靴搔痒，即傍皮切血；非画饼充饥，即鸩酒解渴。此术之不精，由学之不足也，此不学无术之病，所宜急医者也。

医医脉证罔辨之病

凡医人用药，须先认证，认证须先审脉。审脉明，斯认证真，认证真，斯用药当。于以疗病也，何难之有？然而难矣？凡有一证，即有一证之寒热虚实，寒与热相反，虚与实相悬。在两人，则彼与此各不相同，即在一人，其前与后亦非一辙。苟不有以辨之，其能不倒行而逆施乎？然其为寒为热，为虚为实，又不令人一望而知也。证之重者，大寒偏似热，大热偏似寒，大虚偏似实，大实偏似虚，若仅就其似者而药之，杀人在反掌间，此证之不可不辨也。于何辨之？即于脉辨之。如伤寒脉浮洪数紧，按之有力者，知其证为阳邪在表也；若沉而急数，重按有力者，知其证为阳邪入里也。又如沉而且迟、细而且软者，知其证为纯阴无阳也；若浮大满指，按之如丝者，知其证为阴极似阳也。又如咳嗽一证，右寸脉浮数有力者，知其证为肺有实邪也；若浮软或沉小者，知其证为肺气空虚也。诸如此类，宜细心辨之。辨之至精，斯临证无骑墙之见，用药无相左之虞，而医之能事毕矣。其奈近日医家，绝不言此，但曰某药可治其病，某病当用某方。至问其所用某药某方之证为寒为热、为虚为实乎？则茫然罔辨也。即或辨之，又往往以虚为实，以寒为热，是又甚于不能辨者也。其不能辨证者，由于不能辨脉也。甚矣，辨脉尤要矣！奈何著名一世，远近推重之医，其吾见人矣，尝屡告人曰：脉作不得准。呜呼噫嘻！脉作不得准，更有何者可作准乎？从来证之疑似难决者，于脉决之，今反云脉作不得准，是全不知脉者也。既不知脉，又何能认证？固无怪其每以竹叶、石膏治阴证，芩、连、栀子治胃寒，甚至脉已沉迟，犹云有火，脉已将绝，犹云不可补，总缘不知辨脉，遂令流毒至此。虽昔贤亦有从脉不从症、从症不从脉之论，抑知所谓不从者，正深于从也。如沉、细、迟、涩，乃阴寒脉也，而其症却烦躁作渴，面赤身热，若以此为热证而清之则毙矣，惟补之温之。不从其假热之症，正从其真寒之症，而非真谓症有不必从者也。又如狂躁力雄，逾垣上屋，此火热证也，而其脉却沉伏入骨，若以此为阴脉而温之则危矣，惟清之下之，不从其阴寒沉伏之脉，正从其热极反伏之脉，而非真谓脉有不可从者也。总之，从其真，不从其假。不从者，其外貌；从者，其神髓。医家苟不辨此，未有不颠倒错乱，触手乖张者，一剂之误，命即随之。此脉证罔辨之病，所宜急医者也。

医医轻忽人命之病

谚云：医家有割股之心。若是，则医之爱惜人命也至矣，安得有轻忽人命者哉！然观于今而叹其言之不验，或是古昔之言而于今不符也。如夏谚所云：游豫休助①。而孟子叹之曰：今也不然。则所谓医有割股之心，亦犹夫夏时之谚也，今岂其然哉！若观今时之医，不惟无割股之心，若并无援手之意。病家殷勤延医，竭心力，费资财，希冀医能疗疾以安生，而医人若漠不相关，守定故智，以缓不切肤之药，每味予以三、五、七分，否则予清凉反药一剂，便怀利而去，绝不踌躇审顾，以期药之得效，病之得生。迨缓药渐死，或反药立死，又绝无引咎之心，绝无愧悔之意，绝无矜怜之情。异日他家施治，又复如是，是真以人命为戏也。其残忍惨刻，不较之屠人而尤加烈哉！推其故，皆源于传受之讹，习俗之误，利欲薰心之害。闻名医之传人曰：药性毋厚，药数毋重，气薄剂轻，庶易于解手。是明教人以用药不必中病矣。为之徒者，守此秘诀足矣，安能复用切中之药以救人？既不救人，是忍视其死也，非轻忽人命而何？习俗之弊，尤为可笑。谨遵名医妙诀，谓病重切不可为人担利害，只予轻轻数味，仍留原病还他。嗟嗟！延医用药，原为去病，若仍留病，何贵乎医？既留病，则必不能留命。若留一轻病，必渐加重。若留一重病，必渐至死。还他者，听其从容自死之谓也。可以生而必不救

---

① 游豫休助：语出《孟子·梁惠王下》："夏谚曰：'吾王不游，吾何以休？吾王不豫，吾何以助？一游一豫，为诸侯度。'今也不然，师行而粮食，饥者弗食，劳者弗息。"游豫指帝王出巡。春巡为"游"，秋巡为"豫"。即夏代的民谚说："我王不出来巡游，我们哪会得到休息？我王不出来视察，我们哪会得到补助？巡游视察，成为诸侯的榜样。"现在却不是这样，出巡时兴师动众，征集粮食，使得饥饿的人没有饭吃，劳累的人不得休息。结合下文，即意指，医生只有怀有割股之心，病人才能受惠。

之生，本不死而欲坐待其死，其轻忽人命为何如？至于利欲之薰心，不待教而知者也。学医之初，原欲藉此为谋生计耳，岂真具菩萨心，而欲以此救世哉？故见夫享虚名而得厚实者，必尤而效之。彼名医一概用轻微，即学其一概用轻微，名医一概用清降，即学其一概用清降。以为名医之所以致富者在此，吾能学之致富足矣。若必舍此而别求真能活人之法，非愚则迂。所以愈遵轻药易解之师传，共安于留病还人之习尚。一任急来，我惟缓受，所以往往有可生之机，必不用切当之药以相救，明明见相反之药，一惟随声附和以妄投，只恐失一己之名与利，遂不顾人之死与生。此轻忽人命之病，所宜急医者也。

医医遵守时套之病

天下事，莫便于套，而亦莫害于套。医而涉套，则至便而尤至害者也。夫病人之望医，犹望岁焉，诚能用药切当，起死回生，以赴病家之望，岂非莫大之阴功，奈之何以宽缓不切之套应之，使病轻致重，病重致死，宁不杀他人以造己孽乎？无如今之医有不得不从事于套者，何也？有人焉，脱套用药以救人，必相与诽谤之，谗间之，使病人不敢服其药，使其道不得行而后快。若医者果立志救人，不图利己也，则固以道自重，不肯稍自贬屈，思所变计。无如业医者，皆以利己为事也。欲利己，则必效他医利己之法，欲效他医利己之法，自不得不同流合污。从事于众所共习之套，其套维何？其视病在影响之间，其议论为庸众所共知，为妇人、女子所共晓，其用药则不寒不热、不泻不补，又或宁寒无热，宁泻无补，气薄味淡，而又所用无多，不忧瞑眩。所以为时俗之所喜，为时流之所尚。斯能合乎时宜，入乎时派，且能趋时而得名，行时而获利，故共推为时套。时哉，套乎！苟不遵而守之，何以享厚实而肥身家乎？如或不尔，即是背时之医。欲认真用药救人，徒为他人争死活，而不能为一己争财利也，岂计之得哉？此医之所以不得不遵守时套也。况时套之习，学也至易，不必费心思之劳，不必多研究之苦，不烦按脉切理，不顾生死利害，不待读书讲求，不待深究药性、详察病情，只学一二最易入俗之语。凡视一病，便云是火。或病人自以为虚，则云虽虚却不可补，或云只宜平补，不可过补，或云只宜清补兼施，不可温补。只此数语，便已投病人之机，动旁人之听矣，而于药则单择轻飘无力，如百合、石斛之类，及清降损真者，如花粉、元参、紫菀、百部之类，共计不上三十余种，便足横行一世。凡治一病，即此三十余种中，每种各出少许，无论寒热虚实、男妇老幼及轻浅危笃者，悉以此投之，正如戴宽大之帽，不必各合人头。又如嚼屠门之肉，何须真充入腹。至若参、芪、归、术等项，稍有益于元气者，概行删去不用，诚恐味厚之药，一有不当，即显弊端，招人指责，以致失名失利。不若轻清之味，微微用之，虽不见功，亦不即见害，而孰知其大害存焉。邪炽不能为之攻，正衰不能为之辅。甚至虚寒已极，犹云有火宜清；危笃已极，犹云平守勿急，由是病人命登鬼录，而医人则病入膏肓矣！此遵守时套之病，所宜急医者也。

医医药似对症之病

甚哉！“似”之一字，为害非轻也。夫似则大远于不似者矣！岂非其似者之犹胜于不似耶？抑知不似之害，人易知，似之为害，人不易知。孔子曰“恶似而非”者，不恶其非，而恶其似而非，良有以也。盖一于非，则人犹见其非，而非者可以改图。似，则人将信其是而莫辨其非，而非者终不知返，此似而非之为害，甚于不似而非之为害也。若医之用药，坐此病者不少矣。夫医之权衡，在于用药。药之妙用，期于对证。在医人用药，安有不自以为对证者哉？无如今之所谓对证者，正其不对证者也。如人身有一病，即有一味药对之，人身有十病，即有十味药对之。逐味按之，若无一味不对证也。识者从旁观之，却笑其无一味对证，何也？徒得其似故也。如发热，则用柴胡、黄芩、羌活、干葛之类，似也，至其热之为外感乎？为内伤乎？为阴虚、为中寒乎？不问也。但曰：“此退热对证之药也。”如头痛，则用川芎、秦艽、菊花、藁本之类，似也。至其痛之为风寒乎？为血虚乎？为虚阳贯顶乎？阴证头痛如破乎？不问也。但曰：“此止痛对证之药也。”如腹胀，则用枳壳、厚朴、萝卜子、大腹皮之类，似也。至其胀之为食滞乎？为脾虚乎？为寒凝气结乎？阴水成臌乎？不问也。但曰：“此宽胀对证之药也。”又如口渴，则用麦冬、花粉、知母、石膏之类，似也，至其渴之为实热乎？为虚炎乎？为阳邪入胃乎？阴邪入肾乎？抑气虚无津，肾虚水不上升乎？不问也。但曰：“此治渴对证之药也。”如此之类，不胜枚举。彼所谓对证者，大都类此耳。岂知古人用药，中多变化，有似乎不对证而实对证者，不仅在形似之间也。其用药之法，有如上病下取、下病上取者，若用上药治上，下药治下，则似而非矣；又有从阳治阴、从阴治阳者，若以阳药治阳，阴药治阴，则似而非矣；又有通因通用、塞因塞用者，若以通药治塞，塞药治通，则又似而非矣。此皆貌似而实非者也。如阳虎貌似孔子，若徒取其貌之似，则阳虎亦大圣人矣！孰知其为大奸大恶也乎？药之似对证而实与证相反者，亦犹是也。无如业医者，不求其真，但求其似。以真者人不知，似者人易晓。故一得其似，而医人遂自负其明，病人遂深信其是，旁人无由见其误，他医亦莫得指其失。此"似"之一字，易于欺人，易于惑世，易于入俗，易于趋时，易于见售，易于盗名，易为人信而不为人疑，易为人喜而不为人畏。讵知其药与病全无涉者，此一"似"也；药与病证相反者，此一"似"也；药不能去病而反增病者，此一"似"也；药期以救命而适以送命者，此一"似"也。"似"之为害，可胜言哉！此药似对症之病，所宜急医者也。

医医曲顺人情之病

医有为病人所喜近，为旁人所称扬，为群医所款洽，而实为医人之大病者，曲顺人情是也。病人何尝知医，遇病辄疑是风、是火。病人安知药性，对医自谓宜散、宜清。医人欲得病人之欢心，不必果是而亦以为是，未必相宜而亦以为宜，其曲顺病人之情有然也。或旁有邻居亲友来探问者，意念非不关切，医理未必精通。然每每自负知医，往往欲出己见。但知病起何日？始于何因？便向医人拟为何证？未知病是真象，抑是假形？轻向医人增减方药。而医人遂极口赞其高明，不敢自出主意。未举方，先谦恭请教，既举方，又依命增删，其曲顺旁人之情有然也。近医以随波逐浪为良法，以同流合污为趋时，前医用药有害，亦必不议其非，数医议论未善，闻其言亦必附和为是，不求病家有实效，只顾众医无间言。是以千病一方，千医一例，无论缓急，总无敢异同。其曲顺医人之情，又有然也。夫其所以曲顺病人之情、旁人之情、医人之情者，何也？盖医人意欲取资于病人，苟拂其情，则病人必谓是坚持独见，不通商量，由是推而远之，而主顾失矣。医人欲藉吹嘘于旁人，苟拂其情，则旁人皆议为偏执骄傲，不肯虚心，从兹望而却步，不复为之荐举矣。医人更欲互相标榜于医人，苟拂其情，则皆恶其攻人短，表己长，谗言布散，则声名减而财利去矣，此所以不得不曲顺人情也。然吾为医者计，果能学识高、道理明，而又认证真、用药当，实能起沉疴、救危命，何妨特立独行。每制一方，用一药，如山岳之不可动摇，依用则生，不依用则死。如或病人疑畏，亦必剖心沥血，为之晰其疑、解其惑，使病人感悟，信服立效。在病人方称感不已，旁人自叹服不遑，医人即怀嫉妒，亦无从肆其萋斐[①]之言，将不求名而名自至，不求利而利自归，又何必委曲周旋以图主顾、希荐举、避谗谤哉！无如医人未必能具卓然之见也。惟无卓然之见，而又恐获罪于人，失利于己，所以随风倒舵，唯唯诺诺，阿谀顺从，徒效妾妇之道，使人喜其谦和，忘乎司命之责，听人受误致死也。此曲顺人情之病，所宜急医者也。

---

① 萋斐：比喻谗言。

医医轻药保名之病

曩常见病家危急之际，竭忱尽力，延请名医，名医用药不效，又更一名医。其方药大都相似，皆系极轻浮无力者，每味三五分，合成一剂，共计不过三钱有零。以此病不能除，命不能挽，心窃疑之，得非名医不能用此种药，非此种药不能成其为名医乎？乃有亲友多为之解曰："此名医保名之妙用也。"盖其医至今日，其名已成，其利已盈，更何所求？若复认真用性重之药，设一有误，岂不失名？所以只用轻清数味，留其原病，不至医坏，则无过可指，而其名乃得不损。余闻之，不禁叹曰："有是哉，名医之无良一至此哉！"病家延请之时，举家仰望，竭力支持，药资之费几多，酒席之费几多，舆从工食之费几多，其为费亦不轻矣。在素封之家，不难措办，若寒俭之家，非借贷即质典[①]，总为救命计耳。而医人于此，不一念及，只期保名以为己，不想竭力以救人，不亦忍乎？抑思病家费如许心力，费如许资财，岂请尔来保名乎？更可慨者，或是人子忧其亲，或是父母爱其子，哀痛迫切，跪拜求救。而名医绝无矜怜之心，只照寻常故套，予以不痛不痒之药少许，甚至有虚寒将绝之际，犹予以清润数味而去。病家茫然无知，只以此药出自名医，便捧为拱璧[②]，珍若灵丹，急急煎服。其病尚缓者，服之不见功，则越日又复迎请，其病势

① 质典：抵押，典当。《金史·百官志三》："上谓宰臣曰：'闻民间质典，利息重者至五七分，或以利为本，小民苦之。'"

② 拱璧：大璧，泛指珍贵的物品。

甚急者，服之随逝，则曰名医自然不差，此药何得杀人？当是数尽，命自难保耳。嗟嗟！不保病人之命，而独保医人之名，此心安可问哉？且名医之计亦左矣。如果为名，则何不出其真实学问，审定病情，不可救则已，如可救则以重剂救之。况名医久为人推服，用药人必不疑，人所不敢用、不能用者，毅然用之，使病者起，危者安，人更啧啧称之曰：真医圣也，真药王也，此真名不虚传，高明迥出时流者也。岂不名益彰著，远近播闻。又何待兢兢乎恐药重有误，以为保名计乎？若用药有误，岂犹得为名医乎？又岂不用药以救命乃得保名，能用药以救命反令失名乎？吾不能为之解也。或谓名医亦非专为保名，故意不肯用药。盖其所习惯者，此种不痛不痒之法，原非有真学问、真胆识，故不能用药，不敢用药耳。世俗素重其名，欲为回护，故以保名之说，曲为之解也。此论良然！然欲谓其全无保名之念，则又不可。彼始之浪得其名者，此伎俩后之终保其名者，仍此伎俩。曾见名医嗔其子弟，偶用一二味厚之药，辄痛叱之曰："用此味厚之药，设一有误，岂不丧名！"若是则名医实欲以此保名，而非他人代为之解也。呜呼！但欲自保其名，而不念病势之危急，人命之死生，良心丧尽，阴骘大伤。虽令阳受虚声，窃恐阴遭谴罚，名纵得保，而其不能保者多矣。此轻药保名之病，尤宜急医者也。

医医吝惜药料之病

医人用药，有如用兵。兵不备，不能御敌，药不备，不能御疾。不能御敌则国危，不能御疾则命危。医固司命者也，凡御疾之药，无论贵贱，皆不可不备，备而善用之，善用之而又不吝不惜，乃可谓之良医。良者，善也，良医者，善于治病之谓也。又曰：良，良心也，医有良心，不虚受人财，不忍伤人性命者也。若今之医殊不然，药性既取其至轻，药料又取其至贱。惟是土产之物，每斤仅值数分，每剂所值不过数文钱者，信手乱投，若药料稍贵，每斤以两计、以钱计者，概置不用。即或不得已而用，所用不过二三分，而此二三分，犹不出自囊中，必另使病家自备。余思迩日惟人参价等黄金，医人无力，不得不使病家自备。若他药虽贵，无复有贵于人参者，且所用不过二三分，能值几何，亦必令病人自备耶？在病家何能预备，势必取给于市中。市人无疗病之责，只有取利之方，每以低假之物充之。病家不知审择，不辨真伪，增入剂中，其数既轻微，其质又低假，岂能应手奏效耶？不但此也，乡落无药肆之处，又须奔走道途，向他方采买，在病缓者，犹可缓图，若病势急者，不独低假不灵，亦且时日难待，往往有谋得药至，而人已不保者，此皆吝惜药料之罪也。若医果贫极，情犹可原，乃有医已致富，而仍然吝惜不肯少用者，此其心果何心也？余尝语人曰：欲精医术，先端心术。心术端则心存不忍，不忍自不贪，不贪自不吝，无问贵贱，凡当用之药，必备而用之，即多用之，屡用之，而皆不惜，救一富贵人命，吾固无所亏，救一贫寒人命，吾亦有所快。彼贫者于求药无资，求生无路之际，吾以药生之，我所费无几，而彼所全甚多，宁不快然于心乎？彼贫人即不能报，冥冥中必有代为报者，而况仁人君子之心，报与不报，俱非所计也。此则真良医也，真有良心又善用药以救人者也！如或不然，忘其为活人业，而但以利为事，较锱铢[①]，争毫末，一切价贵之药，吝惜工本，概不备用，而使缓急莫济，危困莫苏，虽不失利，却已失德。失利则失之东隅，旋收之桑榆；失德则不及其身，即及其子孙，良可畏也！此吝惜药料之病，所宜急医者也。

医医妒嫉谗谤之病

尝读《诗》至“巷伯”之章，有曰：“取彼谮[②]人，投畀[③]豺虎，豺虎不食，投畀有北[④]，有北不受，投畀有昊[⑤]。”因思《诗》三百篇，类皆温厚和平之语，虽怨而不怒，独此诗恶之深，怒之至，痛切言之，而绝无温厚和平之气，何也？良以彼谮人者，即妒嫉谗谤之人也。以妒嫉之心，肆谗谤之口，其为祸至烈，其为害至无穷也。斯人也，在朝则排斥忠良，在家则离间骨肉，处乡里则党邪攻正，处朋友则覆雨翻云，或损人财物，或破人身家，或坏人行止，种种恶厌，其害无穷，然犹未即令人死。若在医道中，其害直令人死，何也？从来学识高明者，心愈谦虚，学识卑陋者，心多妒嫉。妒嫉者，恐高明之医功多而利厚，于己遂成冷淡生涯，故簧鼓其舌，颠倒是非，以惑乱人之听闻，使病人不趋彼而趋此，则其利可夺。若是则不过为

① 锱铢：zī zhū，旧制锱为一两的四分之一，铢为一两的二十四分之一。比喻极其微小的数量。

② 谮：zèn，说别人的坏话，诬陷，中伤。

③ 畀：bì，给予。

④ 有北：北方寒冷荒凉的地区。有，词头。朱熹集传：“北，北方寒凉不毛之地也。”

⑤ 有昊：昊天。有，词头。毛传：“昊，昊天也。”

利起见耳，何尝欲令人死，而不知病人之死实由之。余亲见夫妒嫉而谗谤者矣，窥病家有欲延某医之意，彼即预为谤之，谓某医切不可近，某医之药切不可尝，言之谆切，似是一片盛心，遂令病家畏而终止，而病由之渐深矣。迨病家既延某医，则又谤之曰：此药入腹，不能复抠之使出，服之必发狂，命即在呼吸间。言之又甚激烈，遂使病家疑而勿用，而病益难挽矣，甚至有服药已效者，仍复从而谤之曰：虽取效于目前，必遗患于后日，后日一复，不可复救。有明达者，不为所惑，得收全功。若愚昧者，闻而惊惧，改途易辙，使已成之功复败，得救之命复倾。则是谗谤于未延医之先者，阻病人求生之路也。谗谤于既延医之际者，绝病人救死之药也。谗谤于取效之后者，复令生者归于必死之途而后已也。嗟嗟！彼既无活人之术，而又使病人无求生之路，无救命之药，而归于必死之途，其恶可胜诛哉？故曰：在医道中直令人死，其为害犹大也。夫其所以为此者，无非欲损人益己耳。究之在人未必损，而在己亦未必益。彼活人之功，昭昭耳目，虽一二人谤毁之，其如千百人称道之。即席众之流，一时为其所惑，久之窥破伎俩，方将讪笑之，叱骂之。虽复巧言如簧，讵复听之？徒然自丧其心，自作其孽，使人见而鄙之。其品益卑，其行益污，秽恶腥闻，真为豺虎所不食，有北所不受也。独不知有昊将何以处之耶？更有人焉，言甘如蜜，心毒如虿[1]。其妒嫉之意，隐而不彰，谗谤之言，曲而不觉。此不

① 虿：chài，古书上说的蝎子一类的毒虫。

令人知其妒嫉谗谤，而实深于妒嫉谗谤者，均为诗人所深怒，而欲取而投畀焉者也。此妒嫉谗谤之病，更不可不医者也。

医医欺哄诈骗之病

医之中，有其品至下，其为病至深而莫可救者，欺哄诈骗是也。夫医之为道，贵诚笃端方，奈之何有欺哄为事、诈骗为心者？原其人，道不足以活人，人皆弃之。门前冷落，衣食迫肤，百计图利，利卒不至，因而思一骗之之法。骗则不得不欺，不得不哄，不得不诈，是欺与哄与诈皆所以为骗之地也。患此病者，犹之瘫癞痈疽，至秽至恶，人不常有，亦未尝无，姑就目击者言之。有病本轻浅，不药亦将自愈者，若人故为凶恶之言，使病人畏死而求治之念切，又夸以举世罔知，惟己独能，使病人欣喜而仰赖之心专，由是议定厚资，一药而愈，便自居功，怀利而去，此虽计骗，却未杀人，可称平庶，其罪尤轻也。乃有病势危急，旦夕就毙，神仙莫救者，诸医尽辞，一医独任，力言包好，否则甘罚，病家喜出望外，不复惜财，骗财到手，一剂而毙，此原是必死之人，犹非特杀，其颜虽厚，其罪犹可原也。若夫命介生死之交，全赖得当之药以生之，而若人不识病情，不顾利害，动云包医，巧言蛊惑，议酬若干，先付其半，大言不惭，孟浪用药，使可生者不生，此真骗其财而又杀其命者也。更有他医服药有效，将渐次收功者，或已痊愈偶尔又复者，而若人巧说以夺之，或云前药不可再服，再服必将有害；或云前药补早，尚须清开，然后用补；或云服参太多，必将发作有害，宜以药解之；

或云前药太温补，致有火起，只宜清补兼施，百种簧口，使病人疑惧，顿令弃彼从此，去生就死。又暗浼旁人吹嘘，得财瓜分，共相夸奖，使病家深信而不疑，遂慨然先出财，后受药。孰知药与前医相反，人即与世相违矣。此皆骗财杀命，罪不容诛者也。又有一种骗法，凡治一病，即要病人合丸药，以丸药无从辨认，可任其欺哄故也。病人索方，则云此祖传秘妙，从不传方，且多珍贵之物，即予方，亦无从觅药，惟议价代制。富者索以数十金，贫者亦勒以七八金，得财到手，仅以钱数一斤之药应之。愚人多堕其术中，待悟破时，人与财已两亡矣，然后怨恨而吐骂之，有何益乎？又有一种以丸药骗人者，不论病之轻重，只论药之贵贱，定例上料几两，中料几两，下料几两。富人则掯以用上料，贫人亦劝以用中料，必不能，亦必勒以用下料。世岂有富病恰当用贵料药，贫病恰当用贱料药者乎？其如妇人女子，不明此理，多为所哄，遂多伤命。各种骗法，有身受而切恨者，有旁观而窃笑者，而骗人之医恬然不觉也。余非敢悬照孽镜，欲使奸恶无遁形，第愿燃昏衢灯，欲使沉迷登觉路已耳。极知此一种病，最为难医，然非必不可医。释氏云：放下屠刀，立地成佛。乃知佛不难成，惟屠刀难放下耳。苟能刮骨涤肠，痛自攻治，放下欺哄诈骗之心，立变为端方诚笃之品。品高者道自高，能见重于人，必无愧于己，又何俟日夕劳劳，弄巧反成拙哉！妙药妙方，和盆托出。如讳疾忌医，不谅婆心，但嗔苦口，狂言吐骂，掷地咆哮，则当正告曰：人事昏乱，深入膏肓。纵有灵丹，不能下咽矣！请辞。

壬午夏日，因抱微疴，就教于畹庵先生。偶见医医十病一册，取而读之，读之觉爽气袭人，烦襟顿解，抱来之疴，不识消归何处矣！始叹昔人陈檄愈风[①]之说，询非诬也。因语先生，急当传之宇内，勿仅秘之笥中。先生曰："此实一片婆心，欲医家尽能活他人，造己福耳。窃恐世俗不谅，反视为刺讥之言，故未敢就正有道也。"余笑曰："先生过矣！如此无上妙谛，真能令人起死回生，超凡入圣。得之者，方焚香辰诵，朝夕顶礼之不遑，又安敢于佛头着秽，甘自堕地哉？先生可无疑矣。"遂袖之而归，代付剞劂，以公同好。

槐川弟唐维仁拜手识

医之须医，非先生创为是说也。若医之为病，病之有十，则自先生阐明其说。盖先生能隔垣视物，洞见病人之脏腑，即洞见病医之脏腑。见之真，斯言之甚悉，而医之为病无遁形，医医之法无余蕴矣。第病在人易医，病在医不易医。病在人，人即自知其病，而急于求医。病在医，医并不自知其病，而何知病之当医？呜呼！医不自知其病之当医，而欲其能医人也，得乎？此先生所以言之切而望之深也。殆具正法眼而又具菩萨心者哉！乃或有读之而生

① 陈檄愈风：三国时袁绍伐曹操，命陈琳作檄文，罪及祖考，遍贴州县，时操患头风，读檄文后惊出一身冷汗，头风顿愈。引此典故，意指吴氏所著《医医》文辞犀利，发人警醒。

憎心者，此犹之丑妇对镜，不自愧其貌之丑，而反憎夫镜之明也。是又增一病也。

同学小弟汪春滋拜跋

医医之说，古昔有之。而发明尽义，使诸医荡涤邪秽，专以活人为心，则自家天士先生始。余早请以授梓，先生有难色，盖恐世有讥其言之刻者。余曰：而不见夫君相之治人乎？夫民间疾苦，至不可穷。使君相尽劳其身而一一噢咻①之、安全之。极其效，终岁不过数十百人而止。惟良有司能喻乎君相治人之意，而又能得乎君相治人之方，源清流洁，利兴弊除，然后举一世而登于仁寿无难矣。今先生之医，君相之治人也，先生之医医，君相之严治有司，以治人也。由于斯旨，虽谓天地存心可也，而又何刻之有哉?!

愚弟元奎拜手谨跋

① 噢咻：ō xiū，抚慰病痛。

卷 一　医验录二集

伤寒（中寒合入）

伤寒为传经阳证，中寒为直中阴证，二者悬殊，无如世俗不能辨认，概名之为伤寒。是以一遇阴证，但曰伤寒，亦以治阳证之法治之。表散不愈，继以苦寒，殊不知阴证一服苦寒便不能救。医人于此为最毒，病人于此为最惨。不肖目击心伤者久之，故独于此道细心探讨，辨之最明，疗之最众。兹亦不能尽载，第即人所误认者，存十之一二，不妨从俗统谓之伤寒。但能于伤寒中辨其为阳为阴，而施治各当焉，夫亦可以告无过矣。阳证误治，犹可救，阴证误治，便不能救，故集中所载阴证较多，要皆人所误认，几几误杀者也。即所载治验阳证，亦系前医所误治，而后为之挽回者。若从前无误，顺手易治者，治验虽多，一概不载。

真热假寒证

乙丑二月，休邑一程兄病伤寒已七八日。初起发热，恶寒，头痛。服表散药一剂，微汗热退。次日午间，复发潮热，每日如此。至第五日，复请前医视之，云表邪未尽去，更用麻黄大发散，汗出如雨，汗后仍发潮热，时有汗出，渐觉神气不清。更一医，云发散太过，致汗多体虚。用参、芪、归、芍、枣仁、五味子等药补虚敛汗，而潮热仍旧，反加烦躁不安，妄见妄闻，说神说鬼。至第七日，忽昏晕倒地，手足冰冷。急延名医视之，云脉沉、手足冰冷乃阴证也，宜用附子理中汤。举方用人参一钱，附、桂各五分。有一令亲在旁云："既是阴证，又经七八日，恐非数分桂附所能敢?"其医云："理当重用，但我不敢。今之能起此证，肯重用桂、附者，无如歙邑之吴某，盍请商之?"于是连晚着人来迎。余次早往视，其家备述八日前病状并所服方药。余视病人僵卧在床，口中喃喃，身子滚动不住，胸前微有汗。扪其腹甚坚硬，重按蹙额，似有痛状，抉口视其舌有黄苔。诊其脉果沉，按之却有力而数。语其家曰："此非阴证，桂、附不可用也。"其亲人忙问曰："脉沉，手足厥冷，汗多昏晕，非阴证而何?"余曰："晕倒非虚，手是冷非寒。脉沉而数，数而有力，并非阴脉。乃热邪入里，为阳明证。热极似寒，阳极似阴，故尔发厥，酷似阴寒之证也。"问病后曾大便否？答云："至今八九日未大便。"余笑曰："何如？此热结在里，只一下之便愈。况初起发热头痛，明明是太阳证。若阴证，一起便直中三阴，断无初起是阳，后变为阴之理。"其亲人又问曰："先生所见，必然不差，但一剂下肚，生死关系，不得不细细请教。常闻伤寒病由三阳传入三阴，此得非阳证传入阴经乎？”余曰：“非也。传经与直中不同，直中入三阴乃寒证，传经入三阴仍是热证。寒证当用桂、附以回阳，热证当用承气以存阴。阳不回固死，阴液涸亦死。仲景《伤寒论》云：阳明病，发热汗多者，急下之。又云：日晡所发潮热，不恶寒，独语如见鬼状，宜下之。又云：发汗不解，腹满痛者，急下之。今病人各症，悉如《伤寒论》所云，则其宜下也必矣。复何疑之有！”为举方，用：生大黄五钱，厚朴、枳壳各一钱，黑栀子八分，木香七分，陈皮一钱，予药一剂。其家畏惧不敢用，仍接前名医来问之。前医至，见余辩论明透，自觉爽然，乃揖余曰：“先生真吾师也！昨认错矣，急宜服此药。”始肯煎服，仍不放心，要留余宿。余实不得暇，又念人命关系，不能恝然，不得已勉留一宿。病人服药后，便熟睡。醒后连下三次，自觉腹中舒畅，少饮粥汤。又睡至晓，人事清爽，病全却矣。其令亲向余谢曰：“再造之恩，铭感不浅。向来耳食，多以先生好用人参、桂、附，今他人用人参、桂、附者，先生却以大黄奏功，真是天上神仙，非凡愚所能窥测也。”余谢曰：“神仙何敢当，但幸不为仲景先生之罪人耳。”相笑而别。

前病愈后月余，邻家一病者，面红目赤作渴，医用黄连、石膏，服之狂躁。急迎余去，询知服前药，遂辞归不用药。当晚毙矣。阴证之易杀若此，可畏哉！

伤寒失表

乙丑春日，本庠[①]许师尊一仆妇，素禀质极弱，已二十余日发热不退，烦躁不安。在城诸医，咸谓是阴虚，皆用六味地黄汤加知母、黄柏、黑参、花粉之类。病日益重，余适至城，便中往候许师尊，即嘱为病妇诊之。脉数而紧，按之有力，口干，舌有黄苔，头与浑身俱痛。余曰："此伤寒失表也。虽日久，尚宜汗之。若清润滋补，则表邪固结而不出，所以发热作痛而无已时也。"因用羌活汤兼柴葛解肌汤，加姜二片。服一剂，汗出热退，头痛一身痛俱止，便安神热睡，二十余日之病立愈矣。许师尊因叹曰："人皆谓吴天士好补，此则他医皆用滋补者，却用发散一剂而愈，可见人言皆妄也。"

阴证伤寒

乙丑夏日，本县父母靳公一管家病大发寒热，迎余至署。见其人魄汗淋漓，诊其脉，浮数虚大，按之绝无。其时正将服药，余问："此药从何来?"云是城中专治伤寒者。余问："据此专治伤寒医人，认是何病?"答云："彼认是疟疾。"余曰："危矣！危矣！彼认是疟，必用小柴胡汤，内必有黄芩，若服此一剂，神仙不能救矣。"索方视之，果是小柴胡汤。急令将药倾去，另为立方。用附子、肉桂、炮姜各二钱，白术一钱五分，陈皮、半夏各八分，茯苓、

① 庠：古代称学校。

泽泻各一钱，人参四钱。靳公见方惊骇，问："如此大热天，奈何用此大热药？"余答曰："治病只论证，不论天气。若云大热天气，不当用大热药，则大热天气便不当害大寒病。此乃中阴、中寒之证，即俗所谓阴证伤寒也。不用热药，便不可救，不用大剂热药，亦不能救。"力为剖晰，始信服。服后大热遂退，二便俱利，汗少安神，始信心无疑。次日又迎余至，病人又觉发寒，但不似昨日之甚。问余："今又发寒，得非疟乎？"余曰："非也，此发厥耳。昨未得热药，故寒战非常，寒退遂大热，所谓厥深热亦深也，昨已服热药，今日寒战遂轻，寒后热亦必轻，所谓厥浅热亦浅也。"仍照前药，再予一剂。次日，果不复寒热。若是疟疾，岂能二发即止乎？仍如前重剂，嘱服五日，方能进粥食。然后各减其半，加当归，服十日而痊。靳公因叹为认病如神。

伤寒余热入里

乙丑夏月，里中一族叔，字仲容。因下池塘洗澡，遂成伤寒，已服表散药，汗出热退，头痛等症俱止矣，惟胸膈不甚舒，不安神。越二日，复微热，常有微汗，口作干，烦躁不宁，才睡倒又立起，才坐起又睡倒，如此三四日，未得安眠一刻。余诊其脉，寸脉独浮软，余脉俱数而不浮，断为余邪入里，当用白虎汤。但前已大汗，今肺脉浮软，仍复汗出不止，须入人参。遂予人参白虎汤一剂，内用石膏五钱，生地三钱，丹皮一钱，知母八分，黑栀子八分，生甘草五分，五味子二十粒，人参二钱。煎成一碗，才服得半碗，病人便觉困倦要睡倒，一睡倒便睡熟，鼾呼半日方醒，醒来前症顿释，遂索粥食，一夜安眠，仍剩有药，亦不复用矣。次日，其令尊圣邻叔翁来谢曰："先生之神，何至此极也！昨药只煎起头渣，头渣又只服得一半，遂将数日不安之症立刻冰释。吾闻有一剂立效者，未闻有半剂之半即痊愈者。神矣！神矣！"

结　胸

乙丑冬月，隆阜一戴兄，年近三旬，病伤寒六七日。初用表剂，药轻未得汗，胸腹不舒，四五日未大便。遽以巴霜丸下之，反觉满闷，胸前胀痛，扪之高起，按之坚硬。或视为寒凝，或视为食积，或视之痰塞，各试一剂，俱不效，始迎余视之。两寸脉数甚，询知前番所用之药，知由表邪未解，便用丸药下之，引邪入膈而为结胸证也。幸今头仍痛，身仍热，表犹有邪，未尽入里，犹是小结胸，当用小陷胸汤，然须解尽表邪方可用陷胸汤，否则又蹈前辙矣。路远不能次日又来，又无暇留宿，只得一时立二方，备药二剂。前一剂用：防风、羌活、柴胡、干葛、川芎、秦艽、陈皮、甘草、生姜。次剂用：川连一钱，半夏二钱，瓜蒌仁三钱，厚朴、陈皮各一钱，姜三大片。嘱令先服防风、羌活表药一剂，待热退头痛止，然后服次剂。尽此二剂，诸症可痊愈矣。别归，过五六日，病人亲至舍称谢，云蒙惠药二剂，挨次服下，其应如响。服头剂，果即热全退，头痛止。服次剂，胸膈顿宽，便思食。今再请教，当如何调理？为诊之，脉和平，病痊愈，可勿药矣。因其远来，予轻轻和中药二剂而去。

阴证误治

丙寅二月，潜口一仆人，患伤寒已半月余矣。初起发热，历两医皆用发表药，共五六剂，热总不退，继更一名医，见其胸膈胀闷，有一块作痛，云前药俱错，此是伤食。日用枳壳、厚朴、神曲、山楂、麦芽、柴胡之类，已服十余剂，更剧。今则唇紫燥裂出血，又有两医人各出主见，其一要用石膏五钱、黄连一钱。又一医人云，不如大黄五钱，一下而愈。幸此日议论未决，药未予服。余时在汪子右湘宅中，有一盛使，系病人之内亲，因代哀恳为一诊视。其脉虚大浮软，按之全无，口唇虽裂出血，而舌苔灰黑滑润，面色亦复惨黑。余曰："此阴证也。"辞不治，且嘱之曰："病固深矣，然亦当听其自终，切不可用石膏、大黄两法，以速之死也。病人之父哀痛不可解，次早，索其主人汪揽思先生一札，肫切代请。余回一札曰：昨看盛使之恙，非忍心不救，以寒证日久，本难挽回，而又历数医，服半月药，未曾错撞着一味对证药，所谓药伤更难医也。且系贫贱之子，谅无力服参，益难措手，是以不便粘手耳。今承台翰谆谆，既不敢方命①，而其父情词哀切，又复堪怜。嘱其今日且勿服药，俟腹中杂投之药稍空。今夜若有命不死，明日至宅看会，再为诊视，倘可救，则极力救之可也。次日十九，其父又早至余馆门前，长跪待开门，叩首不计

① 方命：违命；抗命。《汉书·叙传下》："孝景莅政，诸侯方命。"

其数，余只得践约，往为诊之。确是阴证，予附子理中汤一剂，余带有参，暗投二钱，嘱令煎服。随同友人往紫霞山游览，饮于水香园。下午其父又长跪席前云："服药觉好些。"余曰："少刻我归时，便道再为尔一看。若果有生机，今夜再予一剂，方可取效。"薄暮果如约，纡道①为视之。脉便收敛许多，知药已大验，照前药复予一剂，嘱自备参二钱。其父虑不可服参，余曰："尔勿虑参不可服，我只虑尔无参服，且早间药内，我已予参二钱，未与尔言也。"其父始向主人求参二钱，服之。次日绝早，又来叩头称谢，别是一番欣喜欢跃之状。余问："病势何如?"答曰："昨夜竟一跳，吓坏了。"余问："何事吓?"答曰："昨夜服次剂药后便睡去，至三更亦不醒。我老夫妻反疑心，谓往夜呻吟不睡，今夜如何一些声息也无？伸手入被内探之，摸着一身冰凉，所以吓一跳，怕是死了，再细听之，鼻中有气，喉间有呼吸声，方信是睡熟，不是死。盖因十七八日来，从未有此睡，从未有如此退热身凉故也，直到鸡鸣时始醒，醒来便要吃粥，即吃粥二碗。胸前一块已全无，并不觉痛矣。再吃复渣药，又睡到天明。真是活命之恩，大胆再求一看。"余即复往视之，为定方每日二剂，每剂用参三钱，附子三钱，肉桂、炮姜、白术各二钱，茯苓、泽泻、陈皮各一钱，木香五分。连服四日，他药俱照旧，只除去木香，减去人参二钱，每日二剂，仍共用参四钱，附子六

① 纡道：即绕道而行。如黄节《雪朝江亭同天如》诗："岂谓叩门惊独寐，不辞纡道意多违。"

钱。又服四日，再减去一剂，每日照前药只服一剂。服十日，再将附子减去一钱，人参只用二钱，共服二十五日而痊愈。此证乃寒中太阴脾经，亦甚易认。计二十日前，曾经历五医，俱是表表著名者，不知何故，绝无一人认得是阴证，医至将死，而后待余以峻剂参、附救之。既救活，又群议余好用参、附，独不识诸君绝不好用桂、附，而单好人死也耶？汪子右湘闻而笑曰："观'好'，斯知仁矣。"

真寒假热证

丙寅秋日，家坦公弟忽发热，嘱其令弟梅赓邀余视之。其时，余已辞谢医事，稍一温习，以赴科试。以坦公弟之至知，又不得不往为诊之。其脉浮滑数而无根，面赤，浑身壮热，舌上灰苔。诊后同梅赓弟出馆门，私语之曰："我本辞谢医事，无奈令兄之恙，我又不得不医，我若不医，此命不能复活矣，任延尽名医，无一人能治此病。"坦公弟馆内闻之，甚觉不然，以为我不过偶然感冒，何遂出此言？余归，急予附子理中汤一剂，服之热退。次日下午，又复发热，又照前药予一剂，加参二钱，服之又安。第三日如前方倍之，用人参四钱，附子三钱，肉桂二钱，炮姜一钱，白术二钱，茯苓一钱，泽泻八分，炙甘草三分，半夏八分，减去人参一钱，据前方用参三钱，是夜热轻。次早，又照前药服过一次。

其舍之令叔，接某名医为乃堂看病，一团好意，陪名医来看乃侄。名医诊之曰："一团火，一团火！"梅赓弟接口云："天士家兄云是阴证，已服过参附三四剂矣。"名医曰："一身暖，手亦暖，面有红光，说话声音响亮，何得是阴证？一毫阴气也无，若再服人参、附子一剂，便要发狂了。"噫！参附已服四剂，不惟相安，而且有效，何所见再服一剂，便要发狂？不发狂于三四剂，单发狂于此一剂，此至不通理之言，不待智者始知其谬也。然此种名医之言，偏能欺哄俗人。名医于是举方，用黄芩、花粉、竹叶、贝母、旋覆花、枳壳等项，撮药四剂。其令叔又谆谆向梅赓弟言："千万再不可吃人参、附子，再一剂必要发狂了。千万即将老先生之药煎服，彼老先生决不差，难道老先生反医杀人不成？"其为乃侄，至情关切，故言之肫切如此。于是坦公弟之命，危若悬丝矣。毕竟数不该死，却有救心。坦公弟令堂前有吐证，被此名医服黄连两年，致几番将死，赖余救之得生，故不信名医之言。又闻余断定是阴证，知药中黄芩、竹叶皆寒性，故将药四剂藏起，不肯予服。然病人闻名医及乃叔之言，亦不能无疑，早间服过理中汤一次，复渣药亦不复服。药力轻而阴寒暴长，是夜少腹痛不可忍。四鼓，着扆公弟来敲余馆门，起询其故，疑其必是误服名医之药矣。扆公往取原药来看，果实未服。余曰："是亦名医之误也。虽未服其药，闻其言而心遂疑，不服复渣，热药力轻，故尔有此。"因予药一剂，用附子四钱，肉桂三钱，炮姜二钱，白术二钱，茯苓一钱，川椒八分，陈皮一钱，木香八分，加人参一两，令立刻煎服。次早视之，云夜来药到便煎服，服下痛便止，熟睡至天明。由是不信名医之言，余仍照前用附子三钱，人参五钱。至夜又大发热，每大发热时，腹内必痛极。余曰："此腹痛将来必要下痢，日痢五七次不妨。伤寒书云：胃家实，秽腐当去故也。所谓实者，实邪凝聚，故必要从大便去也。”问：“何以每至夜必发热，每发热反肚痛?”余曰：“夜乃阴分，阴证至阴分必更狠，腹内阴气盛，则将虚阳逼出于外，故身外发热，所谓内真寒外假热也。所以发热反腹痛者，阳气尽逼出于外，则脏内纯是阴气，所以作痛。痛已数日矣，明日必要下痢。”次日，一昼夜果下痢七八次，皆如败酱色，或间有红色。

其潭渡令外祖母家，特送一专门伤寒医人至，见大便之色，便云是大肠经火，用黄芩、大黄，坦公弟自家明白，不服其药。痢渐止，腹痛亦止，惟小便尚未清。大凡阴证小便必黄赤色，甚者如墨水。盖寒入少阴，肾不化气，故小便停蓄不利，所出无多，必是黄赤色。医家每以小便之黄白分寒热，杀人多矣。其时又有医见小便黄赤，谓是小肠经火，用木通、灯心、黄柏之类。坦公弟将服此药矣，余闻之，急奔至床前，执手语之曰：“三告曾参杀人①，纵不信，亦信矣！独有余一人言是寒，三医皆云是火，无怪子将信而服之也。然而曾参必不杀人也，所告之言，必不可信也。此病必不是火，寒药必不可服也。若服彼一剂，则前功尽弃，此后不复相见，惟有痛哭奉吊而已。”坦公曰：“非余必要服此凉药，因想先生之药，服下觉停留胸隔

---

① 曾参杀人：比喻流言可畏。曾子（前505～前435年），姓曾，名参，字子舆，春秋末年鲁国南武城人。《战国策·秦策二》：“人告曾子母曰：‘曾参杀人。’曾子之母曰：‘吾子不杀人。’织自若……其母惧，投杼逾墙而走。夫以曾参之贤与母之信也，而三人疑之，则慈母不能信也。”

间，不肯即下，胸膈总不舒畅，故欲试服此一剂看何如。”余曰：“如此重证，药岂可漫试乎？尔自思，每剂熟附子三钱，尚觉停蓄不行，岂寒凉药反能宣通脏腑，开导胸膈乎？于今要速效，亦不难，我另备一剂，即刻煎服，服此必舒畅。”因用生附子五钱，人参一两，其余姜、桂亦加重，仍加木香七分。次早往视之，自云昨药果佳，服下便觉胸前有一线温气行至下腹，胸前便觉舒畅，思粥食矣。余笑曰：“何如？此证重极，如前每剂用热附子三钱，尚觉不能过膈，必昨用生附子五钱，人参加一倍，且加如许热药，方有一线温气下行。设若一剂寒凉，岂可思议乎？”由是将生附子五钱，人参一两，连用五日，再将生熟附各半用五日，小便渐由黄而白矣。然后用熟附子五钱，又服五日，粥食渐多，再稍减轻，用熟附三钱，人参五钱，直服二十余日，共服五十余日，计用附子六斤方痊愈。如此阴极之证，而三医皆认为火，藉非余认证独真，相与情切，岂能有生理乎？其后舍之令叔家，又接前之名医，语之云，先生前看舍侄，云是一团火者，后竟服生附子许多，服过附子五六斤，方得痊愈。名医曰：“此是他家福气好。”余闻之，细细思索，竟不知名医此语作何解？须待介葛卢①解之。

中寒危证

丙寅初冬，潜口汪君栗亭，猝然中寒，其凶无比。其于每岁初寒时，必发哮喘之证。此岁发更狠，重剂姜附治

① 介葛卢：春秋时介国国君，传说他通兽语。

之得愈。愈后十余日，忽又中寒。是日余往郡，其家人来请四五次，急迫之极。余薄暮到家，急往视之。询知泻过三十余次，见其头上冷汗如雨，淋漓不止。探其头面及胸前肩项半段，皆冷如冰，两手冷至肩，其冷与寻常不同，探之令人生畏。诊其脉，六脉全无，细细寻按，绝无丝毫脉气。余不觉畏甚，惟静对之，神气颇清，亦不觉气促。余暗想所望者在此，今日暴起，或犹可救。忙予药二大剂，每剂用人参二两，附子五钱，姜、桂、白术、黄芪俱各三钱，川椒八分。二剂共用附子一两，人参四两。嘱其尽今夜将此二剂服至天明勿断，明早再看，倘脉出则有生机。次早往候之，两手脉俱微出矣，其冷处亦稍温，泻止，汗亦止矣。是日予药一剂，只用参一两。不意至上午时，又连泻六七次，仍复汗出，脉又全伏矣。自料必不能生，一面着人来迎余，一面托诸知为料理后事。余至，嘱勿惊慌，还可挽救。汪日生兄谓："如此光景，安云可保？"余笑曰："诸公为彼料理事，弟且用药挽救，各不相妨。据愚见，今日之复，如暴雨一般，大凡暴雨止后，必有一阵复雨。"因照昨方仍予二大剂，附子仍共用一两，人参仍共用四两，一昼夜服毕。次早，再一往候之，脉出和缓而有根，头面各冷处俱回暖。余笑曰："天开日朗，再万无复雨之患矣。"是日，用参二两，服二日，又减作一两六钱。又服二日，渐减至八钱，服月余而止。如此猝中之证，可谓重极矣，非如此重参附，万不能救。人多谓余好大胆，余笑曰："此正弟胆小处耳，惟胆小，生怕人死，故极力用药救之。他人不怕人死，故阴证亦必不用阳药，十二分重证亦只用一二分轻药，屡令人死，总不怕，则真是大胆汉也。”

真热假寒证

丁卯二月，里中一仆妇，患伤寒已服发表药，汗出热退矣。次日复热，热亦不甚，遂服清热药数剂，绝不效。渐至烦躁，胸膈胀闷，浑身壮热，而手尖独冷。更一医，谓是阴证，欲用附子理中汤，不敢骤用而请质于余。余诊其脉极沉，然沉而数，数而有力。视其舌有黄苔，有芒刺。问其大便，有八九日未解。余曰：“此热证，非阴证也，脉沉者，热结在里耳。以通身热，手尖冷，辨为阴证固矣，然阳证亦有手冷，且冷过腕者，何以辨之？又当辨之于舌色，辨之于脉。阴证之身热手冷者，脉必浮大而空，以通身之热是假热，内有真寒，故外发假热，热是假热，则脉亦现假象而反浮大，但按之甚空，此假不掩真，而知其为阴证也。若阳脉反沉者，以表邪去而里邪急也，热邪在里，故脉反沉。人皆谓阴证脉当沉，阳证何以脉亦沉？殊不知阴证不发热之脉则沉，沉而无力，阳证热在里之脉亦沉，沉而且数且有力也。阴证虽热，而舌色必白或灰黑，或有滑润黑苔，阳证虽手尖冷，而舌苔必黄，或焦紫有芒刺。盖手尖冷者，阳极似阴，其脉沉者，热极反伏也。此证脉沉数有力，而舌有黄苔，故断为热结在里。当予三承气汤酌而用之。若徒用清润之味，不能救车薪之火也。倘误以为阴，而误用参附，则立危矣。”余因用大黄五钱，黄连五分，厚朴、枳壳各一钱，陈皮八分，木香五分。前医犹力阻勿服，余力劝其服。服后连下三次，热遂退，手温，膈宽，知饿进食，安眠，不复服药矣。

真寒假热证

丁卯三月，在潜口友人馆中赏花饮酒，汪君揽思邀为其三令郎看病，索发散药一剂。余同往视之，一见病人面赤放光，心便惊惧，知其为阴证面色也。再为诊之，脉浮大有出无入，按之细如丝。余曰：“此非表证也，即刻服参，尚恐汗出不止，不能收摄，奈何仍欲表散，若用表药，必汗出亡阳，人事昏乱，说神说鬼矣。今夜无从得药，药铺中无此药，索性明早自带药来用可也。”是夜，果大汗不止。余次早如约候之，开手便用附子三钱，人参四钱。服至第四日，痰中带血，其家惶惧。余曰：“此乃寒痰，即阴气所化，服热药，阴寒之气始能化痰而出，所以带血者，胃为多气多血之腑，痰出时偶黏滞胃中之血，非此证有血，丝毫无是虑也。”果少顷便不复有血矣。其胸膈仍滞，畏寒作呕。又加附子至四钱，人参六钱。服二七而热全退，稍进饮食，服二十余日而痊愈。此因汪揽思先生见余起阴证甚多，用药不畏，故能顺手用药，无掣吾肘，一直到头，中无变证，不过三七之期，遂得痊愈也。后岩镇令亲家闻此病是阴证，因质之镇中名医，名医力争云，阴证不发热，此发热何得是阴证？噫！内真寒外假热，何云阴证不发热？彼必以不发热为阴证，所以于发热之阴证俱作火治，不知医杀若干矣。

寒中入经

丁卯三月半后，往宁国应科试。试毕，不待发案发落，即急急赶归，盖以家慈七旬寿期甚迫故也。余到家，未曾立定，家中人云："子与弟媳大病，此刻正死去矣。"余即刻往视之，见僵卧在床，不省人事。诊其脉尚有，只是滞涩之极。抉开牙关视之，见舌上是灰黑色。问得病之由，云某日左脚腿痛起，服发散五六剂，汗出而痛不减。今日接某名医之令侄视之，云是火痛，用黄芩八分，服得一次，随即大吐，吐后即死去不知人事。余叹才出门不过十日，即有此异事。吾恰为母寿，急赶归来，或者即是此病数不该死，设若如旧例，待出案发落，有月余之阻，则万无生理矣。此伤寒入经，惟余一人知治此证，实非余妄自夸口也。今且用药救转，再处。即用人参三钱，附子三钱，姜、桂、白术各一钱五分，茯苓、半夏各一钱，炙甘草三分，煎熟灌下，少刻即苏，仍吐去痰涎若干。次日照前药再进一剂，殊觉平平，左脚痛处尚未移动，将参、附各加至四钱，其痛处始移至右脚，仍作呕，间或大吐，不能进食。余知药力犹轻，总因一剂黄芩，便要多用许多附子。立定一方，每日二剂。因其无力，人参每剂只三钱，每日二剂共六钱，附子每剂却用四钱，每日共用八钱。白术、肉桂、炮姜照前方。又加入当归、川芎、五加皮、牛膝、鹿角胶、山萸，一派营经行血脉之药。服数日，其右脚痛处又移至左手腕。隔一二日，左手愈，又移至右手腕，并手指骨节及两足腕，凡有筋脉转折之处，俱痛到。若时俗名医，必谓是痛风，恣用风药，无有愈时矣。如前一日二剂，共服半月余，始改作每日一剂，用附子五钱，人参三钱，又服半月始能行动。然后减去肉桂，专用附子三钱，加虎骨三钱，调理五十日而后痊愈。愈后共计用熟附三斤，若是未制之生附，有八九斤矣。寒中入经之证，虽治之甚多，从未有如此之重者，要皆由一剂黄芩以致此极，所以多用数斤附子，否则不但病不得愈，并性命亦不能保矣。奉劝医家认证未明，万不可开手轻用黄芩。此病犹是寒中入经，故重用参附犹可救，若直中三阴，虽百斤附子亦不能救。多伤一人，即自家多造一孽，不及其身，必及其子孙。岂可轻意任性，恣用寒凉而不加猛省哉！

中阴转疟

丁卯夏月，本庠许师尊一管家，年十八岁，入冷水洗澡，起是夜即呕吐，头痛如破，不发热。次日，余为诊之，脉沉细，手尖冷，头有冷汗。余断为中阴证，用附子理中汤，二剂而头痛止，服三剂而呕吐止，第四日复诊之，两关脉弦起，汗多。余曰："此欲转作疟疾，然亦系阴疟，仍如前药加半夏一钱，人参二钱，略用柴胡五六分，使引邪出表。"予药二剂，余别归。是夜果发寒热，一连三日，俱发寒热。第四日又为视之，弦脉已平，余曰："今日疟止，不复寒热矣。"前方去柴胡、半夏，加黄芪、当归。是夜果不复寒热，如前方服四剂而痊愈。后见许师尊曰："年翁初断是阴证，果是阴证，继而云要转成疟，果即转成疟，后云疟止，果即不复寒热。言之于前，必应之于后，何奇至此也?”余应之曰：“丝毫无奇，不过据脉言耳。”许师尊笑曰：“此所以为奇也，今之知脉者有几人哉?!”

阴证误汗

戊辰夏月，岩镇方翁，字茂林，年五十余，患伤寒四五日矣。初起，名医予羌活、防风等发散药，汗出，发热更甚，以为表散未透，如前药更连服二剂，大汗不止，身热如燔灼，彻昼夜不寐，狂躁非常，谵言妄语，脸若涂朱，口唇焦紫，群以为是大热之证，议欲用石膏竹叶汤。家在湄，系渠内亲，因劝其迎余视之。余诊其脉，浮大无伦，按之豁如，唇虽焦紫干燥，舌是灰黑之色。余曰：“此中阴证也。经云：误发少阴汗，必亡阳。凡中阴之证，必先入少阴，一用表散则孤阳飞越，乘汗而出，是以烦躁不宁，妄见妄闻，谵言乱语。若误认为火证而加以寒凉，立刻毙矣。若听其汗出不休，元阳不返窟宅，则阳气腾散，亦将毙矣。”急宜用驱阴回阳之法，又宜用敛阳归根之法。用八味地黄汤，内用大熟地五钱，附子三钱，肉桂二钱，加人参五钱。服后熟睡半日，身热渐凉，汗微敛，醒来人事顿清。次日，仍照前方再进一剂，面赤俱退。再换理中汤，用白术、附子、肉桂各二钱，茯苓、泽泻各一钱，半夏、炮姜、陈皮各八分，炙甘草三分，人参四钱。服七八日，再去半夏，加熟地、山萸、当归、黄芪，用参三钱，桂、附仍各二钱，服二十余日而起。设余不至，竟用竹叶石膏汤一剂，岂不立刻杀命哉。

阴证伤寒误用消导

戊辰九月，雄村曹君启心，自谓患痢，每日大便四五次，便中微有血及血水，小腹痛，作呕，胸腹胀满。诊其脉沉迟而兼弦细，舌有灰色苔，手尖冷甚，面色惨黑。余谓是三阴俱受病，殆阴证之极重者也。问："此二三日来，曾服何药?"答云："前服消导药不效，昨药内加大黄。"余闻之，不觉惊叫曰："此命休矣！如此沉迟弦细极阴之脉，纵是瞎子亦知是阴寒之证，奈何犹加大黄，岂非有意杀人乎?"答云："幸喜大黄只用八分，服下觉胸膈间寒气涌起，遂尔吐去，或犹不至伤命乎?"余曰："虽服无多，亦受其害，然系相知，不得不竭力相救。"急用艾火于关元、气海处各灸九壮，腹中渐觉温暖，气行作响。再用附子三钱，白术、肉桂、炮姜各二钱，吴萸五分，陈皮一钱，木香五分，茯苓、泽泻各一钱，人参五钱，每日服二剂。次日手温，腹不痛，大便遂止，服七日而后少进粥食。再减去一剂，每日照前方加半夏、破故纸，服一月痊愈。盖伤寒中原有下痢一证，人只治痢而不知其为伤寒，杀人多矣！知其为痢，而不知其为阴证伤寒，杀人更易于反掌也。

阴证误表

己巳春，族中一人，浑身痛如被杖，头痛如破，不发热，惟畏寒。医人予发表药一剂，呕吐不止，冷汗淋漓。其令尊邀圣臣族叔视之，两手无脉，彷徨无措，转邀余同往救之。两手冷如冰，六脉全伏，所喜者，人事犹清。余谓无他法，大艾火灸关元、气海，倘脉出，再用药。因灸二九一十八壮，灸毕，脉微出。遂用重剂附子理中汤，服后脉渐起。次日，照前方再予一剂，不呕吐矣。因其家贫极，且是劳苦之人，可以不用参，只加黄芪，服七八日而痊愈。

阴证误表

己巳夏，岩镇一程兄，患伤寒已七八日矣。生在多医之地，日易一医，日服药不断，皆用表药，愈表愈发汗，直至魄汗淋漓，人事昏沉，第七日早间，仍有名医力主再表。是日，余适在家誉斯兄宅中，其令亲郑兄，坚恳余往为诊之。其脉浮大无根，舌有灰黑苔，冷汗直淋，语言无气，余断为此阴证误表也。急予理中汤一剂，内用人参、白术、干姜、肉桂、附子各一钱五分，茯苓一钱，吴萸五分，炙甘草三分。服一剂，热退神清，有回机矣。次日，携方加减，余谓不必加他药，只照此方，每味各加一倍，连服半月可也，果依言服十五六剂而愈。凡治伤寒，须分表里。表证属阳属热，宜表散，然用药不过一二剂，汗出热退，病寻愈。里证属寒属阴，宜温补，须多服方收功。有由表而入里者，为传经热邪，宜清解以存阴，若不由表而直入里者，为直中阴证，宜温补以回阳。此一表一里，一阳一阴，一热一寒，有天渊之隔。奈何见人发热，不审其为表为里，为寒为热，为阴为阳，概行发表。若是里证、寒证、阴证，有不使之魄汗淋漓，亡阳而死者乎？今程兄之得延六七日，始得遇余救活者，有天幸也。

伤寒太阳兼阳明证

己巳年六月，余在南省藩台郑公署中，为郑公治久泻之证，病势已愈，特设酌招余饮，饮未终席，忽有贵州一孝廉姓魏者进署，询之，乃其门生故旧也。郑公即邀同坐，坚拒不肯饮。郑公问之，答云："今日微觉身中不舒畅。"郑公指余云："此位年翁极高明，何不托为诊视？"余为诊之，脉紧数有力，却不浮洪，问其日来曾发热否？答云："并不发热。"余曰："病状未现而病脉已现，今晚一定要大发寒，寒后或转热。此伤寒也，非疟，切不可作疟治。"其人似犹不在意。别后，是夜果大发寒战，寒战后微温，亦不甚热。次日觅余寓所，再托诊视，云胸膈胀满。余曰："此太阳兼阳明证也。"用柴葛解肌汤，加麻黄二钱，厚朴八分，姜三片。或谓如此炎天，奈何用麻黄？余曰："如此炎天，奈何竟不出汗？盖其脉紧数而不浮洪，势渐趋里，故用麻黄欲其达表，而后始可攻里也。"服后微寒战，遂转大热，五鼓出汗。次日，复来看脉，脉反大矣，然两关沉滑，尚有热结在阳明也。急用大柴胡汤一剂，内用大黄五钱，服后大下二次，胸腹泰然，寒热不复发，即令食粥。有人谓伤寒才二三日，如何便用饮食？余曰："伤寒二三日，已痊愈，奈何犹不予饮食？如尔省中人不识的确医伤寒，只识叫人饿，一连直饿二三十日，病人或饿得叫喊，或饿得不能出声，必不予粒米粘唇，直至饿死，则云是病死，直可惨也。"从南省至仪扬一带皆然，不知何人作俑，遂令以讹传讹，造孽无已。全不思伤寒如此证，既汗之，又下之，表里皆虚矣，虽云攻邪，正气必因之受伤，表里皆虚，若不予之粥食，以调养其胃气，其何以生乎？伤寒书只云多食肉食能致病复，未闻少进清粥亦令病复。医人之愚，亦何至此其极也。

中阴假热证并危证三则

庚午五月，余到京师未久，家司业公（讳涵，字容大，号匪庵，壬戌榜眼）与楞香家叔，兄弟行也，相会于朝房中，以大令郎（字汉三）患病为闷。家叔云："何不请舍侄一看？"公云："不知令侄也肯发散否？"家叔不觉失笑云："该发散自然发散，何有肯不肯？"归来述此语为笑。次早，果投刺来迎。余往见病人面上红光外浮，两眼如水，便知是阴证矣。再诊其脉，浮大虚数，按之短小无力，询知身热喜近衣，头不痛，身不胀，惟作呕，小便短少而红赤，大便溏。因笑向公曰："此证在小侄果不肯发散。"问："何以故？"答曰："非真不肯发散，乃不可发散耳。此乃中寒之证，中寒即中阴也，即俗语所称阴证伤寒是也。若误表散，必致亡阳。"公问："既是阴，该有阴惨之色，如何面上是红的？红岂不是火？"余答曰："若当作火治，立刻危殆。此名戴阳证，阴寒在下，孤阳受逼而浮戴于上。但看他通身发热，却不自觉其为热而喜近衣，则热是外边，假热可知，外有假热，则内有真寒可知。"即为定方，用附子一钱五分，肉桂一钱五分，炮姜二钱，白术一钱五分，陈皮八分，茯苓、泽泻各一钱，半夏八分，人参二钱。方立定，复告公曰："若有疑心，闻山东某先生甚高明，何不请来决之？然此证难认，若彼所见相符，固服此方不待言，设若不符，则是彼看差，小侄断断不差，亦要劝用此药。”果依言接某先生至，余避入房中，前方亦不予看，试其学识何如。彼见脉浮大，遂云是外感，询知胸膈胀闷，便云是内伤。主案云：内伤外感之证。药用：防风、柴胡、干葛、厚朴、神曲、山楂、陈皮、枳壳。待其去后，余始出向公曰："向闻此公名，若看此证，则谬以千里矣。”照余前方备药一剂，力劝之服。次早，公作一札予家叔云：小儿昨服药一剂，夜来热已退，且安神。令侄用药何奇，而取效何速也？余笑曰："用药绝无奇，取效亦不能速，用药不错，亦须三七之期，始收全功。昨得温药，而数日之热便退，所谓甘温除大热也。然今日午后，又须复热，连服四五日，方能退尽。”是日又往视之，参加三钱，其余桂、附亦各加重。果服至五日而热全退，服过七日，腹中始知饿，服二七而食渐多，神渐旺，服二十日而痊愈矣。

前证将愈时，有一管家病七八日矣，初服发散药二剂，热不退，便用黄芩、石膏等项数剂，致病人呕吐不能进食，坐立不起，恹恹一息。容翁嘱为诊之，脉甚细，舌色灰黑。余笑曰："此岂非肯发散者耶？奈何至此极也！然发散之害犹轻，苦寒之害至毒，此若是直中三阴，神仙莫救矣！”观其胸腹微痛，或犹为冷食所伤，为夹阴之证耳。今且令服姜汤一日，明日再来予药。此日遂遵用姜汤，次日予理中汤一剂，呕稍止，神气安。再剂加人参二钱，并将桂、附加重，服之而腹痛除，大便利，连服五六剂而霍然起矣。

其时又一管家，亦为医人治坏，又嘱为诊之，见其人汗出不止，大热不退，人事昏乱，谵语不休，数夜不合眼，诊其脉浮而无力，按之如丝。余曰：“此又肯发散之害也。经云：误发少阴汗，必亡阳。今乃亡阳之证，必由前医不能辨其为少阴病而误发散，故令有此。”索其前方视之，果是麻黄、防风、紫苏之类，日服不断。因叹曰：“向谓地方愈大之处，愈无良医，其信然耶！”急予八味地黄汤一剂，内用熟地五钱，山萸三钱，附子、肉桂各二钱，山药二钱，茯苓八分，除泽泻不用，加参、芪各三钱，五味子三分。服之，是夜便闭眼熟睡，五鼓热退，仍微汗。次日，照前方又予一剂，汗全敛，人事清。然后改作理中汤，服半月而痊愈。

半月之后，又一仆妇，即前管家之妻也，大发热，头痛，腰痛，呕逆，耳聋。诊其脉，浮候有力而数，沉候无力而细，寸口脉弦急，舌中心一块黄，周围皆灰色。余辞不治。公问：“何以故?”答曰：“此两感伤寒，死证也。治之得法亦间有生者，然未可必。今府上数危证，皆得收功，而此一病，必不能起。不知者谓某虽治活数人，亦必治死一人，何苦招人口实，故辞不治。”公曰：“固知是死证矣，然不忍不救，倘救之得活，是再造也。若终不活，是定数也，余家数危证，皆赖生全，方交口称神，谁敢复议?”余曰：“既已说明，请姑试之。”先用柴葛解肌汤，内加附子一钱，生姜一钱，使解其表兼温其里，且表药中得附子，而表邪更易驱出，服后果微汗热退。次日复诊，沉候仍无力，浮候平软，亦不数矣，头亦不痛，惟口干腰痛。姑待一日，未予药。至夜，复大发热，人事昏沉，汗出自颈而还，烦躁不安，小便全无。余谓阳邪去而阴邪正炽也，先用六味地黄汤加车前子一钱，肉桂一钱五分，人参一钱。且告之曰："若服此剂，今晚有小便，则肾气未绝，尚有一线生机。"服后果有小便，便且长，汗止热亦减，人事稍清。又为诊之，脉虽沉而稍有神，尺脉稍滑。余笑向公曰："此病大有生机矣，但非参莫救，人虽贵贱不同，治病用药则一。"公喜曰："只要救得此命，参自不惜也。"遂用人参四钱，附、桂各二钱，熟地三钱，山萸一钱五分，茯苓、泽泻、当归各一钱，服此剂各症俱减，人事顿清。再照前方加入白术一钱，黑姜五分，大热尽退，能进粥食。仍照前方服八剂而痊愈。公喜甚，作一札予家叔云：小儿之恙，若不遇天老来京，必见杀于庸奴矣。家下数人，皆为庸奴所杀者，悉赖天老挽救复活。至仆妇一死证，亦得更生，弟不独感天老，并感大兄，非大兄朝房中一语指示，何以有此？然感之至而恨生焉，恨天老来何迟也！若早来三年，则弟妇不死矣。今一家下贱之辈，俱得复生，而自家骨肉，反不能救，昨夜梦见弟妇，醒后痛哭至天明，叹恨何极！家叔携此札见示，相与笑倒。

中寒呕吐危证

庚午在都中，于六月十七日，家叔署中一西席[①]查先生

---

① 西席：即"老师"。据《称谓录》卷八记载："汉明帝尊桓荣以师礼，上幸太常府，令荣坐东面，设几。故师曰西席。""西席"，就是"坐西面东"的座次。汉代室内的座次是以靠西而坐——即面向东方为最尊。后借"西席"尊称老师。

（讳嗣殉，号东亭）忽大吐，先吐食，后呕吐黄水，冷汗直淋。急为诊之，六脉浮大无伦，按之豁如，此中寒也。急用附子三钱，姜、桂、术各二钱，茯苓一钱五分，炙甘草三分，陈皮、半夏各一钱，人参五钱。正欲煎服，渠宅昆玉叔侄作宦在京者，多交相劝阻云："切不可服此药，如此暑热天气，如何服得如此热药？呕酸吐黄水，乃一团胃火。"查先生又专价问余，余曰："依我之见则生，依诸公之见则死，无他说也。"查先生亦见余曾有屡效，遂却众论，将前药煎服，吐止汗敛，反畏寒矣。依前方每日附子三钱，参五钱，服十余日而起。

暑月中寒

庚午六月二十四日，翰林胡公（讳作梅，字修如）发热不退，急迎余至。自云："两昼夜烧坏了，速求清凉散一剂以解之。"余诊其脉，浮大数疾无伦，重按全无，舌苔黑而滑，面色如朱，唇燥欲裂，烦躁不眠，小便短涩而赤，大便溏。余笑应之曰："寒深入骨矣。全副热药尚难回阳，奈何犹思得清凉散乎？"胡公曰："如此亢热天气，自然是受热中暑，依年翁竟不可用清凉药乎？"答曰："此非中暑，乃中寒耳。不独凉药不可丝毫粘唇，即热药稍轻亦复无益。"又问："如此暑月，安得有寒中之？"答曰："寒即阴也，暑月阳发于外，则阴伏于内。既有阴伏于内，则凡遇阴气即相引而入。所谓同声相应，同气相求，理固然也。夫暑月安得有阴气？抑知此阴气不必天寒地冻之气，始能中入。在暑月或食冷物，或饮冰水，或裸体贪凉，其气皆能中人，总由阴伏于内，阴气便于直入，犹之奸细潜伏城中，贼来便易攻打也。所以谓之中寒者，以其深入在脏，而非若感寒之感触在表也。惟有大剂姜、桂、附以驱阴寒，大剂参、术以回元阳，乃为可救。稍一游移，命在呼吸矣。”遂定方，用：桂、附、姜、术各二钱，人参四钱，茯苓一钱五分，泽泻一钱，陈皮八分，甘草三分。服一剂，大热便退，反觉畏寒。胡公称奇，谓如此热药，反能退热。余曰：热退未即为喜，今日午后，仍要复热，但不似从前之狠耳。问：“何时方不复热？”余曰：“要待阴寒驱尽，内无真寒，外自无假热，约服药一七，可全退矣。”照昨方将参、附各加一钱，服一剂。次日，又往候之，脉稍收敛，热果复发，不似前之燔炙，看舌色，其寒色全未动，汗尚出不止。余曰：“如此重剂，犹然无力，每日须服二剂方可。”遂如方日服二剂，计每日附子六钱、人参一两。服七日而热全退，汗全止，小便由赤而黄，由黄而淡。至十日后，小便清而长，喜粥食矣。服半月而后照前方日服一剂，服一月而后全安。笑谓余曰：“初病如此热状，又如此热天，任千百医人，必谓是极热之证，而投以大寒之药矣。今蒙年翁用如许热药，乃得收功，设今年不遇年翁来京，将若之何？若用一剂寒凉，不立刻就毙乎！余是以转思转惧，转惧转喜也。”

为胡公初看病之一日，复有翰林叶公（讳淳，字源发）亦迎余为其令弟诊视。其令弟甫二十五六岁，曾中副车[①]，

① 副车：清代称乡试的副榜贡生。

甚有才情。问其得病之原，云自某日下午吃饭稍冷，是夜即发热，次日服发散药一剂，热不退，次日遂改用黄芩、黄连，共服四剂矣，热仍不退，亦未大便，今早忽尔若癫若痫，人事不清，不卜何故？余诊其脉却洪大，按之又觉有力，视其舌色，鲜红洁净，并无苔。余甚疑之，暗自沉吟，据脉颇似热证，若是热证，服芩、连当有效矣，如何反剧？若是阴证，脉不当有力，舌当有灰白苔，今舌红、脉有力，又不似阴证。正坐病人床前，细细思索。见病人伸一指，向床头边冰水碗中，略沾些须冰水于舌上点点。余因问病人曰："尔舌干乎？"病人点首。余曰："舌既干，何不将此碗冰水大喝几口？"答曰："怕吃。"余暗喜曰："此一语审出真情矣，此是阴证也。若是阳证真渴，冷水一饮而尽，禁之不得，岂知怕饮？此舌之所以红者，因服寒药已多，反从火化，故色红也。若是热证，则舌当有黄苔，或舌色焦紫，岂仅如此之鲜明红色乎？其脉之所以搏指者，至虚有盛候，真阳已竭，真脏脉现故也。"熟思已定，遂立起身告辞，叶公尚欲求立一方。余答曰："此方不便立。"问何以故？余答曰；"此病不可救矣，故不便立方。"叶公惊问："何以遂至于此？"余曰："此阴证也，误服芩、连，且重且多，故用药无益也。"又问："据年翁当用何药？"余答曰："一起便当用附子理中汤。"叶公曰："今何不再求用此药？"余答曰："今再用晚矣，救不转矣！伤寒书云：设服黄芩汤不治。今不独黄芩，且加黄连，且服四剂，安能复救？"遂力辞归。维时叶公以余言为未必然，越两日，又专人来迎，余欣然即往，亦欲复见此病是何景状，窃恐前日看错，为他医笑也。见叶公即告余曰："前日以年翁认为阴证之言转告敝友，敝友云：'这不难，我等认是火，某认是阴，如今将肉桂用六分，黄连用五分。若以为火，有黄连矣，若以为寒，有肉桂矣。'"余闻此言，不觉暗笑，问："有此妙法，可曾用否?"答云："已服一剂，昨夜大便矣，咸以为此药之功也，谓大便一通，自渐愈矣，今早愈觉昏沉，不审人事。"余就榻视之，前之舌红者，今黑矣，前之脉有力者，今则若有若无，不堪寻按矣。告叶公曰："此病我看不差，断不能治，不必多为拟议，如此炎天，速为备后事，虽神仙不能着力矣。"辞归。见楞香家叔，问曰："叶年兄之令弟何如?"答曰："必死。"问："尚可少延否?"答曰："今日二十六日是庚寅，明日辛卯，皆是属木，木能生火，此两日犹不死。后日二十八，壬辰日，干支俱属水，纳音又是水，壬水旺于亥子，阴病最怕寒水，大约后日亥时，万不能过也。"二十九日辰刻，往见家叔，即笑谓余曰："子真神仙，叶某果于昨夜亥时故矣。"余为之叹惜不已。越数日，于汪钟如先生署中，会叶源发先生，执余两手，顿足痛哭云："悔不早知年翁，致舍弟枉死矣，前闻年翁之言，犹不深信，哪知正是神仙，无一字不中，悔恨何极?"余委婉劝解而别。此与胡老先生同一日看，若亦以治胡先生之法治之，何得至死？甚矣，寒药妄投之害，不可胜言也！医家每以此杀人而终不悔，岂真杀运使然欤?!

伤寒初入少阴

庚午秋，在北闱乡试，将入闱试时，大司马李公（讳天馥）家有一西席，亦欲应试，而忽大病，浑身壮热非常，却畏寒穿棉衣，头不痛，惟腰痛。虑不得与试，急迎余视之。其脉浮软，按之甚细。余思：此脉非阳脉也，发热喜棉衣，非表热也，头不痛，无阳证也，腰痛是肾病也，此为寒入少阴无疑矣，切告之曰："此证须用药得法，万勿轻用寒凉，非寻常感冒可比。"余回寓，急备麻黄附子细辛汤一剂，予家人携去。楞香家叔问是何病，用何药？余答曰："此伤寒初入少阴，故需麻黄附子细辛汤，驱少阴之寒。今用之早，用之当，一剂可愈，尚能入试，稍一错误，不但不能入试，且有性命之忧。今只予药，不曾写方，彼若见方，必疑而不服，反误事，所谓可使由之，不可使知之也。"次日轿过李府前，专人询之，病已痊愈，即收拾入内城乡试矣。果一剂而愈，为之欣慰。

阴证大热胀闷

辛未春，家子默患病数日矣。初系族叔祖（字圣臣）为其调治，因其胸膈胀闷，遂认食滞，服消导药四剂，愈胀塞，且大热不退，圣翁转代邀余同往视之。余见其面有红光，即疑其为阴证矣，诊其脉，果浮大而数，按之无力，唇裂出血，而其舌却灰黑色。遂定方，用：附子二钱，肉桂一钱五分，炮姜一钱，白术一钱五分，陈皮八分，甘草三分，茯苓一钱，泽泻八分，木香三分，人参二钱。此剂药力犹轻，服之觉平平。圣翁次早又来邀余同视之，且告余曰：“吾观此面色，似是一团火邪，且看其口唇红紫焦燥，且裂出血，结为血痂，小便短而赤，脉又洪大，得非火乎？吾见先生用此药，吾甚畏之，请再为彼细细酌之。”余对曰：“子默向从吾游，今待余情意又甚厚，吾何恨于彼，而故以反药害之乎？”圣翁曰：“非此之谓也，恐或有错耳。”余答曰：“吾治伤寒，从来不错，此证若用一厘凉药，便错矣。大概此种证，皆人所错认为火，而以寒凉杀之者，我认为寒，而以热药生之，人既错认为火，必以我之不错而错矣，此人所以议余好用桂、附也，彼绝不知此证之当用桂、附，见余独断然用之而无疑，故以余为好用。我明告子，子所治者，皮毛也；我所治者，脏腑也。如脉洪大，身有热，面红唇紫裂，皆火也，皆皮毛也；脉虽洪大而按之无力，身虽有热而畏寒喜近衣，面虽红，唇虽紫且裂出血，而舌苔却灰黑滑润，则皆寒也，皆脏腑也。子治皮毛，故见热药而畏；我治脏腑，故热药多多益善。昨剂犹轻，故未见效，今再加重，连服三日，面赤必变黄，唇紫必退白，连服七日，小便必多而清。”因将参、附各加一钱，服之果如期而效，再略加减，服二十余日而痊愈。圣翁始叹服如神，自悔其用药几误，可谓虚心之至矣。今之明者，固不多见得，求如此之虚心者，尤不多得也。

寒入血室

辛未春，潜口同学兄汪君起坦之次令媳，病甚奇怪，每日间屡发寒战，发时扬手掷足，浑身颠簸，身体凭空跳起一二尺高。前医或用发散，或用养血，药俱不效，计已七八日矣，始邀余为诊之。右脉略有一线，左脉全无，视其面色如平常时，舌色微白，问其病状，应对清悉，精神爽朗。余语起兄曰："此病无脉，然却不死，不必急，待吾细细思索，此刻入郡应朱太守之召，仓卒间，恐用药不当，待吾坐轿中，细想其理，明日仍不来，后日准来，定有良法，今且停药勿乱服。"即别去，坐在轿中，暗自揣摩。观其病容，断然无恙，何故竟无脉？已经几日，此必为寒所束而筋脉不舒，故脉不出而战栗跳动也。肝主筋，又主惊骇，又系左手无脉，此皆肝脏所主之病无疑，必由肝经受寒而然。伤寒书有热入血室一证，既有热入血室之证，又岂无寒入血室之证？古人往往只说一半，后之明者自可悟其全，如东垣云气有余便属火，后人因悟气不足便属寒。夫热入血室者，病由三阳经入，虽受寒亦为热病，故谓之热入血室。血室者，肝也，由月信行时，热邪乘之而入也。此疑其为寒入血室者，原无外感三阳之证，想亦由月信行时，血室正虚，寒气客之，肝脏有寒，郁闭不得出，所以筋脉收束而战栗惊跳也。彼之热入者，凉以解之，则此寒入者，自当温以舒之也。揣摩既定，如约往视之，脉病俱如前。余问："此证初起时，可是月信行后起否？"答云："正是。"余笑曰："得之矣。"遂举方，用肉桂一钱五分，温逐肝经之寒；用柴胡一钱，疏通肝气；用当归二钱、川芎八分，助肝经之血；用丹参八分，去污生新；用吴萸三四分，引药入肝；用天麻八分，搜肝经之余邪。止此数味，服下一剂，是日便安静熟睡，绝不战跳矣，十日之奇病，一剂立愈。次日复为诊之，脉已出，只予养血药一剂，竟可勿药矣。起兄笑谓余曰："此证奇，而用此药亦奇，只一剂便愈，尤奇不谓吾兄遂奇至此也！"

太阴伤寒

壬申四月，岩镇江君洪南，患伤寒，呕吐，下腹痛极。初医有作感冒治者，有作停食治者，更有作肝火治者。第五日，痛不可忍，两手厥冷，始迎余诊之，脉沉迟细涩。余曰："此太阴证伤寒也。痛在脐下，乃厥阴部位，阴证之至狠者。闻有人作肝火治，若认作肝火，必有寒凉，一剂寒凉，便不能挽回矣"其令弟丹五云："今日果有某医谓是肝火，用黑栀子、青黛，因相迎先生，此剂遂存下未服。"余曰："幸尔未服。设若服过，弟不敢用药矣，如果未服，可包无恙，只是药力要重，一日要两剂。"立方每剂用附子三钱，肉桂、炮姜各二钱，白术三钱，陈皮一钱，半夏、吴萸各八分，木香七分，川椒五分，茯苓一钱五分，泽泻一钱，人参五钱。阅二日，已服药四剂，手足温，呕吐止，腹痛减而未尽除。余曰："此腹痛，必要下痢方止。"其尊公玉章翁忙问曰："下痢将奈何?"余曰："无畏，此证必要下痢。"玉翁曰："昨某先生云此证不宜大便。"余曰："非也。凡阴证，下腹痛甚者，其浊阴之气，必要从大便中去，伤寒书所谓秽腐当去是也。秽腐不去，腹痛何由止?"又问何时再下痢？余曰："正气回，邪气不能容。已服驱寒药四剂，今日再服一二剂，今晚明日，即要大便，每日五六次不碍，不要怕。"又服二剂，晚间果作痢，一昼夜共七八次，仍照前药，每日二剂，又服四日，痢三日自止，而痛亦全却矣。玉翁喜曰："先生之言，无一字不验，言之于前，必应之于后。他医谓不可大解，先生谓愈痢愈好，果然连日下痢，精神愈好，腹内愈宽舒，可见他医皆是猜病，不是医病也。今腹痛已除，粥食渐进，大事再可无虑否？"余曰："此病原说无虑，只怕药不当耳。"将前方除去吴萸、木香二味，人参仍用五钱，余悉照前，每日只服一剂。服至七八日，又减轻，加当归、山萸，又服十余日而起。

中寒吐蛔

壬申四月，一女人年二十一，得中寒证。初用附子理中汤，只吃一二口，反吐出一二碗，渐吐蛔，吐至十四条，药总不能入，事急矣，教女人于病人脐上下各一寸，大艾火各灸九壮，再用生附子一两，人参一两，姜、桂各三钱，白术三钱，茯苓、泽泻、陈皮各一钱，半夏二钱，川椒、吴萸各八分。缓服半茶盅，隔半时始吐，又服半盅，又稍迟一时再吐。余曰："有生机矣。"再服一盅，遂不复吐。如前方连服四日，然后换熟附，各减一半，服二十日而愈。

伤寒误治坏证

壬申初秋，天气正酷暑。一族叔（字奏平）既吃冷酒冷肉，又下冷水洗澡，遂大发热。初医用大发散药二剂，汗大出，热不退，遂以为热证，用黄芩二剂，热更甚，昼夜不退，人事昏沉，烦躁，汗出不止。始迎余诊之，脉浮大数极，重按全无，面红目赤，唇紫燥裂，舌色纯黑。余曰："此大中阴证也。"阅前方，用过黄芩二剂，遂辞不治，其令堂痛哭求救，其令兄鼎若叔亦再拜托。余答曰："非故作难，实不可救耳，仲景言明，阴证误服黄芩汤者不治。余向亦不肯深信，遇此证极力以重剂救之，纵效亦复变，终归不起，故今见阴证服黄芩者，必辞不治，徒费心力，无益也。"其尊堂泣告曰："固知不救矣，然何忍付之不医，必求尽力用药，倘救之得生，则感再造不待言。如其不生，死亦无怨。"余见其悲伤之状，心甚不忍，只得以重剂投之。用：附子四钱，人参八钱，姜、桂、白术各二钱，茯苓一钱五分，泽泻一钱，炙甘草三分，厚朴七分。服一剂，神稍安，热少减，汗少敛，舌苔仍未动。至下午，又复大热，通身如燔灼，余思二剂黄芩，雪上加霜，阴寒入骨，昨剂虽重，犹难挽救。照前方一日二剂，每日共用附子八钱，人参二两，其余俱加重。服至五日，热退大半矣，其家甚喜。余曰："且勿喜，依此药服过十日，热退尽而无变证，方有生机。"服至八日，热犹未全退，更用人艾火灸二九一十八壮，随服大热药，是夜热全退。服过十二日，人事清爽，频索粥食，变证不出。余始贺曰："有生机矣。"再照前方减去一剂，每日只服一剂，每剂仍用附子四钱，人参八钱。又服十日，然后减轻，每剂用附子三钱，人参五钱，共服四十日而始起。噫！一二剂黄芩遂置人于死地，犹幸生同里，早晚看视便当，又赖如此重剂，信心多服，故尔侥幸救转，若他处误服黄芩，而能得救者，百无其一也。

伤寒传经化热成实证

仇村一黄兄，在休宁县前开店，以刻字为业。癸酉春，余进休宁县，必从黄兄店前过，忙请入店中，为彼诊视。云："发热已七日矣，初服防风、羌活发表药二剂，热未退，至今一身仍时时发热，头常痛，胸胀气促，额前常有冷汗，手冷过腕，医人皆谓是阴证，要用附子，已备有干姜、附子等项药一剂，未敢服。恰见先生轿来，敢托酌之，果是阴证否？当用附子否？"余诊其脉果沉，然沉中带数，数中有力，舌干燥、有黄苔。问："二便利否？"答曰："小便短少，七八日未大便。"余笑曰："诸医皆怕附子，此证正当怕者，而又要用，何也？此表证未除，里证又急之候，乃属热证非寒证，阳证非阴证也。论理该今日仍用表药一剂，尽去其表邪，明日再用下药一剂，则表里尽除，渐次有法，奈我今日即归，不能在此羁留，只得作一剂予尔服罢。"遂予大柴胡汤一剂，内用大黄五钱，柴胡二钱，干葛一钱，川芎八分，陈皮一钱，厚朴八分，木香六分，木通、枳壳各八分，姜三片，嘱令即刻煎服。余进县，约留两个时辰，出来仍从黄兄店前过。试入视之，黄兄正卧在床，见余至，忙立起，笑而称谢曰："先生之药，真是灵丹，服后即睡一觉，醒来腹中作痛，遂连泻二次，甚多，腹内顿宽，知饿，吃稀粥一碗，通身大汗，汗出热退，头痛、浑身胀痛俱痊愈矣。"复为诊之，脉已和缓，可勿药矣。因笑曰："人皆议我好用附子，今则人皆要用附子者，而吾又独用大黄，不又将议我好用大黄乎？"一笑而别。

伤寒夹阴证

癸酉九月，同学鲍君（字崑水）乡试后，从浙江水路归。在江头登舟，便觉有病，已服表散药二剂不效，熬七八日到宅，忙就其宅中医人治之。因其胸腹胀满，口舌干燥，遂用消导药加黄芩。服四剂，更剧，渐不能坐立矣。始迎余治之，诊其脉沉细无力，舌有灰色苔，腹胀作呕，余断为伤寒夹阴证也。虽不若直中阴证之狠，然误服黄芩则如水益深矣。用重剂附子理中汤，大效。服至七日，忽又一变，复大吐，饮食不得入，只得于关元、气海各灸九壮，然后饮食不吐，前药加重，服月余而后起。

两感伤寒

癸酉九月，里中一仆妇，患病四五日。其主人知医，自投表药，连服三日，发热不退，诸症如故。其夫情急，叩求余治。诊其脉浮洪数紧，按之弦细。问其病，遍身俱痛，头脑更痛极。余曰："此两感伤寒也，原是死证，再看尔造化何如？"初用一剂麻黄附子细辛汤，加川芎、当归、秦艽、干葛服之，是夜身微汗，大热尽退，头痛减半。次日用附子理中汤加当归、秦艽，浑身痛尽去，惟腹胀微痛，面色青，手足厥冷。更用四逆汤加人参二钱，连服三剂，共七日而病痊愈。

阳明寒郁证

甲戌闰五月，余在芜湖县纪父母署中阅童生卷。时有一蒋姓幕友，病伤寒已八九日矣。初起发热，不恶寒，服表药无汗，至五六日上，遍身作痒，皮肉内如有虫蚁行走，搔之不着，坐卧不安。更一医，谓是失表，未得汗，致寒湿为痰，流于皮里膜外，将成流注，用竹沥、胆星之类不效。又一医，谓是血虚，宜养血，服养血药更不效，乃就余商之。诊其脉，浮候微数，重按却迟，身微热，不能食，其人禀质素弱，食少。余知是阳明病，寒郁不出，致有此证也。用黄芪、白术、甘草、陈皮、茯苓、柴胡、黄芩、干葛，加参六七分，生姜一片。服一剂，身微汗，热全退，一身觉爽快，服二剂痊愈。因向余谢曰："先生之用药神矣，所以用此药之理，尚未能解也。昨见用芪、术补味，又用柴、葛、黄芩清散之味，心窃疑之，然一剂大效，两剂痊愈，此中神妙，更求指示。"余笑曰："并无神妙，不过谨遵仲景先生法耳。《伤寒论》云：阳明病，应多汗，反无汗，其身如虫行皮中状者，此以久虚故也。盖病实则为痛，病虚则为痒，今病而无汗者，以其人食少，胃气弱，无力透出肌表而为汗，其胃热夹寒邪，而郁于肌肤之中，故如虫行而作痒。胃虚当用建中汤，以和其津液；寒邪郁于肌肤，半表半里之中，则当用小柴胡和解其邪，今将两方合用，是以既调和其胃气，使能达表，又解其表里之间，使郁气顿舒，所以微汗出，而皮中之寒郁尽达于外，而皮中之痒尽去也。"蒋君曰："先生谓不过遵仲景法，此即先生之神妙也。仲景法何尝不昭昭天地间，无奈人不能遵，独先生能遵之，所谓遵得佛法便是佛，遵得圣道便是圣也！"

伤寒夹阴证

甲戌六月，余在芜关沈公署中，会休邑赵君宪若，相与盘桓数日，赵君忽大病，发热如燔灼，面赤口干。沈公嘱为诊之。脉数大而无根，舌有灰色苔，作呕。余曰："此夹阴证也。"用附子理中汤，加人参三钱，病人坚不肯服，云生平未曾服参，且畏附子之大热。沈公坐榻前力劝云，弟向在徽署中，与吴天老相与最久，知之最深，而信任之最专，余署中老幼大小，无一不藉之为司命，但放心遵服，必不差误。始依服一剂，是夜大汗如雨，大热已退。次日复诊之，诸脉皆和软，惟左关脉弦，右关脉沉。沉者，中有寒也；弦者，喜有一线少阳之邪，不是纯阴之证，将来欲复发寒热，酷似疟状，即谓之寒疟可也，切不可照寻常治疟法，用小柴胡、青皮饮之类，误服即要杀人。余仍照前方，只加柴胡五六分引之，使邪还于表。服一剂，是夜果发寒热，寒则战栗之极，热则如炉冶烧灼，前方连服数剂，渐转至将天明始发，而寒热日轻一日矣。余辞沈公归，赵君不放心，结伴同归，一路便于照看、用药。到家后，仍迎余往候数次，始终用温补药，得以平复。

余与赵君同辞别归时，其署中有一幕客，是苏州人，亦复大病，病势与赵君一样，余别后，治之不得法，遂毙署中。同一病，而一生一死各不同，医药之关系，岂浅鲜哉！

真寒假热证

甲戌初冬，呈坎罗君玉文，在潜口典中，患伤寒已三日，始迎余诊视。脉数大无伦，按之豁如，舌色纯黑，大发热，口渴，头面肿如瓜，颈项俱肿大，食不能下，作呕，夜不能卧。余见病势，殊觉可畏。问："何以遂至于斯?"答曰："前日犹轻，昨服余先生附子五分，遂尔火气升腾，头面尽肿，颈项粗大，锁住咽喉，饮食不能下，实是误彼五分附子吃坏了。"余笑曰："附子倒吃不坏，是'五分'吃坏了。"问："何以故?"余曰："此极狠之阴证也。前贤所谓阴气自后而上者，颈筋粗大；阴气自前而上者，胸腹胀满。项与头面俱肿大，正此证之谓也。附子要用得极重，方攻得阴气退，若只数分，如遣一孩童以御千百凶恶之贼，既不能胜，必反遭荼毒。今日若延他医，不能辨证，见此病状，先疑为火，又闻尔被附子吃坏之说，彼必将前药极力诋毁一番，慫用寒凉一剂，病人必深信而急服之。呜呼！一剂下咽，神仙莫救矣。此阴极于下，致阳浮于上。今当先用八味地黄汤一剂，攻下焦之阴寒，摄上焦之孤阳，待面项肿消，再换理中汤，方为合法，若用药一错，便难挽回。"余定方，用：大熟地七钱，附子三钱，肉桂二钱，人参三钱，茯苓、泽泻各一钱，丹皮八分，山萸一钱五分，加童便半杯。服一剂，头面颈项之肿尽消，口亦不渴，始叹服余之认病用药如神。次日，再换用理中汤，桂、附、参、苓、泽俱同前用，去地黄、山萸、丹皮，加白术一钱五分，半夏八分，炮姜一钱。服一剂，脉症如旧，舌上黑苔丝毫未退，仍作呕。乃知一剂犹轻，照方每日服二剂，共用附子六钱，参亦六钱，胸膈仍不开，舌苔仍未退。又照前方将熟附换作生附，每剂三钱，亦每日服二剂，服二日，舌苔始退，胸膈略开，连服五日，始换熟附，又服五日，始减去一剂，每日只服一剂，仍用参四钱。服数日，再加入熟地、山萸，又服十日，共服月余而后起。其令郎感极，谓此病幸害在潜口，若害在舍下呈坎地方，断不知有此治法，万无复活之理矣！其后遇余先生，亦云罗某之恙，幸赖先生救活，不独罗兄感激，弟亦感激。若遇他医，以寒凉杀之，仍归咎五分附子之害也，不永受不白之冤耶？余笑应之曰："弟曾有拙句云'恩微怨反深'，正此之谓也。医事亦只自家存心要救人，自反不误杀一人，不轻造一孽，斯可矣。若夫嫉谤之口，随在皆然，岂能禁止之哉。"

真寒假热证

乙亥秋，家云逸之仆，名来旺，卧病六七日，头面肿大如斗，紫赤色，起粟粒如麻疹状，口目俱不能开。咸以为风热上涌，又以为大头瘟，服清散五六剂，绝不效，渐口唇胀紧，粥汤俱不能进口，其主乃托余为视之，两寸脉浮而不数，两尺脉沉而濡。余曰："此寒中少阴也，连日小便必少，大便必溏。"问之果然。用八味地黄汤，略兼用麻黄附子细辛汤，为定方，用：大生地四钱，附子一钱，山萸、山药、茯苓、丹皮各一钱，泽泻一钱五分，加麻黄五分，细辛三分。服一剂，色退淡，略消三之一。再剂消去一半，能进粥食矣，再除去麻黄、细辛，服四剂而痊愈。

真寒假热证

前证愈后半月余，潜口汪君邵生之尊堂，适同前证，头面红肿，五官莫辨，悉与前证同，亦服过清散药，愈剧。诊其脉，与前证略异。前证脉虽不数，然浮中尚有力，此则浮软而加迟涩。立方亦用八味地黄汤，用：生地五钱，附子二钱，余皆相似，只不用麻黄、细辛，即加人参四钱。服二剂，消其半，服四剂，痊愈。

伤寒少阳证

丙子秋，在隆阜戴宅。其邻家有一女人，年四十余，患病六七日，发热不退，头痛不止，其痛处在两耳之前，两胁亦痛甚。初服发表药，如羌活、防风、川芎、藁本之类，而发热头痛如故。又服木香、厚朴一派消导药二三剂，而胀闷如故。服苏子、枳壳、香附等项降气利气药二剂，而胁痛如故。余诊其脉，数紧而弦。语之曰："此伤寒少阳证也，不可汗，不可下，只宜小柴胡汤，和解其半表半里之邪。"为定方，用：柴胡二钱，陈皮八分，白芍七分，甘草五分，黄芩六分，人参八分，姜二大片。其家问："人参恐太补了否？"余曰："此非虚证，原不用补，用人参却又不是补，欲以此和解其半表半里之邪耳。此古先圣贤制方之妙法，今人不知此理，用此方，单去人参，所以不通，不能活人，余今只予尔药一剂，试服之，必即此一剂而愈。"予药一剂，随即别归。迟数日，又复往隆阜，病家来谢曰："前服妙药一剂，果随即微汗出，身热、头痛、胸胀、胁痛等症，顿痊愈矣。何术之神，遂至于此也！"

停食外感

丁丑八月，里中一男人，年甫十七八，患发热头痛。其家甚贫，延挨数日后，方求医。服发散药一剂，有汗，通身热已退，惟胸腹上段常热，头额前常痛，上半身亦时时微汗出，下半身皆冷，腹中亦觉空虚如饥，而胸前胀满，食不能下，已经九日，未进粒米，始彷徨而来求救于余。余诊其脉，寸口滑大有力，两尺滞涩，关脉亦软，备询其病状如前。余曰："此冷食填塞太阴，又兼外寒侵入，交结固塞而不运化。今若消之，虽有食积，却有寒邪，非消之所能化。今若下之，奈邪在高分，未转入大肠，下之亦不动，徒损正气。计惟有吐之一法，为日已久，不堪迟延姑待也。"又思既有冷食，又有寒邪，则脾中纯是阴寒凝结，若用瓜蒂、盐汤探吐之法，必伤脾胃，寒亦不除。因熟思之，不觉跃然曰："是当用止吐之药以吐之。"病者之父忙问曰："既是止吐，何得又吐？"余曰："胃寒作吐者，则以温药止其吐，今冷食固结不动，若不用温热之药，彼中气何能发舒？故必须温中之品，使脾胃融和，邪物自不能安，势必一涌而出，所以反能使之吐也。"遂予药一剂，用：肉桂二钱，吴萸五分，炮姜三钱，炙甘草三分，木香、白蔻仁各八分，厚朴二钱，陈皮一钱五分。服后觉胸前温暖，遂嗳气。约一时，又将复渣服下，未几连呕数声，大吐一二盆，十日前之宿食并痰涎，尽概吐出。仍令服姜汤，安卧半日，上身热退，下身温暖，头额已不痛，汗已不出，知饿食粥，不须服第二剂矣。

痹　证

一小女适潜口汪宅。戊寅年四月半后，发热，手腕痛，至舍就治。余为之审脉审证，即语之曰："此病却害不得，乃寒中经络，即伤寒证也。"非谓有性命之忧，一以贫家妇，无力服参，一以多延时日，不能数剂即愈。参力重则速效，参力轻则效迟。因留住在舍数日，日予药一剂，用：附子一钱，肉桂一钱，当归二钱，川芎七分，五加皮一钱，陈皮八分，牛膝一钱，桂枝五分，人参只得一钱。服四剂而热退，左手痛又换至右手。因少愈，即欲告归，余予药数剂带归，如前方内加鹿角胶三钱，虎骨二钱。更嘱之曰："此证非风，用不得风药，为温经络、行血脉，听其流动。凡手足转折筋节处，俱要痛到，方可渐愈。"归后，余亦往休邑汉口地方，留往数日，彼药已服毕，而余未归，彼宅另寻他医视之，便云是痛风，当用表散，不该服参，补早了，致痛不已，此语最易入俗耳。遂依彼服羌活、独活、防风、秦艽、柴胡、威灵仙之类。二剂，复发热，汗出不止，痛处更痛，手指俱肿，足不任地。专人迎余归，归见病状，询知为表散药所误，不胜怨怅，此两剂虽不杀人，亦要多害去几两人参。只得照余前方，各味俱加一倍，人参亦用二钱，又加熟地三钱，服十余日，手足各处走痛，痛亦渐减。余又往汉口，羁留七八日。不知是饮食稍凉，抑是浴后受凉，忽尔复中寒，并将手足之寒，尽收入脏。

手足竟便利活动，一丝不痛，少腹痛极，大吐大泻，冷汗直淋，饮汤一滴不能入口，如此一昼夜，恹恹待毙，星夜着[①]人至汉口赶余归。见其病状，甚觉可畏，急嘱小婿尽力措办人参。每日用参一两，附子六钱，吴萸一钱，肉桂四钱，陈皮二钱，白术六钱，茯苓三钱，川椒一钱，半夏二钱，炮姜三钱，分作二剂，一昼夜服尽。服一日而腹痛止，服二日而吐止，服三日而泻止。仍照前方，每日只服一剂，服七日而少进粥食，服十日而手足原痛处，又渐复痛。余喜曰："阴寒复出四肢，则里寒退舍，可无虑矣。"再减轻，每剂人参三钱，白术二钱，黄芪三钱，附子二钱，肉桂二钱，炮姜一钱，陈皮八分，茯苓一钱，当归二钱，五加皮一钱，仍加鹿角胶三钱，虎骨胶一钱，桑枝七分。服二十日而手足痛亦止，内外之症俱愈。余治手足走痛之证，断定是阴寒中入经络，加附、桂于养血营筋药中，无一不效。无奈人必不信是伤寒，必云是痛风，观此证益明白矣。若是风，风属阳，岂能入脏？脏属阴，惟阴寒能入阴脏。虽伤寒阳证，亦有传入三阴者，然传入之病，终是热病，当用三承气，岂可用附、桂、参、术一派回阳驱阴之药乎？观此病用此药果效，而犹不谓之阴寒，得乎？但中在经，不似宜中三阴之有关性命。然治之不得法，虽性命无伤，而人必医坏。每见医家遇此种证，即云痛风，日用风药，经年不愈，且令手足渐成废疾，夫亦未潜心考究，细心思索耳。如此种伤寒，悉用此法，治之必效。

① 着：派遣。

如前此，一堂舍妹，适岩镇方宅，患此证，镇中诸医，皆云痛风，用防风、秦艽等项风药，服一月，徒令魄汗淋漓，其痛则手足上下左右互换不止，渐至衰弱不能坐立，始至舍就治。余留在舍，住二十余日，日用人参三钱，余悉如前养血营经温补之药，服二十余剂，痊愈送归。

又前此，本府别驾沈公署中一家人媳妇，年二十余，从左脚下痛起。其时沈公在休邑署印，即请休邑第一名医治之，云是风，日予独活、防风、秦艽、薏苡、木瓜之类，服之两月，手足到处痛极，加以发热，出汗，食少，心慌，其状已狼狈之极。而名医犹批一大篇云，必不可丝毫用补。直至沈公交印，回本衙门，方请余视之。余谓气血衰败已极，非轻剂所能救。用人参、黄芪、当归、熟地、附子、鹿角胶，每各三钱，牛膝、山萸、枸杞各二钱，五加皮一钱五分，川芎七分，白术一钱，甘草三分，服五十余日而后痊愈。诸如此类，不可胜记，悉如此法之得愈。略载数条，以见如此证，必不可作风治，用风药也。

虚人外感

戊寅五月中旬，道经屯溪，一人邀于路，托为其令亲诊视。其人年四十余，发热头痛，浑身痛，初服羌活一剂，无汗，病不解，又服麻黄一剂，亦无汗，病不解，其人素体虚，前医束手，谓如此虚体，已服羌活、麻黄二剂矣，岂可再而三乎？且伤寒书云：三汗而病不应者，不治。倘再用表药，仍然无汗，岂有生理乎？因辞不复用药。其家彷徨，连迎数医，纷纷聚讼。有一令亲，知余是日从此地过，特迎候为决之。余诊其脉，洪大数紧，确是伤寒太阳证。何故当此热天，又用此种表药，竟表不出汗？见其人体质甚弱，知必是元气虚，故无力作汗。因用柴、葛、甘、桔、荆芥、薄荷轻浮之味，加参八分，姜一片。服之烦躁，少顷，大汗一身，臭不可闻，各症立愈。盖彼原有重表药性在腹，故只用轻剂，彼得参力助其正气，则前之药性自鼓勇助威，将寒邪齐逐而出。此虚人表散之法，实遵喻嘉言先生之教也，先生岂欺我哉！

中寒阴证误治致死

戊寅七月，一族弟，字卫山，初病发热，用表药二剂，热不退。更医用麦冬、花粉，更加寒战、呕吐，面色手指俱黑，始畏而请余视。两手脉俱伏，舌纯黑。余大惊曰："此中寒阴证也。"急予理中汤一剂，用：人参三钱，附子三钱，肉桂一钱五分，炮姜一钱，白术二钱，茯苓、泽泻各一钱，陈皮八分，半夏一钱，吴萸五分。服一剂，热退，冷汗出，脉稍现。是日仍大寒战，后复发热，其家皆云疟疾。余语其家曰："此病似疟疾，却不是疟疾，切不可作疟治，若作疟治，则与去年禹三弟一样。（禹三亦同此证，误治致死。）此阴寒之极，故发寒战，谓之发厥，厥后回阳，故复发热。若不复发热，则是纯阴无阳，不复能生矣。昨剂药力虽重，奈病势更重，药犹不能敌病，今如作药，一日须服二剂。"于是每日共用附子六钱，人参八钱，姜、桂各四钱，余悉同前方加一倍，连服五日，寒战退尽，始单发热，再减去一剂，每日只服一剂，又服七日，而热尽退，再服半月而复元。

所谓禹三弟之恙，初起间日一发寒热，酷似疟疾，日服疟疾药，以为有名之病，不足介怀①，至第九日，只觉烦躁异常，并不发寒热之时，总只坐立不定，始请余视。诊其脉，浮大而数，重按全无，余心知是阴躁也，微语之曰："此阴寒证也。"病人厉声曰："余二十余日，并无外事。"余曰："只论病，不论有外事无外事。"因立理中汤一方，知其人不信是阴病，必不肯用附子，方上只写干姜、肉桂，药中暗投附子，讵意自行择去。又着人问云："今日已服截疟药矣，此药留至明日服何如？"余思已服截疟药，不知又是何等药？且又不肯信心，将来服药必无功，此药力尚轻，又择去附子，已无效矣，又加截疟药在腹，服之不安，反谓此药为害，因答曰："听明日服也罢，竟不服也罢，此病我不敢经手。"次日四鼓，余乘凉往万安街，黎明来请，余已去远矣，是时服药便吐，乃请余籥三先生予八味地黄汤，重加参，服下稍定。再接连多服，或可挽回。乃未几而接名医之子、名医之徒齐到。余下午归来，闻之叹曰："此人今晚必死矣。"人问何故？余曰："此二公原好用寒凉，凡病皆云是火，此证亦必以为火而投以寒凉，故知死数至矣。"少顷，探问之。果两人皆云火病，一用竹叶三十片，一用竹叶三十五片，余皆山栀、花粉之类，其家明白者，皆阻勿服。其内人云："二医皆同，必然不差，试服一剂，

① 介怀：介意。指把不快或令人忧虑的事存于心中。如《南史·张裕传》："勿以西蜀介怀。"

看何如？”才服得一盅，顷刻大发寒战，上灯时，便气绝矣。浑身青黑，始知确是阴证。所以载此一条者，欲人知所戒也。若以治卫山之法治之，何得至死？其家因见卫山之恙，服如许参、附得痊，愈加悔恨无已也。

中寒误治亡阳

戊寅初秋时，正酷热，本里一下人，名三寿，病五日。初服表药一剂，冷汗如雨，呕吐，粥汤不能下，不得已，浼人背至余馆中求救。其脉浮乱无根，舌黑如煮熟猪肝，气即欲绝之状。询知由入冷水洗澡起，急予重剂附子理中汤二剂，又内加丁香八分、川椒五分。彼下人，因不能服参，只得加黄芪五钱。服二剂，汗敛呕止，略能进粥半碗。复视之，脉稍敛，将前方去丁香、川椒，每剂用附、桂各二钱，白术、黄芪各三钱，茯苓一钱，炙甘草三分，陈皮、炮姜各一钱，嘱服五十剂。果依方服至五十剂而后痊愈。

中阴误治

潜口方君千士，一令郎甫十六岁，在汪宅令亲家。戊寅秋日，发热不退，初服幼科发表药二剂，汗出，热更甚，胸膈胀，呕吐。幼科又云停食，服消导药二剂，渐烦躁，人事昏乱，面赤如朱，汗出如雨。始彷徨迎余诊视，脉大无伦，沉按如丝，舌苔黑，此中阴也。急用附子、肉桂各二钱，炮姜一钱，白术一钱，熟地三钱，山萸二钱，人参二钱。服一剂安神，二剂面赤退。再去熟地、山萸，倍白术，加黄芪，服二十余日而起。

阴证误治挽危

戊寅初冬，休邑商山一族侄，发寒战，寒后稍热，初作疟疾治，服药二剂，更狠，出冷汗，呕吐不能食，手足冷如冰，第三日，邀余视之。时余在汉口，过商山甚便也。余诊其脉，沉微细涩，舌色灰黑，头上冷汗不止。余惊曰："此大阴寒证。"问前病状，阅前方，已服黄芩二剂，遂辞不敢用药，其大令兄苍远力恳无已。余曰："非不肯用药，盖从来阴证误服黄芩汤者不治，间有阴寒中之浅者，用极重温药救之，亦复得生，然不可必。"苍远固求谆切，不得已，予极重理中汤二剂，每剂用附子、肉桂各三钱，炮姜、白术各二钱，茯苓、泽泻、半夏各一钱，吴萸五分，人参五钱。别去，其令兄将二剂予一日服尽。次日，又视之，寒热不复发，脉稍起，又照前予二剂，已不呕，可少食粥。再如前方，每日一剂，听用参五六钱或四五钱，服半月而愈。两剂大温补，寒热遂不复发，岂有此等疟乎？即谓是疟，服此温补，一日而即止，则黄芩、小柴胡决不当用。又可知伤寒之有似于疟者甚多，伤寒有似于疟，而作疟治致死者亦不少，故存数条，窃欲人于疟疾中防有伤寒，不可以伤寒视为疟，而轻忽之，漫不加意也。

中寒假热证

己卯三月，一舍弟，字希鲁，初病寒热，不头痛，面赤，医用发散药一剂，大汗不止，发热更甚，左腿上红肿一块，痛极，昼夜烦躁不安。第四日，邀余视之。脉浮数无伦，按之如丝，面赤如朱，身如燔炭，口唇焦紫，舌色却灰白。余曰："此中寒证也。汗多，阳气尽发越在外，故大热面赤，乃假火也。两手脉重按如丝，轻按浮数洪大，乃假阳脉也。腿上红肿处，乃阴寒欲寻出路，若不急急攻之，一溃便成流注。"用附子理中汤，每剂用桂、附各二钱，参三钱，因有肿痛处，加当归、五加皮、牛膝各一钱，秦艽八分。服一剂，汗止，面赤全退，身热退轻，腿上红肿处走至脚下。如前方加参一钱，连服二剂，脚上红痛全消。再除去当归、秦艽、牛膝、五加皮，加熟地、山萸，渐减桂、附，服半月而愈。

戴阳证

己卯七月，一族权，字维贞，发热数日矣。初用防风、柴胡等药二三剂，病不减，且加头顶痛，其痛如破，而其痛处又如有炭火在头上燔炙，奇痛奇热，将用清降药矣。余为诊之，两寸浮数无伦，按之无根，两尺沉微，举之无力，两手尖冷如冰，脚下亦极冷，时出大汗。余曰："此寒中少阴，因升散而使虚阳贯顶，以故极痛极热，切不可用凉药。"余用八味地黄汤，内用大生地八钱，附子三钱，肉桂一钱五分，山萸二钱，丹皮八分，茯苓一钱五分，泽泻八分，山药一钱五分，加人参七钱、龟板二钱、牛膝一钱、童便半盏。服一剂，痛减十之八，热全却矣。再服一剂，痛全止，反畏寒。诊其脉，两寸脉平，两尺脉起，两关脉微弦。余曰："此又将作疟状也。"是夜，果发寒又发热，汗出甚多。遂改用人参三钱，白术二钱，陈皮八分，炙甘草三分，肉桂二钱，附子一钱五分，炮姜一钱，茯苓八分，当归一钱。服数剂，寒尽退，单发热，又加熟地、山萸，服数剂，热全退，汗渐止，再服数剂而痊愈。此等证最易错误，若不详审明确，未有不以凉药杀之者。

寒入少阴误用升散

庚辰二月，接霞家婶头面肿大，起粟粒，镇中名医谓是风热上涌。服清散药，如防风、荆芥、柴胡、薄荷、元参、麦冬之类五六剂，不效。鳞潭家叔嘱为诊之，问是大头瘟否？余诊其脉，尺沉涩而寸浮软，口中作干。答曰："寒入少阴，每有此证，八味地黄汤可立奏功。"遂用八味一剂，次日，消三之一，口已不干，惟气不接续，微觉眩晕。次日，照前方加参一钱，服二剂而全消。再予补养气药，调理一二剂而痊愈。

夏月中寒误治致死三则并救逆一则

庚辰夏月，偶客汉江，见汉上医家，一例施行，凡是夏月中寒之证，无有不医至死者，彼绝不知夏月有中阴一证，又绝不知治阴证当用何药，但有发热者，必先予九味羌活汤二剂，热若不退，便云是火证，即用黄芩、黄连、花粉、栀子之类，狠服数剂，热又不退，便加石膏、犀角，热又不退，则用大黄，日有大便，便且溏，仍然用大黄。不知此种传受，从何处到来。只除武昌一胥先生，吾乡一许先生，其余千百医家，悉相习成风，有如一辙。

如舍表弟程仁基，带一外甥到汉，甫十八九岁，余初到汉，不数日，表弟来邀为其外甥诊治。余询病状，云已半月矣，初起发热，用发表药，热不退，继用竹叶石膏汤，又不退，近日用大黄下之，热亦不退，余问："病后至今，常有大便否？"答曰："日日有大便，便溏。"余恻然曰："此病我不看，非不看，不必看也。"问："何以故？"余曰："日有大便且溏，则是寒证非热证矣。前既用如许寒凉，后又用如此下药，安能复生？其热不退者，内有真寒，故外发假热，日服寒凉，内愈寒故外愈热，此证必不治矣。奈何带此人来死此地？惜哉！"医者犹不信余言，仍然日予芩、连，必至死而后已。

又见黄恒大药铺中一后生，病十余日矣，亦是初起发热，即用九味羌活汤，继用黄连、黄芩各八分，已服十余剂，渐至昏沉，耳聋舌短，始浼舍甥邀为视之。余曰："此中阴证也。"问余如此暑月，何得中阴？余曰："惟如此暑月，最多中阴，此必是多食寒物，寒入三阴，便为中阴。"询其病起时，果由吃两大西瓜，饮冷水六碗。余曰："明明一中阴证，而诸医必以芩、连竞相予服，何也？"病家忙伸纸求方，余批数语云："阴证误服芩连，且服之甚多，神仙莫救矣！不必立方。"余决其断不能过中元，别去。因余不肯立方，遂过江接两名医至，将黄连反加至一钱，更加犀角，不效。又请两医人，用犀角、石膏、大黄，且共相夸诩，谓毕竟是大黄用得妙。方欲议谢仪，时在中元未刻也，余闻之，不禁发笑曰："若保得过今夜，便当酬以千金。"两医方得意而回，病人旋含冤而毙矣，果于戌时气绝，不能过中元也。

又如余天益翁，自永州至汉就医。一到即请两医人，公同酌议，彼此心投意合，同酌用黄连八分，以为至当不可易，只服一剂，遂至脉绝，不可复救。如此之类，指不胜屈。兹略举其概耳！

六月中旬，又一夹阴伤寒，亦如前治法，已成必死之势，幸有再生之喜，因备志之。定侯家叔一外甥，系牌克胡宅，字弘士，发热二三日，亦服过九味羌活汤二剂，不效，家叔请余视之，诊其脉，审其证，知是夹阴伤寒也。不便直指其羌活汤中有黄芩之失，但批于方案曰：表汗后，热不退，则知邪不在表也。脉沉迟无力，则知非阳证脉也。遍身发热，四末俱冷，则知非阳证发热也。作呕，吐出痰从口中过是冷的，则知内无热邪也。姑用温中之剂，人参、姜、桂，苓、术各一钱，半夏八分。盖知俗见必畏附子，故姑缓之，候其服之安，而后渐次加入。以其为夹阴之证，不是直中，可以从容，若是直中，则服九味羌活二剂，内有黄芩，便不可救，余亦不复立方用药矣。讵意病人自谓生平不曾服参，既不肯服，其知医之令叔，又谓服不得药，且云彼宅中人不同，总是火体，服不得此种温补热药，坚不予服，仍予九味羌活汤。又请一医人，善于阿谀，极赞用药不差，的当用九味羌活汤，此外再无药可服，又服二三剂，病益重矣。又接前医来看，加黄连，服之益剧，又加大黄，服之更危。又换一医人，又用巴霜丸。异哉！日日有大便，便溏，而此一医下之，彼一医又下之，何同道同术一至于此也？病人则恹恹一息，昼夜发热，汗出不止，粥汤不能饮，小便不通，循衣摸床之状俱至矣。其令叔始流涕，谓药用不差，病不可救，此外更无药可服矣。赖一杨姓医人，谓其令叔曰："服寒凉一二十日，不为不多矣，既不能见功，亦当思转一舵，奈何犹坚执不化，寒凉到底，必令至死乎？为今之计，试服理中汤何如？"举方用附子数分，而其亲人犹谓白术不可服，茯苓不可服，附子服不得。定侯家叔，彷徨无措，秘就余寓商之。余曰："时日已久，寒凉太多，病势太深，恐不复能救。"定侯叔曰："势在必死矣，然吾心不忍，求药一剂，试救之看。"余曰："幸有今日杨兄一言，可作法用药。"因予药二剂，每剂用附子三钱，白术、姜、桂各二钱，茯苓、泽泻各一钱五分，人参四钱。嘱令携归，只云是照杨先生方备来者，否则又不肯予服也，今日须连进此二剂。果如法服讫，是夜遂安睡，一夜有三四次小便，且长而清，次早，人事清爽，索粥食。又予二剂，悉如前药，一日服尽，吐出冷痰数碗，胸膈顿宽，粥食更多，热尽退，汗亦敛。第三日，再予一剂，而病人又不肯服矣，云药中有参，服不得，群劝之曰："尔赖此药得以大效，奈何反云服不得？"其令叔又从旁阻之云："吾连日被此附子、肉桂薰坏了，服此药将来要死得苦了。"众共怪其言，又苦劝病人，连服二三日，病人忽大醒悟，要服此药，托定侯叔代请余诊视，众代喜极，谓此必难星退度，吉星进宫，方有此悔心之萌也。余亦欣然往为诊视，脉已流利，胸腹舒畅，能吃饭，二便长，可庆更生矣，因将彼从前妄语，力辟一番，盖不辟清，又将以此说惑杀他人也。因语病人曰："宅中去寒舍不过二十里，何风景不同如此？闻得宅中人总是火体，吃不得人参，吃不得附子，然则宅中人只当受阴气，受不得一毫阳气者乎？第不知宅中皆长年行夏令，亦或行冬令否？长年赤日炎蒸，亦或下雪冻冰否？长年赤身露体，亦或穿绵衣、盖绵被否？冬月亦烘火否？亦用火煮粥饭，不吃生米否？天地间同此人，同有此病，则同用此药。惟不害阴证则已，如害阴证，虽海外日本、琉球及倭夷外国之人，亦要服此温暖之药，何独宅中与舍下相隔二十里，便性与人殊一至此乎?!”病人曰：“我今日再明白了，蒙暗予药饵，得救残喘，真是重生父母。”余笑曰：“兄勿感弟，当感令母舅定侯家叔，当此暑天，为兄奔走彷徨，其忧虑之状，真切之情，不可以言语形容也，自今破除邪说，信心服药，不难收功。”自是日予药一剂，人参三钱，附子二钱，余悉照前方，再服半月而痊愈。此犹是夹阴之证，故经许多磨磋，犹得以峻剂挽回。若是直中之证，初服九味羌活汤二剂，内有黄芩，便不可救矣，岂能待救于二十剂苦寒之后哉！窃愿汉上医家，略一究心伤寒，探讨脉理，分辨阴阳寒热，毋执常套，草菅人命。若能不造恶孽，必得福报。惟是杞人之忧方切，不觉上池之望弥殷。企予望之，诸君谅之。

阴证伤寒

庚辰七月，汉口盐店方君菁，其一管家至余寓求诊视。自谓感冒发热，诊其脉浮大无力，舌色灰黑。余曰：“此非感冒，乃阴证伤寒也，依我用药，可保性命，若照镇中诸医，先发散，次寒凉，不数日即难保矣，此直中阴经，非儿戏也。”即予理中汤，每剂用附子、人参各三钱，余皆半夏、陈皮、炮姜、肉桂、炙甘草、茯苓、泽泻。服七日，热始退，以其下人，参力不能多，加黄芪三钱，服二十日而后汗敛，进饮食，服一月而后愈。若就汉镇诸医，又是九味羌活汤，继以芩、连、石膏、大黄，有死无生矣。

中寒误用滋阴

辛巳夏日，潜口汪玉依兄，发热头痛，服表药六剂，汗多，热不退。余视为劳倦内伤，服八珍汤，用参二钱，热立退，再剂痊愈矣。

越十余日，复来余馆就诊，云大发热，胸前胀，腰痛作呕，脉浮大，按之无根，舌色灰黑。余惊曰："此中寒证也。"即予理中汤二剂，用附子、肉桂各一钱，白术一钱五分，陈皮、茯苓、半夏、炮姜各八分，甘草三分，泽泻八分。初起故轻用，服二剂，热减，膈稍宽。复视之，将前药各加半倍，加人参二钱，服之更效。嗣是六七日，不复赐教。七日后，忽复来迎，余视其面色惨黑，形状狼狈。诊其脉，短小涩细，胸腹不惟胀，而且痛，腰更痛极。余不觉大惊曰："相别数日，何遂使之阴盛阳衰，至于此极也？"答云："某日请教某先生，云是阴虚，桂、附万不可用，只用六味地黄汤加龟板、人参。"余曰："阴寒之证，复济以阴药，安得不令元阳绝灭乎？虽是滋阴之味，不比芩、连之苦寒，然如此阴寒之证，亦不堪耽搁五六日不用桂、附，使阴气日长也，余为之惊惧，不敢轻易用药。"荆含兄极力劝用药，不可再缓。余亦思相与情深，何忍恝然？只得以峻剂挽回于万一。每日嘱用二剂，每日共用人参六钱，附子五钱，肉桂四钱，炮姜三钱，川椒一钱，白术四钱，半夏二钱，炙甘草八分，陈皮二钱，茯苓二钱，泽泻二钱。两日连服四剂，胸膈稍开，腰仍痛，加破故纸、木香、山萸，余照前方，仍是每日二剂，面色始开亮，腰痛亦止。

真热假寒证

辛巳腊月，从峯口归，道经草市，忽一人扯住轿，拉入门为看一病。问其病状，云是小儿今年二十八岁，于某夜发热起，服表药二剂，微有汗，热虽减轻，仍日日发热，亦时时有汗，口渴非常，一昼夜饮水二三大壶，总不能解渴，小便又少，不进饮食，前日畏寒，手足冷如冰，至昨夜手足更冷极，战栗昏晕。今早请某先生，云是厥阴证，当用四逆汤，药用附子、干姜、陈皮、甘草、茯苓，因是一派热药，不敢用。又请一先生，亦云是厥阴伤寒，于前方内更加吴萸、人参。因两先生所见相同，谅然不差，药已煎就，将服。适闻台驾过此，素仰高明，又幸天假之缘，敢求一决。余曰："口说无凭，须见脉见症方可定。"入为诊之，脉沉实而滑，舌有黄苔，询知病后七八日未大便，作渴之极，饮水多而小便少，不惟渴而且消，病人声息虽觉无力，然卧床上，不住转侧，烦躁不宁。余语其尊人曰："此病确是厥阴证，然是由阳经转入厥阴，为热邪，至昨夜，里热更炽，故发厥更狠，所谓厥深热亦深也，以愚见，当用白虎汤，姜附丝毫不可用。"为举方，用：石膏五钱，知母一钱，生地二钱，生甘草七分，麦冬二钱。其人甚觉疑畏。余曰："白虎汤用之不当，一剂立毙，余若不认得极真，安敢妄投杀人？我若未见此病，生死听之，于我无与，今既见之，何忍听其误治至死？我予药一剂，急急煎服，我坐此少待，待药见效再去，何如？"问："如何便是见效？"余曰："但服药后，即安宁睡去，手足稍温，便是效矣。如或服之不安，即刻换四逆热药，待尔解救，何如？"其人欣喜，忙将药煎成予服。病人渴甚，得药便觉服之甚乐。少顷便觉睡去，探其手足，与前稍温。余曰："得生矣，可放心矣。"急急别归，到家已二鼓。越二日，病人坐轿来谢，复为诊视，脉已和软。仍予轻剂小柴胡汤二剂，内用参七分，加茯苓八分，病遂痊愈。

中阴误治转危

牌克胡仁功兄之尊眷，于辛巳岁暮，病伤寒，更历数医，服药七八日，危笃几毙矣。壬午年正月初四日，专人迎余。余以新岁事冗辞之，适顷左宜兄在座，云系渠宅侄女，力促为一视，不得已，往应之。诊其脉，左手脉全无，右手脉仅一丝，在有无依稀之间，人事昏沉，口语不清，舌根硬，舌尖秃，舌色黑，呕吐数日，未进粥汤。余曰："此中阴证也，已经八九日，又误服药若干，脉伏将绝，安能复生？"辞不用药，病家力恳，不觉恻然。因索前诸方阅之，悉是发表，间兼消导，幸未用黄芩。末后一方，乃极行时起家开典之医，云是肝火，药用青黛、黑山栀、枳壳、厚朴、贝母、麦冬、花粉、胆星、牛黄。余见之，不觉抚案惊叹，病家亦群恨之，云服此药少许，便死去不知人事矣！因未服完。余曰："便是一口下咽，亦受害不浅。"余不得已，勉用人参四钱，附、桂、姜、术各一钱五分，茯苓、泽泻、陈皮、半夏各一钱，炙甘草、吴萸各三分。少坐，候服药后再为诊之，左手脉微出，余喜药入即应，尚有一线生机，如前药嘱其一日服二剂，连服二日，复迎往视之。脉全出矣，人事已清，语言明白，呕吐止，惟发热未全退，耳聋未开。改用八味地黄汤，以通肾气，每剂用熟地六钱，附子、肉桂各二钱，人参仍用四钱，亦每日二剂。连服二日，耳聋开矣，热亦全退，能进食。再以脾胃兼治，如十全大补内加附子二钱，服十余日而痊愈。

中阴证

壬午年五月终旬，时正酷热。五家塘一男人，年二十五，病七八日，服发表药六剂，汗出不止，大热不退，浑身痛极，呕吐不休，腰更痛极，危急无措，来求治时，余适他出。二小儿视之，知其为中阴证，怜其贫苦，予附子理中汤二大剂，服之得效，复来求诊。余喜前二剂药甚得力，迟则不可救矣。较前药更加重，每剂用附子、肉桂各二钱，炮姜一钱五分，吴萸五分，白术二钱，茯苓一钱，半夏八分，炙甘草三分。其人贫不能用参，加黄芪三钱，予药四剂。服毕，热全退，汗止，浑身痛亦尽除，能食粥，不呕吐，惟腰仍痛。前方内去半夏，加熟地三钱，山萸二钱，当归一钱，两次又共予药八剂，服毕痊愈。

中 阴 证

壬午年六月，吴家林一族叔发热畏寒，浑身痛，作呕，胸膈胀闷，腰痛，大汗不止，头眩晕，或云感冒，或云受热，或云中暑，或云停食，纷纷不一，因坐轿来质之余。余诊之，脉大虚数，按之如丝，舌色如墨水。余曰："此中阴也。必系饮冷水，或入冷水洗浴，遂为寒所中耳。"答曰："俱有之。"余亦予极重桂、附、姜、术、半夏、陈皮、茯苓、甘草、黄芪，加木香、砂仁，嘱其勉加人参一钱，日二剂。留宿三日，服药六剂，各症愈十之七矣。再予药四剂携归，每日服一剂。服毕后来，仍予四剂，服之痊愈。如此种证，当酷热之时，得遇余辨其为阴证，而用热药疗之者，真大幸也。此日此证甚多，其用清热解暑而致毙者，不知凡几矣。

中寒误治转危

壬午六月，里中一仆妇，病七八日矣。初历两医，一用羌活、防风，遂令冷汗不止，一用厚朴、麦芽，愈加呕吐。其夫负至余书馆，跪而求救。诊其脉，若有若无，举之不足，按之不见，视其舌，黑如墨，且加腹痛腰痛。余曰："危矣！尔等下人，又无力服参，更难着手。"不得已，予一方，用黄芪五钱，白术三钱，附子、肉桂、干姜各二钱，茯苓、泽泻各一钱，炙甘草、吴萸各五分，木香四分。服四剂，汗止，腹痛亦止，少进粥食，仍腰痛。前方中除去木香，加熟地三钱、山萸二钱、龙眼肉五个，嘱令依方直服十剂，不必加减。依数服毕痊愈。

真寒假热证

壬午八月，潜口汪君邵生之如君①，三十五岁，患病十余日。初因发热，遂疑是感冒，用发表药二剂，不效，继因胸膈胀塞，又自疑系吃某物起，恐是停食，医人遂谓是停食，用枳、朴、卜子，服五六剂，病益重，渐至烦躁，复发大热，又用麦冬、花粉、生地、丹皮、地骨皮，服二三剂，躁热更甚，人事昏乱，不辨尊亲，厉声怒骂，始急而请余视之。见病人满床乱跌，语言不清，面红目赤，浑身壮热，口唇干裂，舌红紫而中有隐隐一块黑影，其脉脉大无伦，按之无根。余曰："此似大热证，实是中寒证也。"其家忙告以初起时，吃了面，又吃了油果等物，又感了风寒。余摇手应之曰："此话我总不听，总不关吃食事，并非内伤，亦非外感，乃寒中三阴之证。其浑身壮热者，内有真寒，外显假热也，其作呕胸胀不能食者，寒在太阴脾也，中寒十余日，绝未有一味对证之药，使攻阴以回阳，反用消散之味，以损其正气，又用清润之味，以助其阴邪。正气衰则虚阳出，亡于外而发热、发狂，乃阴躁也。阴邪炽则孤阳浮越于上，而面赤唇裂，此假火也。然舌虽红紫，其中有隐隐一块黑色，此则假火之中，究不能全掩其明寒之真象也，要攻阴寒，则不可不用热药，然脉躁证躁，则热药又不可用于上焦，是当用八味地黄汤，从阴以敛阳，

① 如君：妾的别称。

即从阳以驱阴。”初剂用熟地五钱，桂、附各一钱五分，余俱倍之，加人参三钱，予药二剂，嘱令一日服毕。盖以病重日久，不宜再轻浮浅淡，因循怠缓也。病人服头药，即安卧一时，醒来人事顿清，不复躁扰，服复渣，又复熟睡，大热退轻。次日复请视之，症回而脉尚未回，询知次剂药未服。余窃怪之曰：“如此阴寒重证，延误十余日，须重剂一日二剂，或可挽回，余尽力为尔家救命，而尔家犹复怠缓自误，此何说也?”其家答曰：“如此火热之状，昨见用参三钱，已曾惊怕，再服次剂，又要用参三钱，恐怕一日用不得六钱参，故尔未敢再服。”余笑曰：“若用不得，我必不用，你家怕多，我还怕少，每日须参一两，方可奏效。若依我用，我便用药，若不依我用，我便辞去不管。”其家见昨药大效，始允依用，邵翁尊堂亦亲出嘱托。余谓：“非敢推诿，但恐病重日久，药性不重，服药不勤，虽得效，仍有变证，今依我用药，至十日无变证出，则可贺矣。”于是将昨方加重，每剂用熟地八钱，用人参五钱，桂、附各用二钱五分，一日二剂，每日共用参一两，附、桂各五钱，熟地一两六钱。服两日，热全退，夜安神，唇反润，舌色反淡红矣，惟是绵痰吐之不止。余曰：“人见为痰，我见为寒，此皆寒凝于中，得温热药，寒不能容，故化为痰而出耳。”今于早晨服如前八味一剂，午用理中兼六君一剂，参、桂、附俱如前数，更加炮姜一钱，黄芪二钱，助中气，燥寒痰。服二日，痰吐尽，胸膈宽，知饿喜食，食渐增多，但夜间不甚安神。余思：脉躁人躁，多怒多虚火，术、半不宜多用，仍是八味，如前每日二剂。连服五日，脉渐平软，按之有根。余曰：“已经十日，是可贺矣，再不怕变证矣。”除去一剂，照前药每日一剂，用参六钱，内加当归一钱。又服十五六日，各症痊愈，惟中气尚不足，脚下至腿俱浮肿，余曰：“服许多参，中气尚不足，再服卜子，岂可问乎？其浮肿由脾虚也。因虚炎常在上，而又多怒，故白术、半夏只服得二剂，以燥去脾中之寒痰，此后纯是地黄汤服到底。今燥气尽平，舌色反白，虚火全降，再可用术矣，用术数剂，浮气自消，可无虑也，切勿如曙东兄令眷，以浮气为附子毒，而清之致死也。”因改用十全大补，仍加附子钱许，内用白术二钱。又服十余日，而浮气全消，康复胜前。可见凡治病，须细心寻着病之真处，不可为假病所哄。如此病，唇燥舌干，面红目赤，浑身壮热，乱滚乱跌，狂躁不认得人。孰不谓是大热之证，而思用石膏竹叶以解之，三承气以下之乎？绝无人想到参、附上去，讵知用如许参、附，直服四十日，方得收功。所以庸流皆议余好用参、附，即名流亦谓：“吾服其胆。”抑知余非大胆也，第细心耳，非好参、附也，好活人耳，观此及如上诸案，则余于伤寒一证，从无丝毫错误，概可见矣。信可告天地，质鬼神，而无愧矣。

卷　二

医验录二集

读东垣先生书，而叹其分辨内伤、外感之功为至大也。夫内伤、外感为人生之常病，然治之不当，常也，而变异出焉矣，是以先生分别详明，以为日用常行之理。其奈业是术者，有书不读，读之不解，仍然混施误治，以夭殃人命，然以外感而误作内伤治者少，以内伤而误作外感治者多，犹之伤寒以阳证而误作阴证治者少，以阴证而误作阳证治者多，总以见热便发散故也，使饮食内伤而误用表散，则胃液愈空，食愈不化，使劳倦内伤而误行表散，则真元漏泄而气血愈虚。余确遵先生之教，每于内伤证误治至困者，或内伤亏损以濒于危者，审之真而施之当，无不应手见功。虽不敢自谓登先生之堂，入先生之室，亦幸不作门外汉矣。

内　伤

食　厥

乙丑夏月，西溪南一女人，年二十五岁，患病六七日，时时晕倒，口眼微歪，胸膈胀痛。前医有作中风治者，有作痰治者，有作虚治者，皆不效。此家顾岩之堂侄媳，因作札请余治之。诊其脉，左关沉而弦，右关之前独搏指。询知因吃面食胸腹胀痛起，次日便晕倒，至今七八日，亦未大便。时汪起垣兄亦同在顾岩兄馆中，余笑对二公曰："如此证乃宅中诸医视为至难治者，余请以一剂奏功。"立方用厚朴、枳壳、山楂、陈皮、半夏、木香、麦芽、神曲，加煨姜三片，大黄二钱。二公惊讶，问何以用此一派药？余曰："此内伤饮食证也。其猝倒不知人事者，食伤发厥，并非虚，亦非风与痰也。为日已多，不可再令延缓，故即加大黄，使去宿食，宿食去而胸膈宽舒，筋脉俱通利，各症自愈。"服药后，连下二次，胀痛顿止，不复晕倒，知饿进食，各症立愈矣。

伤 食

乙丑五月，潜口一女人，年未三十，发热已十日矣，各医不效。其热系夜发昼退，手心则昼夜皆热。初医谓是感冒，用羌活、防风极力表散药四剂，汗出甚多而夜热如故。继云是火，又用黄芩、花粉、栀子等项凉药四剂，而夜热更甚，人益软倦，不能起床。更一医，谓是虚热，用人参、黄芪、当归、白芍等项敛汗补血之药二剂，其热如故，而胸腹更胀，粥汤亦不能进矣。十日后，始来请余诊视。寸口脉盛，辨脉余心知是伤食脉也，又询知夜热昼退，手心独更热，辨证此又是内伤发热，其为伤食无疑矣。但女人最忌人说伤食，只得婉辞。询之曰："发热十日，汗出又多，体虚极矣，不知心内可是作慌，还是作胀?”答云：“胸前胀，不能饮食。”问：“何日发热起?”答云：“是端午夜起。”问：“端午日可曾吃粽子否?”答云：“吃过。”又问：“粽子可冷了否?”答云：“粽子倒不冷，后吃索粉是冷的。”余暗喜探问果不差，确是伤食，被瞎医用表、用清、用补，渐医渐重。余思消糯米食，无如草果，消索粉积，无如杏仁，遂以此二味为君，加以厚朴、神曲、麦芽、木香、炮姜，药已备就，前此言虚之医人适至，见余方似有惊讶意，语余曰：“观其病势，四肢不举，语言无力，且十日未有饮食，坐立不一起，元气大虚，今仍用消导药，得无太过乎?”余思此种人，难与说理，只得随口笑应之曰：“弟最肯补，人皆议我好补，故此虚证，亦不用补了。”予药二剂而别。别出门，友人汪子私谓余曰：“用药如何也拗得气?”余笑曰：“弟戏言耳，岂真虚而不补乎？此证不惟不虚，且实之至，一肚冷食，凝结不化，补则愈固结莫解矣。其语言无力，乃气塞，非气虚也，所谓大实有羸形也。”服二剂，又来迎。云服药后热退大半，胸膈略宽，少进稀粥。余再加白术一钱，助脾气以消宿食，倍加麦芽宽其肠，加肉桂八分，温而化之。服后大便通利，腹宽胀止，势退进食，精神顿爽，痊愈不复用药矣。俗见议余好补，此则他医所用补者，余用消而奏功，得毋又议余好消乎?

晕　厥

本府别驾沈公夫人，素贤而能，能而勤，沈公内政，悉夫人主持。丙寅春日，产后甫一月，体未复元，便勤劳家政，忽昏晕不省人事，又呕吐，发寒战，夜则发热。迎余至，问是疟？是感寒？余诊其脉，轻按浮大，重按涩小无力。答曰："非疟亦非风寒，此由劳倦内伤，气血不足，脾胃虚寒。"用八珍汤，内用人参二钱，加炮姜八分，半夏八分，肉桂八分。服二剂，呕止，寒战不发，夜间但微微潮热，腰背俱痛。复往候之，如前方将人参加一钱，当归用三钱，炮姜换作黑姜，加川芎六分，五加皮一钱。再服四剂而痊愈。

本虚寒中

丙寅四月，在旌阳应试毕，已悬牌于次日发落。是日忽接汪子右湘手札，云患病半月，更数医，服药十余剂，绝不效，且加重，不胜彷徨，故特专足请余速归，为之诊治。余于次日候发落过，即刻驰归，到家即往候之。云自某夜发热，作呕，腹中不舒，额前微痛，次日某医用防风、羌活表散药二剂，夜有汗而热不退。又更一医，云是停滞，用厚朴、枳壳、山楂、神曲一派消导药，病如故，而更加胀满。又更一医，云是内伤外感，用半表半消药二剂，更不能进食。前日有医云热不退是阴虚，用滋阴药一剂，热更甚，作呕作胀，更增数倍。是以情急，发人远迎也。余诊其脉，两关涩滞，右寸沉小，舌有灰黑苔。余曰："此由中气本来虚寒，加以食物稍凉，寒气凝结于中，名为寒中之证，却与中寒不同，此易愈也。"用：白术一钱五分，半夏、陈皮、茯苓各八分，白蔻仁七分，附子、肉桂、炮姜各一钱，厚朴六分，木香五分，人参二钱。服一剂，当夜热全退，次早知饿食粥矣。再去厚朴、木香，服二剂，能食饭。又去白蔻，易益智，加破故纸，服二剂，痊愈勿药矣。

食　厥

丁卯春日，本庠许师尊一青衣[①]，年二十，患病已五六日，每夜至半更时辄死去，用开水姜汤灌救，至四鼓复回，日间亦不思饮食，如此者已四昼夜矣。因是时科试在迩[②]，许师体贴余温习应试，故不请余治。至第五日，前医人谓是虚极，加人参五分，是夜更死得早、回得迟，其病更凶数倍，不得已，只得黎明作札，专人请余至。余闻其病状，觉可畏，急同进署诊视。直进内署，又不在旧住处，走几曲折，在一小山背后一极矮小屋中。问："何以安置此处？"许师云："我看此光景是必不妥的了，故令死于此处，不可死于衙舍内也。"余诊其脉，两手停均，惟寸口弦滑。向许师尊曰："毫无病，一些事没有，大放心。"许师曰："这又奇怪了，如此凶狠，夜夜死去，一连四五夜，何云无病？"余笑曰："包得无事，只请问其胸前痛否？"答云："每夜胸前有一块拱起作痛，一痛便死去矣。"余又问："此病初起之前一日，可曾吃冷物否？"许师云："此丫头最笨，头一日贱内小生，面食冷了，晚间食鱼肉之类皆

---

① 青衣：婢女；侍童。清·袁枚《随园诗话补遗》卷五："红粉能诗者多，青衣能诗者最少。"

② 迩：ěr,《说文》："迩，近也。"

冷。”余曰：“是矣。下去写方，可一剂而愈也。”出署立方，告许师曰：“此伤食所致，谓之食厥，不是晕死，并不是虚，当以消食为主。”立方用：厚朴一钱，枳壳一钱，麦芽三钱，木香八分，半夏一钱，砂仁七分，大黄三钱，干姜一钱。正写方未毕，而昨日用五分人参之医人至矣。许师遂向前医大笑曰：“年兄看吴天老方，尔们一向说吴天士好用人参，此病是年兄昨日用人参者，今天老却又是这一派消导克伐药。”前医面赤无解，余只得周旋云：“此亦是一得之见，恐未必效。”前医别去，余告许师曰：“只须此一剂便愈，可不必另服药。”但此日蒙老师俯体①，不欲门生荒废举业②工夫，兼之病深五六日，宁可再留调理脾胃药一剂，断断不必服第三剂也。遂另备白术、陈皮、茯苓、炙甘草、砂仁、木香、扁豆、炮姜一剂，存待病愈后再用。遂别去，果服一剂，腹响，连下二三次，腹中宽畅，少进粥食，是夜，不复晕去。次早，起居饮食悉如常矣，第二剂仍是赘物，可不必用。后隔月余，往见许师，笑谓余曰：“年翁真是神仙，诸医再不敢妄议矣。”

劳倦内伤

石桥一族叔，字于民。戊辰夏月，在景德镇抱病已久，软床抬归，家飞卿叔翁甚关切，代迎余诊视。其脉虚浮，按之涩滞。缘生意劳苦，兼之忧心，渐至神情昏乱，语言

① 俯体：师长对晚辈的体贴，体谅。

② 举业：即举子业，指科举考试。

错杂，饮食不进，数十日未得闭目一睡，断为劳倦内伤证也，用十全大补汤。内重用当归，外重加枣仁、五味子，用人参二钱，元眼肉七个。飞翁急代觅参，煎药服过。有医人力言有火、有痰，不可用参，谤议方未已，而病人已熟睡矣，此数十日来未有之事也。自上午至薄暮，睡尚未醒，以数十日未得睡故也，睡之甚熟甚长。前之医又来窥探，见久睡不醒，遂乘间谤之曰："此服参之害也，其形虽睡在此，其神已向他方作鬼叫矣。"其家女流闻之痛哭，深怨不该用参。少顷，病人睡醒，人事顿清，饮食多进，举家方放心。次早，飞翁往候，忙出迎接，称感称谢，诸症顿却。前医自惭其言之不验，因易以温语，包定全好，不必另延他医，立方亦用参八分。其家谓："尔昨云用参之害，如何亦用参？"答云："今日再可用了。"所立之方虽不同，飞翁检其药，悉照余所用之药，因得收功。此虽用术，然肯暗依有效之方，不出己见以杀人，犹可谓有良心者也。

伤　食

岩镇家在湄兄之令姐，为梅村叶君明楚之尊眷也。戊辰秋日，忽昏仆，一二时而苏，口眼微歪，左手抬不上头，口角流涎，以为中证复发，镇中医人或作风治，或作虚治，服药二日不效，仍然晕倒。因壬戌年曾有中证，四日不苏，诸医不效，第五日始迎余治之，立起，故仍请余治。诊其脉皆和平，惟气口脉盛，按之甚坚。余曰："此与旧病迥别也。"问："初起之日可曾吃冷物否？"答云："于某日同往尼庵随喜，留吃素面，面冷，勉强用了，归来便觉腹中不舒，次早即晕倒，不省人事，口眼俱歪，今左手抬不起，是前之中证复了否？可服得人参否？”余问：“此日腹中仍痛否？”答云：“仍有些痛。”余曰：“此与前番不同，人参要迟些再用。”因拉在兄手下楼定方，至堂前，谓在兄曰：“此非中证，乃食伤也，女人最恼人说伤食，故令下楼来写方，此方切不可予令姐看。”遂立方，用：麦芽三钱，厚朴、枳壳、陈皮各一钱，半夏、木香、砂仁各八分，炮姜一钱。在兄见方，深以为怪，问：“伤食病何以亦使口眼歪斜，手不能提，与中证无二？”余答曰：“食填太阴，必生痰涎，随气而升，壅塞于心包络，心乃一身之主，包络受伤而通身脉络气血俱闭塞不流行，故五官四肢俱着而为病，经所谓主不明则十二官危是也，所见不差，必不误事，不必多疑。”予药一剂而返。次早，在兄作札来谢曰：“家姐昨服妙剂后，连嗳气十余声，胸膈顿宽，不复昏晕，今早口眼俱正，手亦便利如常，异哉？真通神之技也，再求加减惠药一二剂。”余照前方去枳壳、木香，加白术、扁豆、当归、川芎，调理一二剂而痊愈。

劳倦内伤

己巳六月，在南省藩台郑公署中，时有一令亲，年未四十，自都门至南省，兼程而行，进署后四五日，渐觉浑身筋骨及肩背腰膝处处皆痛，每日午后便觉发寒，晚则轻轻发热，至天明口干舌涩，不喜饮食。省中医人有作疟疾治者，云是一路受热，用清散之剂，愈困。又有作风治者，云是途中遇风雨，风寒入骨，所以作痛，用驱风药，日渐软倦，不能举步。余为诊之，脉迟涩软缓。告之曰："怯寒发热，非疟也，由于阴阳不和，其遍身筋骨痛，非风也，由于气血衰败，此劳倦内伤之证，只宜一味补养气血。"用十全大补加五加皮一钱，重用人参、当归，去肉桂，换作附子，以肉桂伐肝，肝主筋，今筋脉疼痛，则肝衰不宜再伐，用附子则能行参芪之功，又入肾，肾主骨，今骨痛，故更相宜。服四剂而精神强旺，寒热止，疼痛俱减其半。再如前方，每剂加鹿角胶四钱，服十余剂而健饭，能步履，强旺如初。

劳倦饮食内伤误治转危

庚午夏日，在都中。翰林李公（讳楠，号木庵）一掌书记[①]家人，患病十余日。初因远行辛苦，又吃冷面，遂发热，医家便用大发散数剂，汗出不止，热亦不退，又用黄芩、花粉数剂，腹中胀，汗愈多。有六七日，两眼直视，眼皮不能夹下，昼夜昏聩，人事不清，语言乱杂，通身冰冷，冷汗淋漓，李公投刺请为视之。前医人又至，仍要用黄连，尚云可包无事。余诊其脉极迟软，惟寸口稍弦大，六脉浮空，询知如前病状及屡次所用之药，不觉叹曰："医本生人，今反杀人，信有然也。此初由劳倦内伤，又吃冷面，加以饮食内伤，只温中消导，使食化之后，再加以调

① 掌书记：全名节度掌书记，七品官，类似汉代至南北朝时期的记室参军，为掌管一路军政、民政机关之机要秘书。

养气血，不数剂可痊愈，奈何狠用表散之剂，使劳倦之体，汗出不止，元气尽出，心液尽空，又用清凉之剂，更令克削真元，而冷食愈凝结不化，所以不能饮食，汗多神不守舍，妄言妄语，魂不归肝，目睛不闭，不能成寐也。”予药一剂，用：人参五钱，附子三钱，肉桂二钱，炮姜一钱五分，陈皮八分，白术二钱，神曲一钱，木香五分，当归二钱。嘱之曰：“此病极重，今药剂甚大，须煎三遍服，第三回复渣仍有力也。”其家人错会意，将头渣药分作三次服，则药力轻矣，然服后亦闭目稍睡。次早起床，往外直走，要回南去，着人扯归，复来索药。余曰：“此由汗多神不守舍故耳。”仍照昨方加山萸二钱、枣仁三钱、五味子三十粒、黄芪三钱，人参仍用五钱，嘱其丝毫不可少。如法服之，熟睡至天明。醒起人事清爽，告以日昨昏乱之状，自觉惭愧，大便随利，饮食顿进。再只用人参二钱，前方去木香，余悉减轻，调理数剂而复元。此内伤之兼乎饮食劳倦者，治不得法，愈医愈坏，治之得法，亦不难一二剂奏效。鳞潭家叔因叹曰：“由此观之，医道诚易而难，亦难而易也。”

便　血

内伤之证，饮食伤最易治，即劳倦有伤筋骨，犹不难治，惟是七情所伤最为凶狠。如潜口汪子右湘，于庚午秋作古，年甫二十有九，诸郎皆幼，又有外侮不宁，其尊眷悲伤忧郁，思虑恼怒兼而有之，于辛未秋日，忽大便血，连下数回，势如暴注，作晕出汗，人事昏聩，六脉沉迟细涩，欲离欲绝，呼吸之间，便欲暴脱，咸疑侍婢暗投败血之物以害主母。余曰："不然，此内伤之证也。盖人身之中，脾统血，肝藏血。有伤于脾，则脾不能统，有伤于肝，则肝不能藏，遂乘势暴脱而下。今自右兄作古后，又兼外侮，忧思拂怒，日夕有之，久之思多伤脾，怒多伤肝，脾受伤则不能统血，肝受伤则不能藏血。本体又素虚弱，初则随气下陷而血下行，继则血尽而气亦尽，故令衰败至此其极也。无他，血脱者必益气，今惟大剂参力以回元气为急。"药用白术三钱，以扶其脾；山萸三钱，以养其肝；黄芪五钱，以固其气；当归、熟地各三钱，以养阴血；陈皮、甘草少许以和中；升麻、柴胡各七八分，以提其下陷之气；黑姜一钱，入血以生血；附子二钱，回元阳以行参、芪之功；人参则每剂或一两，或二两，随时相势加减。如此重剂，每日二剂，服二十日而脉渐有回机，人亦渐有起色。真所谓人参多服，回元气于无何有之乡也。再除去升、柴，加重熟地，每日一剂。汪君日生问余："此证需参若干方得收功?"余曰："须参十斤方可收功。"此后每日两余，日服不断，已服至八斤，人渐旺矣，不意遇事恼怒，忽又大复，血又脱下，病势又几几如前矣，幸脉有根气，不似前番欲离欲绝之状。又如前方加枸杞，每日药二剂，参二两，此外仍服独参汤。又渐渐有起色，余笑语日兄曰："弟前言须参十斤，由今观之，犹是木匠打半料也，看此光景，正要二十斤参方得收功也。"由是为制丸方，煎、丸并用。服药半年，服参果至十八九斤方得收全功。收功之后，犹轻剂调理，其时无有他患，惟是大病之后，微觉倦怠。每日仍用附子钱许，人参或三钱或五钱。其两令亲翁家各荐一医至，其一犹云：“亏了前番如此重剂参、芪、术、附，方有今日。”其一云：“此软倦是火。”或问：“如何是火?”答云：“如铁一般，铁本硬，入火烧则软，故病人有火方软倦，切不可太补了，要清补兼施。”举方用麦冬七分，贝母七分，花粉八分，元参八分，百合八分，谷芽六分，茯苓六分，陈皮五分，甘草二分，鳖甲八分，生地八分，丹皮六分，人参一钱。幸本家多明者，将此方一笑置之。余与日兄笑曰：“彼以有火则人软，故用此清凉药治之使硬也，若从前用此清凉药，则固久已硬矣。”

食 厥

癸酉正月灯节边，正陪新亲赴席，族弟禹三家一乳母忽昏倒无知，牙关俱紧，彷徨之至，立刻至席前请余看视。诊其脉，右关前滑大搏指，身壮热，有汗。问此乳母今日可曾叫腹痛否？答云：“上午叫腹痛，午饭吃得少，薄暮自云发热，吃夜粥有些恶心，此刻忽然跌倒，不知可是中痰否?”余曰：“非也，此伤食发厥也，一剂可愈。今先将姜汤抉开牙关灌下，再取药来，随即煎服可也。”遂予厚朴、山楂、麦芽、神曲、枳壳、木香、陈皮、半夏、炮姜，一大剂，服下遂苏。少顷作呕，吐出痰涎宿食若干，汗止热退，一夜安眠。次日，禹三弟问：“可无恙否？倘存可虑，今日即送彼回家去。”余曰：“已痊愈矣，何必送去?”仍要索药，因予平胃散一剂。饮啖如常，神气如旧。若误认作中风、中痰，不知缠几十日不得脱体也。

伤食误治

丙子冬日，里中一人，年十六，已成人矣。夜发热，昼退，胸膈胀，仍用幼科药十余日。初云感寒，用羌活、防风、柴胡、川芎之类发表，四剂，有汗如雨而夜热如故。又云是火，又用黄芩、柴胡、花粉、栀子之类四剂，而夜热如故，更加胸前胀痛，则曰此结胸也。又用胆星、贝母、瓜蒌、苏子、枳壳之类二剂。各症皆增，渐觉气喘，则曰此结胸伤寒，最重，不治之证。其父始彷徨，同病子来求救于余。余细视之，不觉大笑曰："此不过一伤食也，何大惊小怪至此?"阅前数方，不觉顿足曰："一伤食病，极易见功，何苦弄得颠三倒四，至于如此！凡伤食夜热昼退，若风寒则昼夜发热不退，必待表散出汗方退，然风寒表汗后，热退即不复发，伤食妄表出汗，其热仍发，且汗之则元气愈虚，脾气愈弱，食愈不得消，又继以寒凉，则食因寒而凝结不化，而寒性克损脾土，脾虚食愈不得消。最可笑者，近日医家总不能分辨内伤、外感，但遇发热，亦不管昼退不退，概行表散，表散不退，便用清火，清火不退，食必不化，更加胀满，饮食不下，则曰此结胸，不可治，如此证是幼科所谓结胸，不可治也，我偏以一剂治之愈。"遂予山楂、麦芽、神曲、厚朴、木香、砂仁、肉桂、炮姜、半夏，携归煎服。少顷大吐，痰涎并宿食倾囊而出，是夜不复发热。次早胸宽知饿，胸并不结，而不可治者，正可立愈也，医药可妄投哉！

过服寒凉元气受伤

丁丑秋日，槐塘唐君锡蕃同其尊眷、令郎共三位至舍就诊。他脉俱无恙，独诊其令郎之脉，不觉惊异，问其年，方十五岁。其脉沉迟涩小，面色青而暗，舌色灰黑。余曰："此内伤元气也。"唐君曰："小儿不知何故，饮食甚少，眼睛无神，读书无气力，人瘦，面色青黑。"余曰："此元气受伤之故。谅无他事伤损，想爱惜之深，常服幼科之药，多为清降药所伤，多降则伤气，多清则伤脾，所以胃寒中气弱也。东垣辨内伤，有饮食内伤，有劳倦内伤，此则服药内伤也，否则不应虚寒至此。我今举方，幸勿怕俱，但依方服，可包复元。"余用人参、黄芪各二钱，白术一钱五分，附子、肉桂各一钱，黑姜七分，半夏八分，陈皮一钱，炙甘草三分，茯苓八分，白蔻仁六分。唐君曰："童年就服桂、附乎？"余曰："年是童年，脉却比八九十岁老人还不如，但依我服，必有益无损。若不服此，必有损无益也。"予药四剂，服之颇效。遂依方服二十余剂，饮食多两倍，面色开朗，精神强旺。复来诊脉，冲和有根气，再将前煎方出入加减，改作丸方，调理复元。病愈后，方自言数月前偶在城中失血数口，遂为医家用知母、黄柏、花粉、元参、黄芩、贝母，服四五十剂，故令脾虚胃寒，腹胀食少，肌肤消瘦，精神疲倦，以至于此也。余断为服药内伤，洵不谬哉！

劳倦内伤误治

己卯春，里中一仆人（原名百祥）因连日奔走，空心出门，夜有潮热，此不过劳力所致，遂被医人发散数剂，愈发散，愈发热。一日往岩镇，于路亭中大吐一番，昏倒在地，家人抬归。前医又云是火，仍用黄芩、栀子一二剂。身愈热，汗愈多，人事昏乱，语言谵妄，昼夜说鬼。其主人嘱其妻来请救于余。余为视之，嘱其自向主人求参。每日用参三钱，黄芪二钱，附子、肉桂、白术各一钱五分，炮姜一钱，枣仁二钱，当归二钱，山萸二钱，陈皮一钱，炙甘草三分。服二剂，热退汗敛，人事清白，一身作痛。再加五加皮一钱，川芎五分，参减一钱，附减五分。服十剂而愈。

食　厥

己卯七月，松山汪君文衍大令郎，年二十余，下午收租谷后，觉腹胀倦怠，薄暮遂上床睡去，次早不起，至吃早膳时仍不起，呼之不应，又延至上午，仍不见起床，敲房门呼之，绝不应，只得抉开房门一看，僵卧在床，任呼叫不应，手足俱冷，牙关不开，与死人无异，忙以滚汤、姜汤灌救，稍苏，专人迎余。余适他出，忙迎岩镇医人，谓是虚，要用人参。余次早往视，诊其脉，寸口脉弦大，询知腹胀痛。告其家曰："此食厥也。脉虽虚，体虽素弱，然此时正被食伤，安可用补？"余用山楂、麦芽、枳壳、厚朴、陈皮、半夏、木香、姜、桂，二剂，腹痛止，不复发厥。第三日，自乘轿来就视，宿食已除，再需补脾健胃，予白术、陈皮、半夏、砂仁、茯苓、神曲、炙甘草、当归、肉桂，加参五六分，调理二剂而痊愈。

食 厥

庚辰二月，槐塘唐君文野新娶令媳，甫七八日，临卧时忽尔语言昏乱，扬手掷足，目睛上窜，牙关紧闭，手足俱冷，正似死去，百种挽救，至五更方苏。自言夜来有三个人将彼扯去，扯至城隍庙前，因大门关闭，其两人从庙后旁门入，再来开前门，门未开时，又遇两老人，一男一妇，将彼送归，送至门前，嘱其归家，老人自去，于是遂醒。问其两老人是何等样人，答云即拜堂时所悬挂画像上人，乃太公、太婆面相也。于是饮汤水，吃稀粥，精神爽朗，其家谓祖宗送归，是吉兆，谅必无恙矣。至天明，又复死去，接连数回。延数医诊视，或云是痰，或云是火，或云是中证，或云是痫证，或云受惊吓，或云是邪祟，纷纷聚讼，莫知适从。其令弟在鲁兄告之曰，当请某来决疑，诸说纷纭，各出主见，恐反要医坏了，所以午后方来迎余。余到时，已薄暮，云是日已发过五回。急为诊视，六脉俱弱，惟气口脉盛。问病人每一发时，胸前可作痛否，答云："腹中觉有一股气顶上胸来，胸前便痛，口内不知不觉噫声叫一二声，即晕去不知人事。"余问："日昨可曾食滞气物或饮食冷了否？"答云："午饭稍冷，下午吃笋点心。"因伴嫁之妇归母家，不无辛酸堕泪。余曰："是矣。此食厥也，一剂可愈。"用厚朴、枳壳、山楂、麦芽、陈皮、半夏、木香、砂仁、干姜、肉桂，虽予二剂，嘱其一剂既愈则次剂可不必服，如要服，亦无碍。余别后，急煎一剂服下，胸膈顿宽，遂不复发，一昼夜死去五六次之症，立地冰释矣。次日，闻其宅中医人于次剂药内，必要加黄连少许。噫！此近日医家好用苦寒之弊深入骨髓也。如此证猛然昏倒，口内必叫一二声，酷似羊癫风，无怪其误认为痫证也。昏倒则喉间必有痰声，口角有涎，无怪其误认为痰证、为中证也。醒后说神说鬼，亦无怪其误疑为邪祟也。闻其前一日，待新娘子席上，被病妇惊吓，犹无怪其误疑为惊吓也。至于火则无一毫相似处，而亦必认为火，必欲加连，则可怪之甚矣。初或不知而误猜，今则明说破是食厥，又明明见服药已愈，而犹必力争欲加黄连。温则食化，岂寒凉亦能消食乎？真不知是何肺肠，是何见解也！

劳倦内伤误治

长龄桥同学郑君连玉之长令郎，字行可，向客汉江，因劳倦内伤致体虚脾弱。在汉口虽服人参，而他药多杂，故不能取效，回宅调治，又遇好用寒凉之医，竟用黄连，初服未见其害，便以为功，多服渐令脾虚胃寒，胸腹胀闷，不能饮食。复往汉口，汉上医家使用枳壳、厚朴、山楂、神曲消导之药，觉腹中略松，遂谓只宜消导，不可服参、术补脾之味。然已数月，不能吃饭，每日只清粥数碗，人已削瘦。时庚辰四月终旬，余到汉口，五月初旬，就诊于余。两关脉不起，右关脉更沉，重按至骨始有依稀一线。询知所服皆如前消导之药，且云一毫参、术服不得，服之即胀。余告之曰：“脾胃虚寒极矣，岂有长年服消导药能长气血、保寿命者乎？他医谓不可服参、术，余单要用参、术。”答曰：“前服白术数分，腹中便作胀，用人参数分便发火。”余曰：“用之不善，配合不当，或有此弊，若余用参、术，愈服愈宽，必无胀闷之虑。”遂以六君、归脾合用加减。初剂姑用参数分，服之安。又加数分，又安。待其无疑矣，然后加肉桂，重加参，服之渐能食饭。服月余而饮食多进，面部生肉。再为定丸方，八味地黄加木香、破故纸，煎剂则参、芪、归、术、炮姜、肉桂、陈皮、茯苓、枣仁。煎、丸并用，由是复元。

劳倦内伤误治

庚辰冬月，潜口一汪兄，字相臣，由荻港软床抬归，请余诊之。其脉迟涩而又歇至，胸膈胀闷，久未进食，耳聋，人事不清，骨瘦如柴，两手诊脉处肉下陷如枧巢。询知受病之原，已五十余日矣。其人向在荻港开杂货店，店务烦杂，忍饥受饿，日日有之，又兼每事必躬亲，渐至发热，浑身酸痛。此由劳倦内伤也，而彼地医家遂以为感受风寒，尽力发散，不愈。加以胸膈饱闷，又以为停食，尽力消之，又不愈。便以为热证，又尽力清之。日复一日，人渐狼狈，始用软床抬归。归来接医人，又清又消，再加狼狈极矣，然后请余治。余视其症如此，其脉如此，其状如此，其五十余日来所服之药又如此，余亦拟其未必能收功也。不得已，予十全大补汤，内用人参二钱，加附子一钱、半夏八分。服一剂，便安神。服二剂，胸膈开，能吃粥。服四五剂，耳稍开，人事仍间或昏乱。加以黄芪二钱，枣仁二钱，圆眼肉七个，服至十剂，能食饭，熟睡，人事清，耳全不聋矣。再加丸药，调理痊愈。愈后饮食倍常，人发胖两三倍。

劳倦内伤发热

辛巳夏日，潜口汪玉扆兄，发热头微痛。前医疑是感冒风寒，用表散药，热不退，以为剂轻表不尽，又重表之，直服表药六剂，汗大出，热不退而更甚，头本痛而加昏，四肢软倦，饮食不进，汗时出，心作慌，始彷徨迎余诊视，其脉虚大无力。余曰："此劳倦内伤发热，非外感也，如此弱质，何堪误表六剂乎？"急予八珍汤，倍当归，加黄芪，用人参二钱、黑姜八分，服一剂，是夜热便退，头亦清爽不痛，服二剂痊愈。

食　厥

甲申夏秋间，里中一族叔之子，十九岁，吃晚饭后，忽尔晕倒，人事不知，牙关紧闭，手足俱冷，至下半夜稍回，以为必是鬼邪所触。天未明，即专人往卜，卜之大凶，命不能保。其父痛哭不可解，嘱其令侄邀余视之。脉平和无恙，询知昨日吃鸭起，余慰其父曰："不必哭，亦不必虑，只一剂包愈。"用山楂、麦芽、厚朴、枳壳、半夏、木香、陈皮、肉桂，一剂而愈。

服药内伤三危证

东垣先生论内伤，但云饮食内伤、劳倦内伤，未有所谓服药内伤者。即余所存饮食、劳倦诸内伤案中，悉皆为药所误。则服药内伤当即在饮食、劳倦之中，又何必另抽出服药内伤一条？盖以前之诸证，虽为药伤，其病犹浅，而此三证之为药伤者，其病乃在绝脱之际，生死在呼吸之间。苟不遇眼明手快之医，施以力重味厚之药，未有不旦夕就毙者，故另抽出此三条，以见误药杀命甚于无药救命。昔贤云：病伤犹可疗，药伤最难医。岂不信哉！愿服药者慎之，用药者尤慎之。

药伤阳绝证

余治此证，与丹溪先生相反，特详述之，以见凡病有热即有寒，有实即有虚，断无只有此一边，不复有彼一边之病。医人当看得玲珑，未可泥一成之说，执既验之方，以误人命也。如丹溪书云：人之当暑畏寒者，必是热伏于内。

彼医案中，曾有一周姓进士，病恶寒，虽暑月必以绵蒙其首，服附子若干，寒益增剧。诊其脉，滑而数。告之曰：此热甚而反寒也。以辛凉之剂，吐痰一升许而蒙首之绵减半，仍用防风通圣饮之而愈。以其案，合其论，其为热病而宜用清也，岂不明效大验哉！又余幼时同学汪起垣兄，暑月恶寒，大热必重穿布衣，就诊于冲孺先伯。先伯曰："此热伏于内也。"用石膏五钱，黄芩八分。服一剂而恶寒止，服二剂而畏热出汗如平时。其恶寒之为热证也，愈可信矣，然而未可概施也。

如黄兄朗令，余内戚也。戊辰年六月自汉口归，是时酷热非常，病人之畏寒更非常，在汉口服药不效，归而服药又不效，始请余视之。彼坐极深房内，门窗俱紧闭，身穿重绵袄袍，又加以羊皮外套，头戴黑羊皮帽，将两边帽扯遮两耳及面，每吃饭则以火炉置床前，饭起锅热极，人不能入口者，彼犹嫌冷，极热之饭，只连扒数口，忙倾红炉锅内复热，每一碗饭须复热七八次而后能食完。余摇扇至房门口，彼坐处离房门一二丈地，见人摇扇即忙摇手止之，若即有风入彼体中。诊其脉，浮大迟软，按之细如丝。余曰："此真火绝灭，阳气全无之证也。"方少年阳旺之时，不识何以遂至于此？细究其由，乃知其尊翁误信人云，天麦二冬膏，后生常服最妙。翁以爱子之故，遂将此二味熬膏甚多，嘱乃郎早晚日服勿断，朗令兄遵服二三年。一寒肺，一寒肾，遂令寒性渐渍入脏而阳气寖[①]微矣。是年春，渐发潮热，医人便云感冒风寒，予羌活、防风、柴胡、干葛之类，服之热不退，则云风寒未尽，愈令多服，直服发散药二十余剂，汗出不止，渐渐恶寒。又有医确守丹溪先生热伏于内之教，用黄连、花粉，因之恶寒以至此极也。则余断为火灭阳衰也，确不可易矣。因索其近日到家后所服诸方阅之，悉皆贝母、丹皮、地骨皮、百合、扁豆、鳖甲、葳蕤之类，内只有一方用人参五分、肉桂三分，便共

① 寖：副词，作逐渐解。

推为识高而胆大者矣。余笑曰："昔贤喻以一杯水救一车薪之火，今犹以一匙水救十车薪之火也。今以纯阴无阳之证，急投重剂纯阳之药，尚恐不能回阳消阴，而以一星之火，熔一河之水，何能得也?"余为定方，用：人参八钱，附子三钱，肉桂、炮姜各二钱，川椒五分，白术二钱，黄芪三钱，茯苓一钱，当归一钱五分，川芎七分。服四剂，头上去羊皮帽，易为毡僧帽。身上去羊皮袄，单穿绵袄矣。又服四剂，并去绵袄，穿夹袄，亦有时穿单布褂矣，口中食物仍怕冷，但较前稍好。因觅胎元制丸药，以八味加减，又另用硫黄为制金液丹，每日如前煎方，加熟地、山萸，略减轻参、附。服一剂，服胎元丸药六七钱、金液丹二钱，计服百日而后愈。至次年春，人事健旺，不无放恣，不谨慎，忽又大复，急如前药服之而愈。共服过胎元三个、硫黄半斤，至参、附则不可数计也。如此证，阳已全无，去生不远，若守定伏热之成法，而概施以寒凉，岂不杀人如反掌耶？所以凡看病须看得四面玲珑，不可执着一面也。

药伤气绝证

休宁杨园一汪姓之子，甫十七岁。壬午春夏间，微嗽起，附近医家恣用表散、清火并降气等药，服之甚多，加以胸膈胀满，饮食渐少，此脾虚之候也。更就名医，又认为食滞膈中，恣用萝卜子、山楂、枳、朴之类，并用鸡肫皮暨诸消导药合为丸药，使之煎、丸并服，胀满更甚，更加气喘矣，此肺虚之候也。又于前药中更加苏子、郁金、桑皮之类，重泻其气，则气喘不休矣，每一呼吸，浑身筋脉俱挈动，肩抬背曲，鼻珠乱煽，许久不能睡倒。或用参少许，其附近医人力阻之云："如此气涌，安可用参?"其家彷徨无措，始迎余诊视。时后六月十四日也。余见其病状凶恶，脉浮空数乱，叹曰："此肺气欲绝之候也，何能奏功?"辞不用药。其家以嫡出只此一子，又择在本年十一月十九日婚娶，乃要紧之人，要紧之时，情迫非常，哀辞坚恳，许以重酬。余曰："此命难保，何云重酬?"但怜其母词悲意切，不得不用药以慰其心耳。勉用温肺汤，加附子一钱五分，人参三钱，服二日，脉稍敛，喘少定，询知小便少，每日空心用金匮肾气一剂，每剂用熟地黄七钱，桂、附各二钱，人参三钱。午服温肺汤一剂，每剂用术二钱，芪三钱，桂、附亦各二钱，人参四钱，姜一钱，橘红八分，一日服二剂。服数日，喘减其半。余藏有红元数分，为制丸药佐之，并前药每日二剂，连服十日，脉有根，亦渐和缓，多进粥食，亦能食饭，亦可侧身卧倒，大有生机矣。其时尚不能贴席仰卧，又于温肺汤中加姜汁五匙。盖拟肺窍中必有寒痰填塞，故加姜汁，使辛入肺窍，滑出窍中填塞之痰，则喘可全止。余俱照前，每日二剂，服之增嗽。余曰："无虑。此肺窍中之痰栩栩欲动，惹得肺上作嗽，嗽则痰将出矣。"服二三日，果渐咯出细碎如豆粒之痰无限。余曰："此中尚有寒湿痰涎蓄于脾，乘于肺者，更令大口呕出为妙。"照前二方，又服数日，果然一呕，吐出痰涎碗余，如此数日吐数回，痰尽空矣，嗽止，喘大定，食大进。计服药二十七日，始能贴席仰卧，起居如常，毫无喘息声矣。询知每日能食饭三碗、粥八碗，酒肉俱善餐。然后减去一剂，将前二方合酌为一方，每剂仍用姜八分，桂、附各一钱五分，人参三钱，术一钱五分，熟地三钱。服至中秋边，已痊愈矣。中秋后，仍至舍二次，六脉和平，面色光泽，仍以轻剂调理，并定丸方而去。痊愈之后，其母、其舅、其家之内外亲疏，无不感激，无不称羡，是真能起死回生者也。如此绝证，既幸救之得生，则必无复死之理矣。孰意数定当死，余竭尽心力于阎君处夺之来，又复被群鬼迷之送其去。此人痊愈之后，至九月二十，复来诊视，云月来食量更加，但觉伤风微嗽。余诊其脉芒和平，惟右关稍滑。语之曰："此非伤风，乃脾中生湿痰耳。"用六君子加桂、附各八分，人参一钱，使温中健脾以去湿痰，予药数剂而去。讵意是日便道往见某医，力戒其切不可再服此药，云是阴虚咳嗽，当用滋阴药，否则怕要吐血。日予麦冬、贝母、生地、丹皮、紫菀、鳖甲、地骨皮之类，且切戒其勿复见余。彼力包医，病人信之，将此药直服三个月，致呕吐胀满，不能进食，肌肉消尽，始复来见余。余曰："至此则神仙不能复救矣。"不复予药，但哀叹数语而已，去后不数日即死。彼原将死，而余力救之活。既活，而又予原医致之死。余所谓人情好死而恶生，岂妄言哉！

内伤神脱证

休邑石硊汪汉斯翁，向觉神气不清，渐至语言错乱，妄见妄闻，忽怒忽喜，忽向空跪拜，如醉如癫之状。医家悉认为痰，多用开痰利心窍之药。只有一医用参二钱，然必用胆星、贝母、郁金、石菖蒲、远志、朱砂、牛黄丸之类，服此虽不效，犹未见大害。忽有人荐吾歙一名医，至则痛责前医不该用参。云不泻不出汗，毫无虚证，奈何用参？彼用旋覆花、苏子、贝母、白前、白芍、鳖甲、麦冬、花粉、元参一切清降之药。留住三日，服药三剂，则一息恹恹，人事全不知，僵卧无气，不能言语，求如前之人事昏乱，亦不可得矣，忙备后事。复有一人携余《医验录初集》付看，嘱令急接余治。其家人不知地道，转托率口程姬田先生，当晚专人来迎，时癸未正月二十三日也。次早到彼宅，一进门，见堂中许多裁缝忙制素服。余见之甚惊，深悔今日不该来。急就病人诊脉，叁伍不调，浮沉无定，鱼游虾逝之状已现，脚腿俱肿，手背、面上俱有浮气。余曰："凶危极矣。观此虚衰之象、不调之脉，则平日之人事不清乃神脱之症，非痰也。利痰则正气愈衰，泻心则神愈不守。今需以重参辅助正气为主，加以酸收之味，倘能熟睡，则神气可清，元气可回，性命可保，然未敢必也。"立方用：人参七钱，黄芪、当归、山萸、枣仁各三钱，五味子五分，白术、桂、附各一钱五分。余坐候服药一剂。复按其脉，觉脉能应药，照方复予药二剂，语其家曰："若得熟睡，便有生机，饮食听用，一概不忌，醇酒尤宜饮也。"其令郎、令弟、令侄俱再四拜托："隔日相迎，千祈光降，若得救转，必当重报，断不爽约。"余答曰："弟从不作俗态，治重病，便议酬？只是此证若得挽回，亦是万分造化，惟一功德事，借重玉成可也。"问："何事？"余曰："弟有《医验录二集》托付剞劂。每岁多活人命，皆汉翁之大功德也，以此当谢何如？"诸公欣然允诺。服前药毕，又迎视之，云初服一剂，是夜即安神熟睡，次日果即神清，粥饭俱用。服后二剂，则昼夜睡不醒，因反惊怕。余曰：“无虑。肯睡乃极好事，病之得生，全在于此。”诊其脉，较前稍清楚，然却歇至之甚，二至三至即一止，良久方还，可见气衰之极，气衰则神脱，养神全在补气。人参加用一两，黄芪五钱，余仍照前。服四剂，脉遂和平，起居如常，饮食增多，惟胃脘作痛。余曰：“此胃寒兼有食滞。止痛，易事也。”改方只用参三钱，陈皮一钱，木香五分，白蔻仁七分，炮姜八分，桂、附、术各一钱五分，吴萸五分，一服痛立止。长公郎字图南，自吴门归，见尊公病愈，喜甚感甚。复请余商之，他症俱愈，唯食后胃口中间或微痛，头面手足俱浮肿。余曰：“此脾虚胃寒，易于停滞，凡滞气物，暂缓勿用。”于前方内加厚朴六分，薏苡三钱，神曲八分。服四剂，痛全止，头面通身之浮气尽消，惟两足尚肿。再令空心服金匮肾气一剂，午服理中一剂，每剂各用参三钱。服十余日，肿消尽，各症痊愈，精神复旧。至三月十五日，飘然往吴门去矣，所许梓书之约，亦复背之。俗情大都如此，可慨也夫！

虚　痨

痨者，劳也。劳伤亏损其气血之谓也，既亏损其气血，则大虚矣，故名为虚痨。既名为虚为痨，则当补当养不待言矣。奈何近世治此证者，若忘其名为虚痨，竟易其名为火痨，绝无补养之功，一以清火为事。且不独易其名为火痨，更认其证为实火，不但清火为事，更以降气为先，清则元参、花粉、黄柏、知母，恣用不休，且更有用黄芩、黄连者，降则桑皮、白前、苏子、旋覆花，信手轻投，且更有用枳壳、卜子者。虚痨必吐血，止血则曰茜根、小蓟；虚痨必咳嗽，止嗽则曰紫菀、百部、枇杷叶；虚痨必吐痰，清痰则曰麦冬、贝母；虚痨必潮热，退热则曰青蒿、鳖甲、地骨皮、银柴胡。服之至脾损腹胀，食少作泻，则以谷芽、石斛为助脾之灵丹；服之使肺损气喘，不能侧卧，则以百合、沙参为保肺之神剂。服之无效，更多服之，多服不惟不效，且濒于危，尤令服之不已，使气血日亏，真元削尽，脉仅一丝，气存一息，犹曰有火不可补。呜呼！补固不可，死独可乎？在丹溪先生医学多精到处，独以六味加知、柏为治痨之方，实足贻祸于后世，然犹来若此日用如许清火降气、克削真元之毒药也。今不识其出自何书？得何传授？一见失血、咳嗽、发热等证，动以此种清降损真诸药投之，一医有然，更数医皆然，庸医有然，即名医亦无不然。使患此证者，以为此外更无他法，安心定守此药，直服至死而后已。屡死而医若罔闻，终不知变计也，良可叹矣！余值此证，惟是脉已细数，形消肉脱，两侧不能卧者，肝肺损，脾肾绝，不能复救，亦付之，无可如何而已。否则相其虚之轻重而补之养之，往往得生，且生者颇多，不可谓非明效大验矣。而医犹必曰有火不可补，病人亦自谓有火不可补，要知此“有火不可补”五字，便是“必死不可救”五字耳。试思世之以清降治痨者多矣！其远者勿论，即耳目所及者，细数之千百人中有一二得生者乎？盖有之矣，我未之见也。

乙丑暮春，休邑一少年来索治。询其由，答云："自二月初婚后数日，即吐血，两胁胀，随就医，谓是酒多伤血，用葛根、黄芩、赤芍、丹皮之类，吐不止，又加咳嗽、发热，更一医，用麦冬、贝母、花粉、元参、枇杷叶、童便，又不效。又换一医，用桑皮、白前、苏子、麦冬、五味子之类，又不效。计起病至今，将四十日，历三医，共服药三十余剂，医人皆云是痨病，不能治矣，故来求救。"余诊其脉，喜其未细，亦不甚数，惟左关脉弦而有力。因问起病之先，曾大怒否？答云："正是因酒后与人争斗，大怒不可解，是夜便胁胀，次日即吐血起。"余曰："是矣。此怒伤肝也。"用六味地黄汤，内用大生地五钱，外加白芍一钱，肉桂七分，醋炒香附七分，予药四剂。服毕，复来诊视。云服二剂，血已止，服毕四剂，热全退，嗽亦减。复为诊之，弦脉已平。即于前方中去香附，加人参一钱，当归一钱，再予药四剂，服毕痊愈。

乙丑秋，师山一男人，年二十余，大吐血，微咳嗽，其地与名医相近，日服名医药不断，总不外栀子、黑参、花粉、麦冬、天冬、贝母、旋覆花、枇杷叶、百部、苏子、白前、桑皮之类，直服数月，吐血不止，后无血可吐，单吐食矣，仍照前方服之不已，每食必吐，再想无食要饿死，然后迎余商之。诊其脉，微而无神，不惟不数，且迟且涩。余曰："此多服寒凉，至胃气虚寒不能纳食耳，依余用药，尚可保全。"用附子一钱，黑姜八分，白术一钱五分，陈皮八分，炙甘草三分，当归一钱，半夏曲八分，人参五钱。服二剂，吐减十之八。复为视之，再加肉桂八分，余俱照前，又服二剂，吐全止，服十余剂，粥饭日渐多，嗽止，热全退，服一月而饮食倍于无病时。自后守此方，减轻人参，调理不断，并以八珍作丸兼服，自此不复往看。隔一年，于潭渡黄希文翁宅中相会，其人与病中相见时发胖两三倍。

乙丑秋，岑山一程兄，患虚痨已久。血虽止不复吐，而咳嗽、吐痰、潮热，日盛一日，日服名医药，用天冬、麦冬、贝母、元参、花粉、桑皮、白前、鳖甲、地骨皮、枇杷叶、童便，服过五六十剂，绝无变通，渐至坐立不起，危困之极。乘余便中，邀余视之。其脉沉迟而细，乃虚而且寒之脉，视其面色，一团黑滞，舌上灰白苔，作呕，饮食少进。余予八味地黄汤，内用大熟地四钱，附、桂各一钱，外加破故纸二钱，木香五分，牛膝一钱，人参二钱。服二剂，便能起立行走，再服二剂，嗽减热退，饮食多进。遂乘舆至舍复诊，脉渐有神，面上黑滞之色俱退白。如前方内再加当归、陈皮，依方服十余日而一切痨症俱愈。

丙寅春，在岑山程君友石宅中，两邻家女人来看脉。其先一女人，年二十余，似素封之家，服饰既盛，面色亦无病容，两颊红色，似血气旺盛者。诊其脉，左关弦细，余脉极涩而无神。问："曾失血否?"答云："去年冬至边失血数口，至今年正月交春时，遇气恼又复失血数日，目今潮热，渐饮食少，作呕，心下慌。"余勉强予一方，秘告程君曰："此人不可治矣，必不能活过三个月，故不必认真用药。"其后又一女人，布素似贫家妇，面色黄瘦。诊其脉，微数而尚有神，亦曾失血者。问："起几多时?"答云：

"三年矣。"余谓："三年尚存无恙，诚少有之事。"余细思之，乃悟曰："子因家贫无力延医，故未曾多服药，可是否？"答曰："正是。"从起病时，只吃得两剂药，其后也无钱谷接先生，也懒于讨药，故至今不曾服药。余曰："恭喜。"此赖贫不能服药，反得生也。若是有余之家，安肯不医？今日接某名医，明日又接某名医，此医曰火，彼医亦曰火，其药不是黄柏、知母、紫菀、茜根，便是旋覆花、苏子、百部、白前、桑皮、花粉、黑参、天冬、麦冬、鳖甲、栀子之类，连服数十剂，胃败食少，气衰血枯，不数月便死矣，安能等待三年？今脉虽虚，尚未至细小无神。若有参力，竟可复元，无力服参，只守定补养元气，无伤脾肾，尚可无虞，虽未必能保得多少寿年，然尚可延岁月也。予八珍汤数剂，因不能用参，重用黄芪。嘱令守此方常服。余别后，程君以余前言告盛妆之女人家，始觉彷徨，求医愈切。次日遂接名医，名医诊脉云："无病。一毫事也无，只是有些火，看面上是发火，只清清火就好了。"其家甚喜，谓毕竟是老先生之言不差。其贫家妇亦来与名医一看，名医云："此病不能治，不必服药。"竟不予药，只为前女人定方，用白前、桑皮、天冬、麦冬、花粉、黑参、贝母、知母、地骨皮、丹皮、生地、鳖甲、旋覆花、百部、枇杷叶，病人服此药十余日，忽大吐血，出汗，心慌，胁胀。又接名医，名医必云不妨，又照前方只加茜根，共服月余而死矣。以其日服此种清降剥削元气之药，故只月余而毙，尚不能待三个月也。后隔两年，在岑山问之，其贫家妇尚存无恙。余笑语程君曰："谚云有钱买得命，以今观之，却是无钱保得命也。”

丙寅九月，偶在潜口友人汪君靖之书馆中，乘便邀余为其令侄部远兄诊脉。连日患吐血证，余诊其脉浮虚无力，嘱其暂服六味地黄汤数剂，即加参服，此脉浮虚，切不可作火治，恣用清凉，以伤元气。余实一片婆心，而病人不信。更一医，谓吐血自然是火，何得言虚？只宜清火，一毫不可补。俗见原自以为火，闻医云是火，便深信之。药用花粉、黑参、栀子、黄芩、麦冬、贝母、苏子、车前子、桑皮。服八九日，吐亦渐少，益以为凉药之功，遂将医人包留在家，许酬三百金。服至一月，血不出，医人便夸大其功，索去谢仪[①]大半。孰意服至四十日，血忽奔涌而出，每吐一回，有一大盆，四五日不止，共去四五盆矣。仍服前药，待吐尽又渐止，以为此偶然病复也。服至一月，又复如前大吐数盆，比前更多。仍如前药，加童便、茜根、小蓟。凉药愈重，血吐愈勤。初一次，隔四十日，第二次，隔一月，第三、四次，只隔半月十余日，便大吐一番。病虽更凶，而酬仪已付尽矣。服至丁卯正、二月间，再无血可吐，只是吐食。又云火吐，更加黄连，胃愈寒，吐愈甚。十余日来，不曾有粒米入腹，始彷徨畏惧。于二月半边，托汪以章先生转托其令孙树人兄代求余治，且云：“欲救得起，收得功，任凭要几百金谢仪，即立一票送来存据。”余笑曰：“未治病，先议谢，此种恶习，岂人所为？但思此兄本体原虚，自去年九月至今已半年，共计服寒凉药百五六

① 谢仪：谢礼，礼金。

十碗，血亦共吐去一二百碗，今又吐食，凡物入腹，必返而出，如此重证，岂易言收功乎？然彼既有去邪归正之心，我安可无矜怜抚恤之意？今先为彼治吐。若吐不止，不能进食，即要饿死，岂非至要之事？能止吐进食，只惠我五十金，为今秋乡试盘费，一切药料，我尽力措办应用，不烦彼费丝毫药资。若血证竟能收功，再听彼盛意可也，何必用票作市井之气？”树兄为达过。次早，专人来迎。余诊其脉，弦细迟涩，舌色灰黑，胃寒极矣，安得不吐食？余用人参五钱，白术二钱，附子一钱五分，肉桂一钱，黑姜八分，陈皮八分，半夏八分，炙甘草三分，茯苓一钱。服四剂而吐全止，每日可进粥七八碗，服十剂而能吃饭，服二十剂后，每日三餐共吃饭六碗，鱼肉杂物，无一不吃。面之青黑色尽退，两颐丰起，脸色光泽。再除去黑姜、半夏，将人参减作三钱，附子减作一钱，加当归、山萸、熟地，盖兼养阴以治血证也。由是日服不断，历清明、谷雨、立夏、小满、芒种五个节气，血证并不复发。病人自觉快意，从端午边起，日以呼卢[①]为陶情之法。因食多神旺，竟自忘其为重病新愈者，日肆意于呼卢，始而昼为之，继而夜亦为之。近夏至时，彻夜博[②]至天明，三昼夜不曾睡，夏至之日，血证又复，然犹甚少，将前药倍人参，血遂止矣。因自思要离此博友，因往梅村，借亲人园中养病，无奈名

① 呼卢：是“呼卢喝雉”的简称。呼卢、喝雉，是古代一种赌博游戏，又称五木、樗蒲。

② 博：作博奕、赌博解。

为养病，适以增病，往来游戏之人，杂踏不断，且服药亦不勤。至七月初二、三立秋之日，又复吐血，即刻肩舆回宅。余为诊之，语之曰：“此番虽复，然脉不数，不难立止，但不可再如前纵志嬉戏，有伤精神耳。”余改用八味地黄汤。内用大生地五钱，人参八钱，附、桂只用七八分，以为地黄之向导。服此一剂，血果立止。次日痰中绝无丝毫红色，人并不倦怠，方信人参止血如神。问余可能使之永不复发否？余曰：“如二月半后服余药起，其时兄自知保养，不浪费精神，故自清明至芒种五个节气，并不复吐，自端午边起，昼夜不安，耗神耗气耗力，自忘其为新愈病躯，所以夏至、立秋发两次，今若依余言，清静保养，药则煎、丸并用，日服不断，元气充足，血自固守而不出。今脉已冲和调畅，何难收功?”因为立丸方，用八味地黄丸加人参、鹿茸、当归，煎方则用十全大补去肉桂，换附子，每剂用附子一钱，人参三钱。依服半月，人益健旺，仍备药十余剂，存留予服，然后别去，往省应试。蒙赠二十金为盘费，余急携予药铺中，还彼半年所用之药饵，另措盘费往省。别后果依余言，服药不断，亦不作嬉戏事。余九月初旬归来，询知白露、秋分等节气亦不复发。一日偶同汪以章先生由其门前行过，以章先生一团盛心，嘱盛使进问可要看脉否？回云不用看得。自此遂不复相见，然而药则守余两方，日服不断，至次年三月，丸药服毕，又寻项左宜兄买参，续合丸药。左宜兄见余方，因云：“先生尊恙，实亏天士先生此种方药。”答曰：“我病是自家养好了，何关医事?”左宜兄次日述其言告余，为余不服。余笑曰：

"只要他活，我何必居功。但彼从前吐血、吐食，一息将绝时，何不便养好了?"至六月，忽专人迎余，为其令嫂看病。是日，本府太守朱公亦专人来迎，时在酷热，总约以次日绝早来。次早，先到潜口，衣冠坐其堂中。良久，郃远兄始披短襟，挥羽扇，从照壁后出，一拱手之外，别无一语。急为看脉，予药一剂而行，此后，绝不相见。其证愈后，在家两年，绝不复发，体更强旺。然后离家往江西，在江西又两年，亦不复发。四年之后，忽得一中阴之证，误投寒药而卒。惜哉！如此证，从前多服寒凉，血吐不止，且致吐食，几于饿死，余用温补，不但止吐进食，并血证痊愈不复发。一清一补，死生判然，岂不确然可据哉！

戊辰初冬，休邑一男人，年三十余，患痨已年余。初吐血起，自是遂咳嗽、发热，血亦常发。前在休邑城内第一名医处服药年余，总不脱黑参、花粉、麦冬、贝母、百部、苏子、鳖甲、丹皮、知母之类。服药渐瘦，再加百合、葳蕤，久服不效，始从吾歙两名家医治。便道亦至舍试一诊视，其脉沉软迟滞。问余此证尚可治否？余问："两边俱可侧卧否?"答曰："俱可卧。"余曰："尊恙有三可虑，亦有三可喜。脉迟软沉涩，元气大伤，一可虑也；人瘦，饮食少进，二可虑也；血证常发，病经年余，凉药过多，败坏元气，三可虑也。然脉虽迟虽软，却不数不细，一可喜也；人虽瘦而大肉未下陷，两侧皆可卧，二可喜也；病虽久，血证虽常发，皆药不中节，致气衰血不归经，若用补剂，自然改观，此三可喜也。"其人先出一方示余，问可用否？其方上批云：虚损之证。其方则丹参、黑参、花粉、生地、知母、丹皮、龟板、白芍、桑皮、白前、麦冬、枇杷叶。余曰："彼云虚损是矣。既明知是虚损，则当思何以补其虚，益其损，此方中有一味补益者乎？徒使虚而愈虚，损而愈损耳。"又出一丸方示余，其方乃生地、麦冬、天冬、贝母、百合、谷芽、丹皮、地骨皮、山药、五味子、蛤蚧一对，余曰："蛤蚧乃难觅之物，且难得真者。若迟之又久待觅得真蛤蚧到，然后合丸药，吾恐元气日虚，如江河日下，不知尊恙又作何光景矣。何不用人参补养，可以易得，可以常服，比如鸡、鱼、肉，可以常食，可以快口，可以充腹，可以养人，又何必忍饥受馁，舍易致之物不用，而必求之山珍海错、龙肝凤髓难得之物乎？"其人笑曰："先生之言，实至言也。但某先生云人参服不得，故用蛤蚧。"余笑曰："然则蛤蚧是清火降气之物乎？彼谓人参不可服者，必谓是有火不可补也。然蛤蚧却亦是补气物，既用蛤蚧以补气，则是当补矣，既是当补，则蛤蚧可服，人参更可服。蛤蚧之迂缓而难得，又不如人参之易觅而能救急。《笑林》云：待尔青果回味时，我北枣已饵半晌矣。此言最醒，尔今腹内空虚，只劝尔速吃北枣，不劝尔等待青果。况如此沉迟之脉，虚而且寒，一任温燥之药皆可服，岂但人参可服！"遂为定方，用：人参、黄芪、熟地各二钱，白术、当归、山萸各一钱，黑姜五分，陈皮、茯苓各八分，附子七分，又立丸方，用八味地黄丸加人参四两，破故纸四两。问余用白术不加嗽否？用参、芪、黑姜不怕吐血否？余曰："白术补脾，脾旺则不生湿痰，无痰则嗽止，黑姜入血生血，参、芪助元气，气固则血不出，且气旺则嘘血归经，是能止嗽止血也。今人误以清降药为止嗽止血，所以嗽愈甚，血愈出也。若能依余两方服月余不断，各症尽却。若服百余日必复元，饮食体气必倍旺于前。”其人欣喜而别。至仲冬下旬复来称谢不已，云服药五十日，血果不复吐，饮食倍多，精神颇旺。复为诊之，脉已和平。将前煎方内减去人参一钱，除去附子，丸方内更加附子五钱、河车二具，服之复元。

庚午三月，往北都，舟过苏州。时家在湄馆于苏州汪宅，便道候之，遂留宿。汪宅一令侄，人质瘦弱，又失血、咳嗽。浼余诊视，脉弱不数。余曰：“乘此时未发热，脉不数，尚可治。”答曰：“在此服药两月，绝不效，而血证常发。”因出平日所服煎方示余。余一见，不觉笑倒。他药之不对证且无论，方上头一味是木贼草，则万万意想所不及也。余为立方，因其人瘦，食量不如，用八珍汤加黑姜。余别后，信服余方。后都中南归，询之，其病痊愈不发，且采芹[①]矣。

前贤谓血证皆源于火，有阳火、阴火之分。咯血、痰中带血为阳火，宜清；暴吐极多为阴火，宜补。阳火乃五行之火，可以水折，故可清；阴火乃龙雷之火，得阳光则伏，故宜温补，引火以归元。此论最妙，然亦不可拘执。如江君洪南，自乙亥年五月咯血起，日服清火药不断而血总不止，却未暴吐，只是每日有数口，或痰中半红半白，

---

① 采芹：古时学宫有泮水，入学则可采水中之芹以为菜，故称入学为“采芹”、“入泮”。后亦指考中秀才，成了县学生员。

每咯必有。似是阳火宜清矣，直清半年而血亦吐半年。至十二月初间，余顺便在镇中，试请余视之，告以血总不止。余笑曰："总未服参，血何得肯止？"江君曰："难道人参也能止血？"余曰："止血莫如人参。"江君曰："诸医皆言吐血是火，一丝人参不可服。"余曰："一丝人参不可服，每剂数钱人参自可服。"为诊其脉，寸浮空，尺沉涩。立方：人参三钱，大生地三钱，丹皮八分，山萸二钱，山药一钱五分，茯苓八分，当归一钱，白芍七分，黑姜五分。服一剂，血便减十之七。服二剂，血全止。始悔用参之晚，为他医所误矣。因失血久而人软倦，饮食少，改作八味地黄汤加参五钱。服十日，又改作十全大补，共服药一月而痨证悉愈。

壬申年，黄备张君其献，失血日久，咳嗽吐痰，潮热，人瘦食少，脉微数而无力，喜其两侧尚可卧。余曰："此虽痨证，热尚可治，但须扫去目今一切治痨之习，如麦冬、贝母、花粉、黑参、白前、桑皮之类，概禁勿用则可，否则无望。"余初用八珍汤，内加参二钱，病人恐怕用术要加嗽，余曰："服术嗽必减，但服无虑。"依服果效，嗽减热退，血亦止。后轻发二次，用六味地黄汤加肉桂，人参仍用二钱，又顿止。后以八珍加减作煎，并以八味加参作丸，兼服年余，永不复发。体气强旺，倍于夙昔。若照时套治痨之法，岂复有生理乎？

雄村曹君锡周，失血，咳嗽吐痰，久服时套治痨清降药，不惟无效，人渐瘦，饮食减少，将成真痨矣。壬申夏，就诊于余，其脉又沉又迟又细。余曰："如此种脉，纵是瞎子，亦当知是虚寒无火之脉。奈何亦必用清火药，且清之不休耶？尝闻名医云，脉作不得准，所以彼不看脉，只一味清火为事也。今两关脉俱沉迟而细，则肝脾俱属虚寒。不但清凉药一丝不可用，即名医所恃为补养之味，如百合、石斛、扁豆、葳蕤等物，亦一毫无力，不能生养元气，概行捐却，直用温肝助脾，实实能长养气血之剂。”为立方，用：肉桂一钱，白术一钱五分，当归、茯苓、山萸各一钱，黄芪、人参各二钱，炙甘草三分。问：“余服此药不怕吐血否？”余曰：“服凉药，血愈吐，服此药，血反不吐。盖此药温肝木，使不挟寒以犯脾土，脾土旺则生肺金以摄血，血不出自不嗽，脾旺不生痰，自不吐痰，不吐痰，更不作嗽。此治病之真药，非若通套之假药也，但服勿疑。”依言服数剂，血全止，嗽除，饮食多进，多服十余剂而痊愈，愈后迟久，又复两次，仍照前方服之，立止。多服许久，药力足，元气旺，嗣后遂永不复发，人质更强旺胜前。

戊寅秋日，上溪头一项兄患虚痨来索诊。询其病状：吐血，咳嗽吐痰，发潮热，痨证全矣。诊其脉，虽虚数而犹未细，两侧犹可卧，饮食较旧日稍减而犹能食，尚在可治。惜乎处贫，无力服参。初予六味地黄汤加肉桂五分，服四剂而血止不吐矣。再加当归、枸杞、黄芪，服七八剂而热全退矣。再去肉桂，加白术，服十余剂而痰尽嗽止矣。即照此方服三四十剂而痊愈，血证并不复发。若依时套，日服花粉、元参、青蒿、鳖甲、百部、枇杷叶、白前、桑皮之类，岂能复活哉？孰功孰过，亦甚了然矣。

戊寅秋，洪源洪君雨屏，迎为其长公郎诊视。症患咳嗽，发热，吐痰，饮食少，肌肤瘦，面色黄，诊其脉，迟缓无力。余告之曰："症已似痨，喜其脉迟软不数，可治也，但如此迟软之脉，法当用补，再不可仍照时套，用花粉、元参、麦冬、贝母一切清降之药。"为举方，用八珍汤。知其宅中素听名医之言，怕用人参，只用人参一钱，白术一钱。雨老执方踌躇，谓人参犹不怕，最怕是白术，恐太燥要增嗽，不可服。余曰："若不可服，余即不予服，何待病家顾虑？殊不知此白术一味，乃令郎所切需，较人参为尤要也。盖令郎右关脉更无力，最重是脾虚，脾虚则生湿痰，故嗽，脾虚不能生气生血，故发热。且脉迟，迟则为寒，虚则必寒，尚虑其寒，安虑其有火？今之庸医、名医，动云白术性燥，冤杀白术矣。盖脾喜燥而恶湿，脾旺则燥，脾虚则湿。白术补脾则脾经之湿去，湿去则脾旺而燥矣，非白术性燥也，且今人动云补阴，绝不知真补阴之法，今用白术，正所以补阴也。脾乃太阴，补脾之太阴，独非补阴乎？宅中素遵信名医，所见方药，总不脱花粉、元参、麦冬、贝母、旋覆花、苦参之类，从来见写出"白术"二字，故一见便多所怪耳。但依服此药，必有效无弊，有益无损。"再四劝之，始勉服一剂，是夜热便退，嗽减十之七，始信服第二剂，各症顿愈。复迎为诊之，仍如前方略一增减，多服数剂而复元。

己卯九月，休邑隆阜宗家一女人，年二十二、三，初从咳嗽起，遂医成痨病。先由日服花粉、贝母、麦冬、黑参之类，声已渐嘶，喉微痛。后母家接回，延休邑最有名医人调治。以喉痛为火，每剂用黄芩八分，连服四十余剂，使声音全哑，喉痛增十倍，痛至不可忍，稀粥俱不能入，情急极矣。因思数年前曾有嗽证，是余治好，又半产数次，是余用药调理，得生一子。以此迎余诊视，其脉细如丝，软如绵，面色青，舌色灰白，阅前所服之方，不禁叹曰："苦寒之药，害人至此。"余用六味地黄汤，重用地黄，加肉桂八分，人参二钱。服四剂，喉痛减半，略有声音，可进粥食。复迎为诊视，脉稍有神，余谓尚有一线生机。前方加附子八分，参仍用二钱。又服四剂，喉全不痛，可以吃饭，说话有声音。再以八珍汤、八味地黄汤相机互用，服药两月而饮食倍常，嗽全止，痰全无，病痊愈矣，宗兄喜甚感甚。次年春，亲至舍称谢，谓余治此证，真是如神。余次年四月往汉口，闻其人于三、四月间偶动怒，喉微痛，误信乩仙用竹沥，日服不已，遂复治坏。惜哉！

己卯初夏，潜口汪君曙东之令眷，患虚劳吐血。日服花粉、元参、栀子、麦冬、贝母、紫菀、茜根四十余剂，血亦吐四十余日不止。又一名医加用黄芩八分，服三剂，血更大吐，又兼吐食，心慌头晕，发热出汗，咳嗽气喘，胸胁腰背痛，饮食不进。狼狈极矣，始请余视之。其脉浮弦虚数，按之无根。用六味地黄汤加人参三钱，服二剂，血顿止。此又气固则血止之一证也，再加当归、黄芪，用参四钱，热退汗敛，胸胁仍胀。前方加肉桂八分，两胁胀宽，胸膈仍不舒，不能吃饭，间作嗽。改用八珍汤，加黑姜、肉桂、半夏曲。服三剂，吐出绵痰碗余，嗽止，胸膈开，饮食多进。服二十日而饮食倍常，服月余而脉息冲和，精神健旺，各症全愈。再定丸方，约略如前方加减，并加紫河车。常服调理，血证永不复发。观此证，前用栀子、黄芩，几致于死，后用参、术，救之得生。一清一补，孰功孰过，岂不彰明较著哉！奈何医家终执己见，必谓人参不可用，必谓有火宜清，必用清凉药，屡令人死而终不悔也。前证愈后已经两年，绝不复发，庚辰冬又生一子，可谓喜上加喜矣。无奈气数将尽，魑魅[1]交侵，且令费去重资，买人杀命，真恨事也。庚辰十月，产后七八日，发热出汗，胸胁胀痛，头痛腰痛，作呕咳嗽。余初用八珍汤，加黑姜五分，用人参二钱。服两剂而热退，头痛止。加肉桂、香附，又多加参一钱，服二剂而胁胀宽。加附子、半夏曲，服二剂而胸膈宽，能进食。又服二剂，吐去痰涎若干，嗽亦减。调理一月，体气复元，下楼操家政，时值乃姑病笃，即于榻前殷勤服侍。姑变后，又加悲痛哭泣，辛苦劳碌，忽头晕出汗，大吐食，并吐痰数碗，汗出不止。迎余视之，脉迟而涩。用六君子汤加桂、附、人参。次日，吐减少，又吐出绿色清水，余曰："尺脉迟而涩细，此水系从下焦肝肾经来，须兼服八味地黄汤，盖以六君安胃止吐，又以八味温养肾气，使水不上泛为痰，诚良法也。"照两方各予药一剂，每剂用参五钱，服之大效。奈曙东兄守孝堂前，不及照料，听家中帮闲人主持，又接前此吐血用黄芩吃坏之医，打合分财，不顾人命，议谢六十金，包医。病人服其药，复大汗不止。问："医何以汗复出不止？"答云："是人参吃多了，逼出汗来。"噫！此言真是良心丧尽矣，

① 魑魅：chī mèi，古谓能害人的山泽之神怪。亦泛指鬼怪。

只有汗多不止者，多用参以止之，从未闻有用参多，反令出汗者。彼只图欺哄愚人，全不怕为识者所笑，遂用一派清凉降气药，力言可包医好，因其力言包好，遂听其用药，不复有所疑虑，而又不费参力，俗所乐从。直至包医月余，下半身渐浮肿矣，仍用麦冬、花粉、贝母、童便之类，使肾衰无火，不能化气，小便点滴不通，浑身水肿，水无所归，自然到处突破出水，病势渐危。医于此时，茫然莫知所措，除清火之外，再无他法，酬金已领，不能复包，只得诳之曰："此附子毒发了，不可治矣。"全不思量若果是附子毒，何不发于吃附子之日，而反发于吃数十剂清凉药之后？既吃数十剂清凉药，即有附子毒，亦当解去矣，胡为反清出毒来？余治阴寒病，常有一病而用附子六七斤者，病愈之后并不见有丝毫毒发。此病从前所服附子不过数钱，遂能通身发毒一至于此乎？此言虽至愚之人亦不可哄，而病家竟为所哄，安心待毙，必不更一医以求生，真不能为之解也。且水肿乃有名目之病，一岁之中，患此病者，不知凡几，岂皆服附子使然乎？况治水肿之药，必需附子，金匮肾气一方，乃治水肿之圣药，内必重用附子以通肾气，使小便利则阴水归膀胱而出，而通身之肿自消，原非必不可治之死证也，盖此证由命门火衰，致阴水泛滥，溢于肌肤，余于初病时即兼用八味地黄汤，盖因肾脉涩细，早虑其阴水上泛矣，乃包医者反日用清凉助成此证。既成此证，仍日用清凉，至危急难包之时，则嫁祸于人，造为附子毒之说，以阻绝其金匮肾气可救复生之路，将极贤德之女人必置之死地而后已，不惟置之死，且令死之甚苦。恶矣哉！

术既不精，心复不良，在旁观者咸为之叹息痛恨，而本家仍与之契厚。此种医人，真可谓之“王道”矣？或问如何是“王道”？曰：“杀之而不怨。”

庚辰夏月，客汉江，休邑程兄亲到寓所，迎为其令兄诊视。其令兄咳嗽，发热，吐血吐痰又吐食，喉微痛，痨证俱全矣，幸两侧可卧，有一线生机。诊其脉，虚大弦数，按之无力。阅其前方二十余纸，有用发散者，有用清火者，有用归脾汤者，其近日一方，则云感冒发热，竟用羌活、防风表药二剂，其人则各症倍增，恹恹一息矣。余思吐食则胃必寒，宜温。喉痛则阴火上乘，宜滋，二者不可并兼。若温中以止吐，则不利于喉痛及失血诸患。若滋阴以降下，又不利于脾虚胃寒而吐食更甚，计惟八味地黄汤温而不燥，润而不滞。遂立方，用：大生地三钱，山萸二钱，茯苓一钱，泽泻八分，丹皮八分，山药一钱五分，附子八分，肉桂八分，加人参二钱，白芍五分。服一剂，热退不吐食，服二剂，血止嗽减，喉亦不痛，能食饭。复为视之，加当归、黄芪，服一月而愈。

辛巳腊月，绩邑庠友汪君纲上偕其令弟远来就诊于余。其令弟字恒士，年二十余。初从失血起，遂咳嗽，发潮热，左肋一点痛，不便侧左卧。久服诸医时套治痨之药，总不外天冬、麦冬、贝母、花粉、元参、桑皮、苏子、丹皮、地骨皮、知母、鳖甲、百部、枇杷叶之类。人渐瘦削，饮食减少，痨证成矣。诊其脉，浮软微数，数中带涩，喜其未至细数。即刻予八珍汤一剂，内用人参一钱五分，加肉桂七分。初见用白术、人参，又加肉桂，甚惊怖，力为剖明，乃煎服。服后遂熟睡半日，醒来觉左胁痛顿除，嗽亦减，是夜潮热不复发。连服三四日，病减其半，饮食亦渐加，因假寓于潜口之长生庵，以便间日为一诊视。惟嫌两尺脉虚大，乃肾虚之极，遂改用八味地黄汤加参二钱。服数日，尺脉收敛矣，诸症俱愈，饮食倍多，犹嫌六脉来得冲和之气，毕竟是元气久伤，一时难复。人参虽补，亦是草根树皮，因将余所藏红元数分，另为制丸药二两，每日服丸药二钱，再服前八味地黄汤一剂。服过三日，再为诊之，脉遂转为和平，举之不大，按之有根，为之大喜。在庵住十余日，服药十余剂，服尽丸药二两，各病尽除，体气康复。仍予药十余剂，带回宅度岁，嗣是痊愈。其昆玉亦许代梓《医验录二集》为报，愈后遂尔背之，天下何有良心之少耶！

壬午二月在岩镇，方公度翁一令侄就便索诊，其人患虚痨已久。诊其脉，浮虚软缓，喜其不细不数，两侧皆可卧，但面上时时发火。阅其从前所服诸方，亦不脱麦冬、贝母、花粉、元参、地骨皮、鳖甲之类。余曰："如此脉正好用补，补之尚可得生，其面上发火者，正是虚极之故，即所谓虚火也，虚火宜补。只治虚，不必治火，能补其虚，火自不起。"用八珍汤加减，内用人参一钱五分，脾肾兼治，气血兼补。服半月，一切失血、咳嗽、潮热等症俱愈，更加善餐，脉气大回。再予八味丸一方，内加龟板、人参，嘱令煎、丸并服。越三月，相遇时几不相认，其人发胖数倍，旧病痊愈，并不复，可见痨证原是虚极，只宜补养。世之行时名医，皆以清火为事，宜乎百无一生也。然而医人、病人总皆不悟。哀哉！

路口庠友方君符占，向设绛[①]于维扬。曾经失血，微嗽，口无味，不喜饮食，面上时时发火，胸右一点痛。壬午夏，就诊于余。右寸脉软甚，按重便无，右尺虚大。余曰：肺脉极软，气虚何疑？此一点痛，正是肺之部位，乃肺虚而痛也，尺脉宜沉，今右尺浮大，肾虚之至，惟肾虚则火不归根，是以上炎。方君出其前在扬州所服诸方，大都皆二冬、二母、元参、花粉之类，归来请教诸名公，其方亦复类是。余因叹以清治痨，何普天一辙也。乃更出一方，于清药之外加黄连、秋石各三分，余见之不觉惊异。方君曰："某名公谓我有伏火，故用黄连。"余曰："伏者，潜伏于内也。今君之虚火已时时发于面，更何伏之有？伏火乃是实火，若果因实火而用黄连，又何用秋石？秋石岂可治实火者？若是虚火上焚而用秋石，又何可用黄连？黄连岂可治虚火？何柏斋云：苦寒之性，不久下注。下注则下元愈寒，愈将虚阳逼之上浮而火愈甚。此黄连之大苦大寒，虚人不可粘唇者也。至于秋石之用，因有虚火，恐难于用补，则于补剂之中，加此以滋之下行。若黄连之苦寒，性直走下，何待于滋？且以秋石引黄连之大苦寒者入于肾脏，将灭肾中之阳，又克削肾中之阴，岂不大害？愚见不

---

① 设绛：典故出于成语"马融绛帐"，东汉扶风人马融，字季长，他博洽群经，而生性旷达，不拘礼节，并且爱好音乐，弹琴、吹笛，并得其妙。其时著名学者卢植、郑玄都出自他的门下。他常坐在高堂之上，悬挂着绿色纱帐，帐前教授学生，帐后排列妇女乐。见《后汉书·马融传》。后因以"马融绛帐"等指讲坛或老师。以设绛代指开讲办学。

惟不可用黄连，更当用桂、附，宜八味地黄汤直补肾经，引火归元，收敛右尺脉之虚大。肺虚少气则重加参，无他法也。”为举八味一方，内用熟地五钱，桂、附只各用八分，加人参三钱，龟板三钱，镇住虚阳，使不飞腾。方君既畏桂、附之辛热，又畏熟地之滞膈，迟疑不敢服。幸是家坦公昆玉内亲留宿馆中，力劝之始服。服一剂，大安神。服二剂，胸膈反宽舒，面上虚火不复发，始信服。服十余剂，各症俱愈，惟肺气一点痛减轻而未全止。余曰：“肺气受伤，救援肺气无如人参，照方多服参，参力足时，痛自止也。”更令合八味丸，内加人参、鹿茸。多服痛止，痊愈。

下市黄宅一女人，前丁丑年三十八岁，咳嗽吐痰，百药不效。余以脾虚湿痰，用六君加附子治愈，存有案入后“咳嗽痰喘类”中。已经六年，又复生二胎，至今壬午秋，复来诊视。云又咳嗽、吐痰、吐血半年余矣。各处名公，俱已医遍，总不效，仍来求救。诊其脉，涩滞无神，绝不抵指。饮食不进，人已瘦削，前此非痨，今则真成痨矣。阅其半年来所服各家药方，悉是天冬、麦冬、知母、贝母、丹皮、地骨皮、百合、百部、鳖甲、青蒿、紫菀、茜根、花粉、元参、枇杷叶之类。余语病人曰：“此种清火损脾之药已服一二百剂，真气亏尽，与前回不同，似难收功，奈何！”病人谆嘱云：“前番亦是越医越坏，蒙先生救转，今仍来求救。”余曰：“前此既已奏效，今回何不早来赐教，必要吃到这田地才来?”答曰：“久已要来求看，因各先生俱云是火，一毫补不得，恐怕先生要用补药，故再四叮嘱，切不可到先生宅上来，误听此言，所以延迟至今。”余笑曰："彼辈俱云一毫补不得，我说十分补得，只怕补迟了无大益耳。"余细探讨其脉，两尺不起，两关迟涩，右寸虚浮无力，总于指下不甚清楚。问："痰吐到地上，少刻如清水否？小便少否？"答曰："然。"余思前此系脾虚湿痰，故用六君奏效，此乃肾经无阳，阴水上泛为痰，当用八味。遂予八味地黄汤二剂，嘱加参二钱。服毕，复来诊视云："服一剂，痰便少十之七八，服二剂，痰全无，嗽亦减十之八九，血全无矣。"余笑曰："前诸医皆云是火，日用清火药，痰愈多愈嗽，血亦常咯不止，今用参、桂、附二剂，痰、嗽、血俱除去矣。此病可是火乎，不是火乎？诸名医之言可听乎，不可听乎？"病人曰："今悔之晚矣，求一力挽救。"余照前方又予四剂，脉出有神，六部分清矣，各症俱愈，惟饮食未能多，因改用十全大补。服四剂，知饿，饮食加增，但又觉有痰。余思脾气已回，仍除去白术，照旧用八味。多服十余剂而元气渐回，饮食照旧日仍增加，面色丰满。仍令服八味丸，不可间断。同一人也，同一症也，前以六君奏功，兹又以八味救转，用药之不可胶执类然也。今医家执定清火，果何谓哉？

癸未夏日，休邑万安街胡君右宸，时年二十有七，患失血，咳嗽，潮热，痨证成矣。初来就诊于余，余适他出，次儿为诊之，予六味地黄汤加参一钱。服数剂，觉稍效，复来诊视。余诊其脉，浮软虚数，按之无根，右手寸尺两部更加数大，脸色娇红，此真虚劳已成之证也。腹中不舒，饮食甚少，视其舌灰白色，知其从前必多服清凉，致克削脾气故也。余于前六味中加肉桂七分，用参一钱五分。服四剂复视之，脉较前稍平而仍数，嗽减热退。如前方更加附子七分，倍地黄，人参用二钱。服四剂，嗽减大半，饮食加增。照前方只加当归一钱，参用三钱，服两月而痊愈。愈后于冬间，忽尔中寒，腰、背、臂、腕到处痛极，痛在筋骨间。服过表药二剂，绝不效，复迎余视之。余曰："痛在筋骨，非表证也，惟温经可以散寒。"用当归、川芎、五加皮、秦艽、陈皮、茯苓、泽泻、附子、肉桂、人参。服二剂，上身痛全解，其痛尽走入脚上，脚底更甚。改用八味地黄汤，内用熟地五钱，附、桂各二钱，加人参二钱，当归二钱，鹿角胶三钱。四剂痊愈，旧日血证，并不复发，孰云治痨必当清火哉？

跋

余幼禀虚寒，因读书劳神，患梦遗证。水虚火炎，医家不知先壮水制火，遽用参芪，反使阳火愈旺，金气受伤，病益增剧。遍访时医，改用寒凉，初服觉稍快，遂恣用百剂，而梦泄倍前，虚火更甚，且加胸腹胀满，食寝不安，命几危殆。先君忧甚，浼同学胡万子先生访求名医。而胡先生曰："有歙西同学芳洲吴先生者，乃天士老先生之令嗣君也，家学渊源，明经相继，而又贯通医理，克绍先志，七代传流，每遇危证，应手取效。"先君闻言心慕，时丁亥麦秋，浼舍亲王介维兄造请求治。猥蒙不弃，惠然肯临。先生代加诊视，对先君云："肾经真阴虚极，则水不制火，以致虚阳上泛，医不用引火归元，又误过服寒凉，将肾中真阳尽灭，是真阴虚而真阳亦虚，阴阳两亏矣，病人安得有生理乎？"先生朝用八味直入肾经，水火双补。午服理中，宽胸健胃。服十余剂，顿觉精神旺，饮食进，切中病窍，先君甚喜。后因感冒，不敢发散，前药又不知增减，胀满复作。复请教先生，先生曰："此乃命门无火之故，《内经》所谓脏寒生胀满也。因桂、附力薄，每日加服硫黄丸数钱。"从此日效一日，永获痊愈，恩同再造，迄今铭勒弗忘，屡欲酬报，尘羁未遂，今于辛未秋，特踵府叩谢，兼拜门下，求老先生遗书，以启愚顽。蒙先生出其家刻见示，内有《医验录二集》，未经全梓，其序文、破俗、医医、凡例及二卷已经刊行，仍有一卷伤寒，并三、四卷杂证，俱存未刻。余本欲全书尽镌，奈自揣力绵，因思一卷《伤寒》为治世津梁，暂授剞劂，以表先生之厚德，且广老先生济世之仁泽。酬报之念，庶或稍伸于万一云尔。

时乾隆癸酉夏月，祁南金谷门人汪宽百拜谨跋